国家卫生健康委员会"十三五"规划教材

全国高等职业教育教材

供临床医学专业用

病理学与病理生理学

第8版

主　编　张　忠　王化修

副主编　丁凤云　吴新刚　程相朝　商战平

编　者（以姓氏笔画为序）

丁凤云（江苏医药职业学院）　　郑晓东（哈尔滨医科大学大庆校区）

王化修（邵阳学院）　　　　　　郝　雷（内蒙古医科大学）

王旭光（沈阳医学院）　　　　　柴　菲（山西医科大学汾阳学院）

仇　容（杭州医学院）　　　　　商战平（山东第一医科大学）

石　磊（滨州医学院）　　　　　程相朝（洛阳职业技术学院）

杨　亮（甘肃医学院）　　　　　鲜于丽（湖北中医药高等专科学校）

吴新刚（岳阳职业技术学院）　　翟同钧（山东医学高等专科学校）

闵　静（湖北职业技术学院）　　潘献柱（安徽医学高等专科学校）

张　忠（沈阳医学院）

人民卫生出版社

图书在版编目（CIP）数据

病理学与病理生理学 / 张忠, 王化修主编. —8 版
. —北京: 人民卫生出版社, 2018
ISBN 978-7-117-26928-5

Ⅰ. ①病… Ⅱ. ①张…②王… Ⅲ. ①病理学—高等
职业教育—教材②病理生理学—高等职业教育—教材
Ⅳ. ①R36

中国版本图书馆 CIP 数据核字（2018）第 285041 号

人卫智网　www.ipmph.com　医学教育、学术、考试、健康，
　　　　　　　　　　　　　　购书智慧智能综合服务平台
人卫官网　www.pmph.com　人卫官方资讯发布平台

病理学与病理生理学
第 8 版

主　　编: 张　忠　王化修
出版发行: 人民卫生出版社（中继线 010-59780011）
地　　址: 北京市朝阳区潘家园南里 19 号
邮　　编: 100021
E - mail: pmph @ pmph.com
购书热线: 010-59787592　010-59787584　010-65264830
印　　刷: 北京盛通印刷股份有限公司
经　　销: 新华书店
开　　本: 850×1168　1/16　　印张: 19
字　　数: 601 千字
版　　次: 1981 年 6 月第 1 版　　2018 年 11 月第 8 版
　　　　　2021 年 9 月第 8 版第 5 次印刷（总第 79 次印刷）
标准书号: ISBN 978-7-117-26928-5
定　　价: 69.00 元

打击盗版举报电话: 010-59787491　E-mail: WQ @ pmph.com
（凡属印装质量问题请与本社市场营销中心联系退换）

修订说明

2014年以来，教育部等六部委印发的《关于医教协同深化临床医学人才培养改革的意见》《助理全科医生培训实施意见(试行)》等文件，确定我国的临床医学教育以"5+3"(5年本科教育+毕业后3年住院医师规范化培训)为主体，以"3+2"(3年专科教育+毕业后2年助理全科医生培养)为补充，明确了高等职业教育临床医学专业人才培养的新要求。

为深入贯彻十九大精神，全面落实全国卫生与健康大会、《"健康中国2030"规划纲要》要求，适应新时期临床医学人才培养改革发展需要，在教育部、国家卫生健康委员会领导下，由全国卫生行指委牵头，人民卫生出版社全程支持、参与，在全国范围内开展了"3+2"三年制专科临床医学教育人才培养及教材现状的调研，明确了高等职业教育临床医学专业(3+2)教材建设的基本方向，启动了全国高等职业院校临床医学专业第八轮规划教材修订工作。依据最新版《高等职业学校临床医学专业教学标准》，经过第六届全国高等职业教育临床医学专业(3+2)教育教材建设评审委员会广泛、深入、全面的分析与论证，确定了本轮修订的指导思想和整体规划，明确了修订基本原则：

1. **明确培养需求** 本轮修订以"3+2"一体化设计、分阶段实施为原则，先启动"3"阶段教材编写工作，以服务3年制专科在校教育人才培养需求，培养面向基层医疗卫生机构，为居民提供基本医疗和基本公共卫生服务的助理全科医生。

2. **编写精品教材** 本轮修订进一步强化规划教材编写"三基、五性、三特定"原则，突出职业教育教材属性，严格控制篇幅，实现整体优化，增强教材的适用性，力求使整套教材成为高职临床医学专业"干细胞"级国家精品教材。

3. **突出综合素养** 围绕培养目标，本轮修订特别强调知识、技能、素养三位一体的综合培养：知识为基，技能为本，素养为重。技能培养以早临床、多临床、反复临床为遵循，在主教材、配套教材、数字内容得到立体化推进。素养以职业道德、职业素养和人文素养为重，突出"敬佑生命、救死扶伤、甘于奉献、大爱无疆"的卫生与健康工作者精神的培养。

4. **推进教材融合** 本轮修订通过随文二维码增强教材的纸数资源融合性与协同性，打造具有时代特色的高职临床医学专业"融合教材"，服务并推动职业院校教学信息化。通过教材随文二维码扫描，丰富的临床资料、复杂的疾病演进、缜密的临床思维成为了实现技能培养的有效手段。

本轮教材共28种，均为国家卫生健康委员会"十三五"规划教材。

教材目录

序号	教材名称	版次	主编		配套教材
1	医用物理	第 7 版	朱世忠	刘东华	
2	医用化学	第 8 版	陈常兴	秦子平	
3	人体解剖学与组织胚胎学	第 8 版	吴建清	徐　冶	√
4	生理学	第 8 版	白　波	王福青	√
5	生物化学	第 8 版	吕士杰	王志刚	√
6	病原生物学和免疫学	第 8 版	肖纯凌	吴松泉	√
7	病理学与病理生理学	第 8 版	张　忠	王化修	√
8	药理学	第 8 版	王开贞	李卫平	√
9	细胞生物学和医学遗传学	第 6 版	关　晶		√
10	预防医学	第 6 版	刘明清		√
11	诊断学	第 8 版	许有华	樊　华	√
12	内科学	第 8 版	韩清华	孙建勋	√
13	外科学	第 8 版	龙　明	张松峰	√
14	妇产科学	第 8 版	王泽华	王艳丽	√
15	儿科学	第 8 版	黄　华	崔明辰	√
16	传染病学	第 6 版	王明琼	李金成	√
17	眼耳鼻喉口腔科学	第 8 版	王斌全	黄　健	√
18	皮肤性病学	第 8 版	魏志平	胡晓军	√
19	中医学	第 6 版	潘年松		√
20	医学心理学	第 5 版	马存根		√
21	急诊医学	第 4 版	秦啸龙	申文龙	√
22	康复医学	第 4 版	宋为群	孟宪国	
23	医学文献检索	第 4 版	孙思琴	郑春彩	
24	全科医学导论	第 3 版	赵拥军		√
25	医学伦理学	第 3 版	王柳行	夏　曼	√
26	临床医学实践技能	第 2 版	周建军	顾润国	
27	医患沟通	第 2 版	田国华	王朝晖	
28	职业生涯规划和就业指导	第 2 版	杨文秀	王丽岩	

第六届全国高等职业教育临床医学专业（3+2）教育教材建设评审委员会名单

顾　　问

文历阳　郝　阳　沈　彬　王　斌　陈命家　杜雪平

主 任 委 员

杨文秀　黄　钢　吕国荣　赵　光

副主任委员

吴小南　唐红梅　夏修龙　顾润国　杨　晋

秘 书 长

王　瑾　窦天舒

委　　员（以姓氏笔画为序）

马存根	王永林	王明琼	王柳行	王信隆	王斌全
王福青	牛广明	厉　岩	白　波	白梦清	吕建新
乔学斌	乔跃兵	刘　扬	刘　红	刘　潜	孙建勋
李力强	李卫平	李占华	李金成	李晋明	杨硕平
肖纯凌	何　坪	何仲义	何旭辉	沈国星	沈曙红
张雨生	张锦辉	陈振文	林　梅	周建军	周晓隆
周媛祚	赵　欣	胡　野	胡雪芬	姚金光	袁　宁
唐圣松	唐建华	舒德峰	温茂兴	蔡红星	熊云新

秘　　书

裴中惠

数字内容编者名单

主　编　潘献柱

副主编　王旭光

编　者（以姓氏笔画为序）

丁凤云（江苏医药职业学院）

王化修（邵阳学院）

王旭光（沈阳医学院）

仇　容（杭州医学院）

石　磊（滨州医学院）

杨　亮（甘肃医学院）

吴新刚（岳阳职业技术学院）

闵　静（湖北职业技术学院）

张　忠（沈阳医学院）

郑晓东（哈尔滨医科大学大庆校区）

郝　雷（内蒙古医科大学）

柴　菲（山西医科大学汾阳学院）

商战平（山东第一医科大学）

程相朝（洛阳职业技术学院）

鲜于丽（湖北中医药高等专科学校）

翟同钧（山东医学高等专科学校）

潘献柱（安徽医学高等专科学校）

张忠，男，1968 年 12 月生，医学博士、教授、硕士生导师，沈阳医学院基础医学院院长。现任辽宁省抗癌协会肿瘤转移专业委员会副主任委员、辽宁省电子显微镜学会副理事长、辽宁省细胞生物学学会创伤骨科专业委员会副主任委员，辽宁省生物技术协会常务理事，辽宁省生物物理学会常务理事，辽宁省抗癌协会肿瘤标志专业委员会常务委员。

从事病理学教学和研究工作 26 年。辽宁省优秀教学团队负责人、辽宁省精品课程主讲教师。曾获辽宁省教学成果一等奖 1 项、二等奖 4 项及辽宁省教学名师、辽宁省优秀教师和辽宁省优秀科技工作者等荣誉称号。

写给同学们的话——

亲爱的同学们，《病理学与病理生理学》是学医、行医的一座必经桥梁。教材着眼于你们未来的定位、发展，精心组织了学习内容，灵活设立了学习模块和网络资源。希望能够给你们带来学习上的快乐，助力你们成长、成才。

王化修，男，1968年8月生于湖南省隆回县，医学博士，教授。2010年起任邵阳医学高等专科学校教务处长、校长助理，2017年起任邵阳学院医学院院长。兼任湖南省病理生理学会教学专业委员会副主任委员、湖南省医学教育科技学会理事、湖南省医学教育科技学会高职高专教育专业委员会委员、邵阳市第六届教育专家服务组成员等职。

从事病理学教学、临床诊断和研究工作25年。主要从事甲状腺癌的病理学研究。担任本书第7版副主编，省级精品课程病理学负责人。获省级教学成果奖、市级科技进步奖多项。

写给同学们的话——

建设健康中国，基础在教育，关键在人才。病理学与病理生理学是"3+2"临床医学人才培养体系的核心课程，是推动基础与临床融合、培养医学生解决实际问题能力、提升基层医疗卫生人才培养质量的可靠保证。

　　2014 年起，教育部等六部门先后印发了《关于医教协同深化临床医学人才培养改革的意见》和《助理全科医生培训实施意见（试行）》等文件，明确了新时期临床医学高职教育在我国临床医学人才培养体系中的地位和作用，并对人才培养提出了具体要求。2017 年 7 月的全国医学教育改革发展工作会议明确指出，以需求为导向，以基层为重点，以质量为核心，办好人民满意的医学教育和发展卫生健康事业。为适应临床医学高职教育改革发展的需要，人民卫生出版社决定启动全国医学高等职业教育临床医学专业（3+2）规划教材的第八轮修订工作。

　　本轮《病理学与病理生理学》教材的修订，在继承上一版主要内容和特色的基础上，着重强化了以下三个方面的改变：①适应临床医学专业（3+2）高职教育教学的需求，贴近临床工作实际，增加临床知识引导；适当增加关于常见病、多发病、传染病和地方病的知识比重。②适应现代知识传播载体的发展趋势，大幅减少教材篇幅，适量删减重复或内容相近的图片，充分发挥网络资源的作用，提升融合教材的辅助作用。③突出"知识拓展"模块的临床实践意义，力求其编写内容主要为临床实用知识、临床操作技术、技能。

　　本版教材设总论十一章、各论八章。遵循整合医学的理念和临床助理医师考试大纲的要求，将"四大衰竭"由上一版的独立成章，改变为整合至相应系统疾病中。删去了"出血""心肌病""膀胱炎""尿石症""肾母细胞瘤"等内容，新增了"胰岛细胞瘤"内容，精简了诸如发病机制、疾病举例等十余处节或段落的内容。

　　在本教材付梓之际，我们全体编者感谢所在院校领导的热心支持；感谢相关教材编者们给予我们的宝贵经验；感谢人民卫生出版社的悉心指导！但是由于时间短促，水平有限，本教材尚存不尽如人意之处，恭请使用和关心本教材的同道和学子们多提宝贵意见和建议，以便日后进一步改进完善。

张　忠　王化修

2018 年 10 月

目　录

绪 论

一、病理学与病理生理学的内容与任务

病理学与病理生理学是用自然科学的方法研究疾病的代谢、功能和形态结构等方面的改变，从而揭示疾病的病因、发病机制和转归的医学基础学科。病理学侧重从形态角度研究疾病，病理生理学则侧重从代谢和功能的角度研究疾病。

本教材将病理学与病理生理学的教学内容进行整合后，分为总论和各论两部分。总论部分包括第一章至第十一章内容，主要介绍病理学与病理生理学的基本概念，及在疾病状态下人体的基本病理变化与病理生理过程。各论包括第十二章至第十九章内容，主要介绍心血管、呼吸、消化和泌尿四大系统常见疾病的基本病理变化和功能改变，同时也介绍了生殖系统和内分泌系统的常见疾病及传染病、寄生虫相关疾病的病理改变。学习和掌握这些基本理论知识，将为临床医学课程的学习和临床实践奠定必备的基础。学习过程中应当注意学习理论知识与观察标本及实验相结合，病理变化与临床表现相结合。用动态的观点认识疾病，掌握疾病的特殊与一般、局部与整体、镜下与大体、结构与功能的辩证关系。

病理学与病理生理学的任务就是运用各种方法揭示疾病的本质，阐明疾病的发生、发展规律，为防治疾病提供科学的理论基础，其主要任务是研究：①病因学（etiology），即疾病发生的原因，包括内因、外因及其相互关系；②发病学（pathogenesis），即在病因作用下导致疾病发生、发展的具体环节、机制和过程；③病理变化（pathological change），即在疾病的发生、发展过程中，机体的代谢、功能和形态结构的变化以及这些变化与临床表现（症状和体征）之间的关系——临床病理联系（clinical pathological correlation）；④疾病的转归和结局。

二、病理学与病理生理学在医学中的地位

病理学与病理生理学在医学中的地位主要体现在三个方面：①科学研究方面：揭示疾病的规律和本质，从而为疾病的防治提供科学理论。临床医学中的一些症状和体征、新病种的发现和预防以及敏感药物的筛选、新药物的研制和毒副作用等，都离不开病理学与病理生理学的鉴定和解释。②医学教育方面：本课程是连接基础医学与临床医学的桥梁。它以解剖学、组织学与胚胎学、生理学、生物化学、病原生物学和免疫学等为基础，探讨机体在疾病状态下代谢、功能和形态结构的改变，这些改变又回答了临床上出现的症状、体征等种种问题。因此，它在医学基础课程与医学临床课程之间起到承上启下的"桥梁"作用。③临床医疗方面：在疾病诊断中，尽管有各种辅助诊断方法，但病理诊断更具有直观性和客观性，因而能为临床的最后诊断提供可靠的依据，实际上病理诊断在很多疾病中起到了最后确诊的作用。因此，一名医生如果没有系统地学习和掌握病理学与病理生理学的基本理论知识，是难以想象的。

三、病理学与病理生理学的研究方法

病理学与病理生理学的研究方法主要有以下几类，在此介绍如下：

（一）活体组织检查

根据临床需要，用钳取、穿刺、局部切除、摘除等方法，从患者病变部位获取病变组织进行病理检查，确立诊断，称为活体组织检查，简称活检。这是被临床广泛采用的检查方法。取下的活检标本经肉眼和显微镜观察，及时准确地进行病理诊断，用以指导治疗及判断预后。必要时可于手术中取活检标本，运用冷冻切片法，在 15~20min 内对良恶性肿瘤进行快速病理诊断，为临床医生决定手术范围提供依据。

（二）尸体剖验

尸体剖验简称尸检，是对死亡者的遗体进行病理剖验。其主要方法是通过肉眼观察和显微镜观察，系统地检查全身各脏器、组织的病理变化，结合临床资料，做出全面的疾病诊断及死因分析。其目的在于：①确定诊断，查明死因，协助临床医生总结在诊断和治疗过程中的经验、教训，有利于提高医疗质量和诊治水平；②接受和完成医疗事故及司法鉴定，明确责任；③及时发现和确诊某些传染病、地方病和新发生的疾病，为采取相关防治措施提供依据；④积累严重危害人类健康和生命疾病的人体病理材料，以便深入研究这些疾病和提出防治措施；⑤收集各种疾病的病理标本，供培养未来医护人才的教学所用。

（三）动物实验

根据研究目的，运用动物实验方法，在动物身上复制人类某些疾病的模型，进行观察研究，了解疾病的病因、发病机制、疾病的转归以及治疗疾病的药物疗效等。动物实验还可以弥补人体观察的局限和不足，并可与人体疾病进行对照研究。但是，由于动物与人之间毕竟存在很大差异，因此，不能将动物实验结果不加分析地套用于人体。

（四）组织培养与细胞培养

根据研究目的，将人体或动物某种组织或细胞分离出来，用适宜的培养基在体外进行培养。采用这种方法，既可建立组织细胞病理模型，也可观察某些干预因素对细胞分化、增殖和功能、代谢的影响，因而可在细胞水平上揭示某些疾病的发生、发展规律。如细胞的癌变、肿瘤的生长、肿瘤的转移等。由于这种研究方法的针对性强，条件易于控制，周期短，因而得到广泛应用。但孤立恒定的体外环境与复杂变化的体内环境存在着很大差别，故不能将体外研究结果与体内过程等同看待。

（五）病理学常用观察方法

1. 大体观察　　主要运用肉眼、量尺及各种衡器等辅助工具，对所检标本的大小、形状、重量、色泽、硬度、表面及切面、病灶特征等进行细致的观察及检测。大体观察能够了解病变的整体形态，临床医生往往能通过大体观察初步判断病变性质，为选择进一步的诊断方法提供方向。

2. 组织学观察　　将病变组织制成厚约数微米的切片，通常用苏木精 - 伊红（HE）染色，或用其他方法染色后，用光学显微镜观察其微细病变。到目前为止，传统的组织学观察方法仍然是病理学诊断和研究的最基本方法，还没有其他方法能够取而代之。

3. 细胞学观察　　采集病变部位脱落的细胞，或抽取体腔积液经过离心后制成细胞涂片，进行显微镜观察，以了解病变性质。常用于某些肿瘤（如食管癌、肺癌、子宫颈癌等）的诊断，也适合于重点人群的普查。近年来，运用影像技术及内镜等指引进行细针穿刺吸取细胞进行检查，可以提高诊断的准确性。

4. 超微结构观察　　运用透射或扫描电子显微镜对组织、细胞内部和表面的超微结构进行更细微的观察，即从亚细胞（细胞器）和大分子水平上了解细胞的病变，使人类对疾病的认识又前进了一大步。但在诊断方面，由于放大倍率太高，观察病变只见局部不见全貌，常需结合大体和光镜观察，才能发挥其作用。

5. 组织化学　　运用某些能与组织和细胞内的化学成分进行特异性结合的化学试剂进行特殊染色，从而辨别组织、细胞内各种蛋白质、酶类、脂类、糖原等化学成分。如运用苏丹Ⅲ染色法可将细胞内的脂肪成分反映出来，用 PTAH（磷钨酸苏木精）染色可显示横纹肌肉瘤细胞质内的横纹等。

6. 免疫组织化学　　是运用抗原抗体特异性结合的原理建立起来的一种组织化学技术。其优点是，可以在原位观察抗原物质是否存在、部位、含量等，把形态变化与分子水平的功能、代谢结合起来，在显微镜下直接观察。该方法目前已广泛运用于肿瘤的病理诊断与鉴别诊断。

除以上常用的观察方法外,近年来人们还陆续建立了放射自显影技术、显微分光光度技术、流式细胞技术、图像分析技术、聚合酶链反应以及分子原位杂交等一系列分子生物学技术。通过这些新的研究手段和方法,可以对疾病发生、发展的规律获得更为深入的了解,使病理学与病理生理学的发展进入到一个新的时期。

四、病理学与病理生理学的发展简史

病理学与病理生理学的发展史即是人类对自身疾病认识的历史。古希腊名医希波克拉底(Hippocrates,公元前 460—公元前 370 年)首创体液病理学,主张外界因素促使体内四种体液(血液、黏液、黄胆汁、黑胆汁)配合失常,从而引起疾病。18 世纪中叶,意大利医学家莫尔加尼(Morgagni)根据尸体解剖所积累的资料,创立了器官病理学,这是病理形态学的开端。19 世纪中叶,德国病理学家魏尔啸(Virchow)在显微镜的帮助下,通过对病变组织、细胞的深入观察,创立了细胞病理学,与此同时,法国生理学家 Bernard 等利用动物复制人类疾病模型创建实验病理学即病理生理学的前身。随着基础科学的发展,先后出现了很多新兴学科,如细胞生物学、分子生物学、环境医学、现代免疫学、现代遗传学等,同时也产生了免疫组织化学、流式细胞技术、图像分析技术等新技术,这些进步均对病理学与病理生理学的发展产生了深远影响。近年来,相继出现超微病理学、分子病理学、免疫病理学、遗传病理学等新的学科分支,标志着病理学与病理生理学的研究已进入形态与功能、代谢相结合的新的历史时期,人类对疾病发生、发展的规律有了更为深入的理解。

我国有着五千多年的文明史。大约在周秦时期问世的《黄帝内经》,就有关于疾病的发生和死后解剖的记载。隋唐时代巢元方的《诸病源候论》,对疾病的病因和症候也有较详细的记载。南宋时期著名法医学家宋慈的《洗冤集录》,对尸体解剖、伤痕病变、中毒以及烧灼等都有比较详细的记载,是世界上最早的法医学著作,对病理学和解剖学的发展具有重大贡献。

在几代病理学与病理生理学家的引领和努力下,我国的病理学与病理生理学得到了快速的发展,这些学者们在教学、科研、人才培养等方面都做出了巨大贡献。我国是一个幅员辽阔、人口众多的大国,疾病谱和疾病都具有自己的特点。因此,我们和未来的医学工作者们,都应该既要学习和借鉴国外的先进科学技术,同时还要根据我国的实际情况,在医学工作中不断开拓创新,以适应新时代我国卫生事业发展和社会进步的需要,使我国的医学水平尽快赶上国际先进水平,以造福于全体人民,也为医学事业的发展做出应有的贡献。

（张 忠）

第一章 疾病概论

学习目标

1. 掌握：健康、亚健康和疾病；完全康复和不完全康复；死亡和脑死亡的概念。
2. 熟悉：疾病发生发展和转归的一般规律；脑死亡的诊断标准；植物人与脑死亡的区别。
3. 了解：疾病的病因学和发病学基本知识。
4. 能进行健康、亚健康和疾病的常识性教育。
5. 初步具有判断临床死亡的能力。

疾病概论是研究各种疾病过程中具有规律性的问题，主要包括疾病的相关概念、病因学与发病学和疾病的转归三部分内容。

第一节 疾病的相关概念

健康（health）与疾病（disease）是生命活动过程中两个对立的概念，在个体的生命过程中，二者可以相互转化，至今仍无完整的定义，且缺乏十分明确的判断标准，而且在医学实践中还衍生出介于二者之间的亚健康概念。

一、健康

随着医学模式由生物医学模式转变为生物 - 心理 - 社会医学模式，健康的内涵已从以往的"不生病就是健康"，转变为世界卫生组织（World Health Organization，WHO）提出的**"健康不仅是没有疾病和痛苦，而且是躯体上、精神上和社会适应上处于完好的状态"**。机体内部机构、功能与代谢的高度协调所形成的稳定的内环境是维持健康状态的基石，同时健康状态良好者表现为精神饱满、乐观，与周围的自然社会环境保持高度协调。即健康至少包括强健的体魄和健全的心理精神状态，且二者往往可以相互影响。

二、疾病

疾病是指机体在病因和一定条件的作用下，机体自稳态（homeostasis）调节发生紊乱而导致的异常生命活动过程。主要特征包括发病个体各个系统、器官、组织和细胞的活动不能维持相互协调，从而引起内环境紊乱和生命活动障碍；同时任何疾病都是由病因与机体相互作用而引起自身损伤与抗损伤的有规律的复杂斗争过程，通常包括发生、发展和转归三个阶段。

三、亚健康

**亚健康（sub-health）是身体和心理处于健康和疾病之间的一种非病、非健康的状态，可以向健康或疾病转化。随着经济社会的发展,生活节奏的加快,亚健康群体在逐渐扩大。调查资料显示,呈健康状态的人仅占5%左右,呈疾病状态的人约占20%左右,约有75%的人处于亚健康状态。

亚健康尚无统一的诊断标准。可表现为躯体状态、心理状态和社会适应能力等方面呈不同程度低下状态。主要表现为身体上的不适感,如虚弱、疲劳、情绪低落、失眠健忘、紧张不安、注意力不集中等症状。该类人群普遍存在高负荷(心理和体力)、高血压、高血脂、高血糖、高体重和免疫功能低下等情况,且临床检查往往无明显器质性病变。亚健康的原因主要有工作和学习负荷过重导致人身心疲惫、环境污染导致人体体能下降、作息不规律、睡眠不足、某些遗传因素和复杂的人际关系等。

症状和体征

"症状"是指在疾病过程中机体内的一系列功能、代谢和形态结构异常变化所引起的病人主观上的异常感觉,比如发热、眩晕、头痛、恶心、畏寒、呕吐等。

"体征"则是指异常变化引起的现象通过体格检查所查出来的一些异常的改变,例如心脏杂音、肝脾肿大、肺部啰音、血压升高、反射异常等。

症状一般来说是患者的一些主观的感觉,是患者的一种自我感觉,具有主观性;而体征则是医生通过一些体格检查所发现的一些异常的现象,具有客观性。比如说发热,这是患者的一种自我的感觉,但经过测量体温发现患者体温有38℃,那么这个38℃体温就是体征,而不是症状;再比如说患者自己感觉心跳很快,那么这也是一种患者的自我感觉,是症状,但通过测心率发现心率为120次/min,这个心率也同样是体征。

第二节 病因学与发病学

病因学与发病学主要是研究疾病发生的原因条件和发生、发展过程中的一般规律。

一、疾病发生的原因与条件

病因是指引起**疾病必不可少的、赋予该疾病特征**的因素。病因种类繁多,可大致归纳为外界致病因素、机体内部因素、自然环境和社会因素三大类:

1. 外界致病因素　即**外因**,是指外环境中的各种致病因素。

(1)**生物因素**:是一类最常见的病因,包括病原微生物和寄生虫。病原体的致病力强弱不仅取决于侵入机体的数量、侵袭力和毒力,还与机体的防御功能特别是免疫力密切相关。

(2)**理化因素**:物理因素有异常的温度、气压、机械力、电离辐射、紫外线和噪声等。化学因素有强酸、强碱、化学毒物或动植物毒性物质等。理化因素致病力主要决定于自身的强度或浓度、作用部位、持续时间等,发病原因往往比较明确,机体的防御功能对其影响不大。

(3)**营养因素**:维持人体正常生命活动所必需的营养物质、氧气和水分等摄入不足或过度都可以引起疾病。土壤缺碘导致碘缺乏病;糖类、蛋白质、脂肪摄入不足可导致营养不良,摄入过剩可导致肥胖及代谢性疾病;维生素B_1摄入不足引起脚气病;维生素D和钙缺乏可引起小儿佝偻病和骨质疏松症。

2. 机体内部因素　即**内因**,包括神经遗传性因素、先天性因素、免疫性因素、内分泌因素、心理因素和年龄性别因素等。其中有些内因可直接引起疾病;另有一些内因,如机体的防御功能降低和对致病因素的易感性增强等可作为条件而促进疾病的发生。

(1)**遗传因素**:指生殖细胞基因的突变或染色体畸变等遗传物质的异常,而且异常的遗传物质可传给子代。基因突变可导致相应蛋白质的结构和功能改变而引起疾病,如血友病、半乳糖血症和白化病等。染色体畸变所引起的先天性愚型、性染色体畸变导致的两性畸形等。某些遗传因素可以提高个体对病因的敏感性,而使个体更易患病的现象称为遗传易感性,其家族成员具有易患某种疾病的倾向,如精神分裂症、高血压病、糖尿病、肥胖和某种肿瘤等。

（2）**先天因素**：指能够损害胎儿正常发育的有害因素。由先天因素引起的疾病称为先天性疾病，如孕妇病毒感染可引起先天性心脏病，先天性疾病可以由先天因素引起，也可由遗传因素引起。先天性疾病一般是不会遗传的，但也有些先天性疾病可能存在遗传性，如唇裂、多指（趾）等。

（3）**免疫因素**：机体免疫反应低下、缺陷或免疫反应过强、自身免疫反应等免疫因素均可导致疾病的发生。如人类免疫缺陷病毒（HIV）感染后，病毒破坏 T 淋巴细胞及其功能，引起获得性免疫缺陷综合征（AIDS）；异种血清蛋白（破伤风抗毒素等）、药物（青霉素等）、花粉、食物（虾、牛乳等）所引起的超敏反应。机体对自身抗原发生免疫反应并引起自身组织损伤，称为自身免疫性疾病（autoimmune disease），如系统性红斑狼疮、类风湿关节炎、慢性溃疡性结肠炎、慢性淋巴细胞性甲状腺炎等。

（4）**神经内分泌因素**：神经和内分泌系统的功能状态对疾病的发生也有着一定的影响，例如十二指肠溃疡病的发生与迷走神经过度兴奋有关；乳腺癌的发生与卵巢激素分泌紊乱、雌激素水平长期偏高有关。

（5）**精神和心理因素**：近年来精神和心理因素引起的疾病越来越受到重视，长期的忧虑、悲伤、沮丧等不良情绪和强烈的精神创伤等在某些疾病的发生发展中可能起重要的作用，长期的心理冲突或精神压力可能使某些人发生神经官能症。

3．**自然环境和社会因素**　自然环境既可影响外界致病因素，又可以影响人体的功能状态和抵抗力，如夏秋季节容易发生细菌性痢疾、伤寒等消化系统传染病；而冬春季节，容易发生流行性感冒、流行性脑脊髓膜炎等传染病。人不仅是生物学的生物，而且是社会学的生物，社会因素与疾病的发生也有着密切的关系。社会的进步与安定可以增进健康；战争与社会动乱、环境污染等不仅不利于健康，而且有些还可以直接致病或通过自然、生物因素间接致病。

疾病发生的**条件**是指在病因作用于机体的前提下，**影响疾病发生、发展的各种体内外因素**。条件本身不能直接引起疾病，但是可以影响病因对机体的作用，从而促进或阻碍疾病的发生。例如，人是否发生结核病除与病因（结核杆菌）密切相关外，营养不良、过度疲劳和心理负担大等条件均可促使机体抵抗力降低而容易发生结核病。许多疾病的发生还与**诱因**（precipitating factor）有关，诱因是指疾病的条件中，能**加强病因作用或促进疾病发生、发展的因素**。如妊娠、发热、情绪激动等可诱发心力衰竭；大量高蛋白饮食、消化道出血等可引发肝硬化患者发生肝性脑病。

疾病发生发展中，病因和条件是相对的，在不同的疾病，条件所起的作用不完全一样，例如弹击伤、电击伤及高温烧伤的发生，似乎不需要条件的存在便可发生。有时，同一因素对某一疾病来说是原因，而对另一种疾病则可能为条件。例如营养不足是营养不良症的原因，而营养不足使机体抵抗力降低，又是许多疾病发生的重要条件之一。

文档：健康
危险因素

二、疾病发生发展的一般规律

任何疾病都有其特定的发生、发展规律，但一般性的规律一般包括以下三种：

1．**损伤与抗损伤**　贯穿于疾病的始终，双方的力量对比决定疾病的发展方向和结局。在抗损伤反应占优势时，则疾病好转或痊愈；损伤强于抗损伤时，则疾病发生并恶化。例如，机械性外伤引起血管破裂出血时，循环血量减少和血压下降等变化均属损伤性变化，但体内同时出现交感神经兴奋、微小动脉收缩、心率加快和心输出量增加等一系列抗损伤反应，二者的力量对比决定了机体恢复健康或病情恶化。损伤和抗损伤反应通常具有两重性并可相互转化。如外伤出血，血管收缩有利于维持血压和减少出血，对机体具有保护作用，但长时间的血管收缩会加重组织的缺血、缺氧，从而加重组织损伤，此时的抗损伤反应则变成了损伤反应。

2．**因果交替**　指在疾病的过程中，原始致病因素作用于机体后，机体产生一定的结果，这些结果又作为病因引起新的结果。病因和结果之间相互交替和相互转化，推动疾病发展，甚至形成因果交替的恶性循环，使疾病进行性恶化，直至患者死亡。因此，采取医学干预打断因果转化和恶性循环，才能使疾病向有利于康复的方向发展。

3．**局部和整体**　疾病往往同时或先后存在局部症状和全身反应。局部病变可通过神经和体液机制影响整体，而机体的全身功能状态也可通过神经和体液机制影响局部病变。例如，下肢的创伤一方面会出现创伤部位的充血、水肿及炎症反应等局部反应，但严重的创伤或全身抵抗力低下时，创伤的

文档：病理过程和病理状态

局部反应可以通过神经-体液途径影响全身，出现发热、乏力，甚至休克等全身性反应。同样，全身性疾病也常常出现局部改变，如 AIDS 患者往往死于肺部感染，糖尿病患者局部创伤迁延不愈会导致严重后果。辩证理解疾病局部和整体的主从关系，对抓住疾病的本质具有重要的临床意义。

三、疾病发生的基本机制

疾病发生的基本机制包括神经机制、体液机制、细胞机制和分子机制四方面。

1. 神经机制 神经系统对维持和调控正常人体生命活动起主导作用，可以根据体内外环境情况调整机体各系统代谢的平衡。因此，很多致病因素可以影响神经系统的变化，从而引起疾病的发生。如烧伤时，由于疼痛和体液丢失，通过感觉神经和颈动脉及主动脉弓压力感受器，引起交感神经的强烈兴奋，达到对全身组织器官血流和代谢功能的调节。

2. 体液机制 主要是指病因直接或间接引起体液的质和量的变化，造成内环境紊乱而引起疾病发生。体液量的严重减少，如大失血、严重脱水可导致休克；体液质的改变，如羊水、组织因子和蛇毒等促凝血物质入血，可引起凝血系统广泛激活而导致弥散性血管内凝血。感染和创伤等产生大量的炎症介质，引起炎症反应。体液机制与神经机制常常共同参与疾病的发生、发展，故又称之为神经-体液机制。

3. 细胞机制 病因作用于机体后可以直接或间接作用于细胞，造成细胞的代谢、功能和结构改变，引起细胞的自稳态调节紊乱。病因引起的细胞损伤可以是选择性的，也可以是非选择性的。前者如 HIV 感染选择性损伤 CD_4^+T 淋巴细胞，肝炎病毒侵入肝细胞等，后者如自由基攻击机体所有的细胞，促使细胞的蛋白质、核苷酸、脂肪等物质代谢异常，从而促进疾病的发生。不同病因如何引起细胞损伤的机制尚未完全阐明，但常常涉及细胞膜和多种细胞器的损伤及功能障碍。如氰化物中毒时，氰离子与细胞线粒体内细胞色素氧化酶结合，从而导致该酶失去活性，阻断细胞内呼吸致使细胞死亡。

4. 分子机制 任何病因无论通过何种途径引起疾病，在疾病过程中最终都会表现出分子水平上的异常。人类基因组计划的完成提高了人类对生命和疾病的认识水平，如糖尿病、高血压、肿瘤等常见病，可从分子、基因、蛋白质水平逐渐揭示其发病机制。很多疾病易感基因的发现，为阐明疾病发生的个体差异和疾病治疗的个性化提供了新的视野，未来基因治疗将广泛地应用于人类疾病的治疗。

第三节 疾病的转归

疾病的转归主要取决于致病因素作用于机体后所发生的损伤与抗损伤反应的力量对比和及时正确的治疗。疾病的转归主要有康复和死亡两种形式。

一、康复

康复（recovery）可分为完全康复（complete recovery）和不完全康复（incomplete recovery）。前者是指疾病时机体出现的损伤性变化及其临床表现（包括各种症状和体征）完全消失，机体的形态结构得以修复，功能代谢得以恢复，机体的自稳调节恢复正常，又称为痊愈。不完全康复指疾病时的损伤性变化得到控制，主要症状消失，基本病理变化尚未完全消失，机体通过代偿可以维持相对正常的生命活动，有些可留后遗症，如手术治疗后的组织粘连，烧伤愈合留下的瘢痕等。

二、死亡

死亡（death）是指机体作为一个整体功能永久的停止和生命活动不可逆转的终结，是所有生命的最终归宿，可分为生理性死亡和病理性死亡两种。生理性死亡较为少见，它是由于机体各器官自然老化所致；一般的死亡都是由于各种严重疾病或损伤所造成的病理性死亡。临床传统上判定死亡的标志是心跳、呼吸停止和各种反射消失。

死亡是一个过程，包括濒死期、临床死亡期和生物学死亡期。濒死期主要特点是脑干以上神经中枢功能丧失或深度抑制；临床死亡期主要特点是各种反射消失，呼吸和心跳停止，但是组织器官仍在进行微弱的代谢活动；生物学死亡期是死亡的最后阶段，表现为机体各重要器官的新陈代谢相继停

7

文档：
植物人

图片：
脑死亡

病例讨论

止，并发生了不可逆的功能和形态改变。

机体整体死亡的**标志是脑死亡**（brain death），**指包括脑干在内的全脑功能不可逆转的丧失**。其判断标准主要包括：①自主呼吸停止；②不可逆深度昏迷；③瞳孔散大或固定、脑干神经反射消失（如瞳孔对光反射、角膜反射、咳嗽反射、吞咽反射消失）；④脑血管循环完全停止（经脑血管造影或经颅脑多普勒超声诊断呈脑死亡图形）；⑤脑电波及诱发电位消失等。前三项必须全部具备，后两项至少具备一项方能确认脑死亡。脑死亡概念对器官移植具有重要的实践意义。同时脑死亡概念可以准确地判断死亡发生的时间，减少无效抢救，对解决某些社会纠纷可具有法律上的意义。

病例讨论

患者，男，65岁。以"胸闷、气短1h"为主诉入院，初步诊断"冠心病？"，给予扩张冠状动脉、营养心肌等治疗，病情略缓解。之后突然出现呼吸、心跳停止，抢救无效，死亡。家属认为死因不明，对诊断和治疗提出疑问。

本章小结

健康不仅是没有疾病或病痛，而且是躯体上、精神上和社会适应上处于完好状态。亚健康是介于疾病和健康之间的状态，亚健康人群可通过健康教育回归健康。疾病是机体在内外环境中一定致病因素的作用下，因稳态破坏而发生的内环境紊乱和生命活动障碍。疾病的发生有病因和条件，其发生发展的一般规律有损伤与抗损伤、因果交替、局部和整体等基本规律。疾病的转归有康复和死亡两种形式。康复可分为完全康复和不完全康复。死亡是机体作为一个整体的功能永久性停止，整体死亡的标志是脑死亡，指全脑功能不可逆转的永久性停止。

（程相朝）

扫一扫，测一测

思考题

1. 举例说明疾病中损伤与抗损伤的相应表现及其在疾病发展中的意义。
2. 植物人与脑死亡的区别有哪些？

学习目标

1. 掌握：萎缩、肥大、增生、化生的概念及类型；变性的概念、类型及病理变化；坏死的概念、类型及结局；凋亡的概念；再生的概念、类型及各种细胞的再生能力；肉芽组织的结构与功能。

2. 熟悉：萎缩、肥大、增生、化生的病理变化；细胞凋亡与坏死、肉芽组织与瘢痕组织、一期愈合与二期愈合的区别。

3. 了解：细胞水肿、脂肪变性的原因；各种组织再生、皮肤创伤愈合、骨折愈合的过程；化生、瘢痕组织对机体的影响。

4. 能对心肌肥大、前列腺增生症、肠上皮化生、脂肪肝等患者开展健康教育。

5. 具有识别干酪样坏死、坏疽、皮肤溃疡、失活组织、体表肉芽组织和瘢痕组织的能力。

细胞的生命活动是在体内、外环境的动态平衡（自稳态）中进行的。机体的细胞和组织由于受到各种内外环境变化的刺激，会发生代谢、功能和形态的变化。当生理负荷增加或减少时，或者遭遇轻度持续的病理性刺激时，细胞和组织会发生适应性变化；当病理性刺激的性质、强度和持续时间超过了细胞和组织的耐受性和适应能力，就会发生损伤性变化。适应性变化和损伤性变化是大多数疾病过程中的基础性病理变化。除了刺激因素非常强烈外，一般首先发生代谢和功能的变化，继而依次出现超微结构（电镜）、组织结构（光镜）和大体形态（肉眼）的变化，统称形态变化。

第一节　细胞和组织的适应

机体的内外环境发生变化时，细胞和组织会相应改变自身的代谢、功能和结构加以调整的反应过程，即为**适应**（adaptation）。形态变化表现为**萎缩、肥大、增生**和**化生**。

一、萎缩

萎缩（atrophy）是已发育正常的细胞、组织或器官的体积缩小。萎缩的细胞代谢和功能降低，功能性细胞器减少，以适应降低了的营养和血液供应、神经内分泌刺激和工作负荷。组织和器官的萎缩，主要是实质细胞的体积缩小，也常有萎缩细胞凋亡所致的实质细胞数量减少。另外，组织器官发育不全或未发育亦表现为体积小，应与萎缩相区别。

萎缩可分为生理性和病理性两类。生理性萎缩是机体的某些组织和器官随着年龄的增长而发生的萎缩，如出生后动脉导管闭合退化、青春期后胸腺萎缩、更年期后卵巢、子宫或睾丸萎缩等。病理性萎缩按其发生原因分为以下类型：

1. 营养不良性萎缩　全身营养不良性萎缩因蛋白质摄入不足（长期不能进食、饥饿）或者消耗过度（结核病、糖尿病和恶性肿瘤等慢性消耗性疾病）而引起。首先是脂肪，依次是肌肉和内脏等非致命的组织器官萎缩，最后是脑、心脏、肾脏等重要器官萎缩，临床表现从消瘦发展到**恶病质**（cachexia）。局部营养不良性萎缩因局部组织的氧和营养物质供给不足所引起，如脑动脉粥样硬化时，引起脑组织慢性缺血，导致局部脑萎缩（图2-1）。

图2-1 局部脑萎缩
局部脑回变窄，脑沟增宽

2. 压迫性萎缩 因组织和器官长期受压而造成血流量减少和功能失用所致的萎缩。如尿路梗阻时肾盂积水，压迫肾组织引起肾萎缩（图2-2）；脑脊液循环障碍时脑积水，压迫脑组织导致脑萎缩。

图2-2 肾压迫性萎缩
肾盂积水、扩张，肾实质变薄

3. 失用性萎缩 是组织和器官由于长期工作负荷减少或代谢、功能降低所致的萎缩，常发生于骨骼肌。如久病卧床、骨折后肢体长期固定引起的肌肉萎缩，长期在外太空工作的宇航员体重减轻均属此类。

4. 去神经性萎缩 因运动神经元或轴突损伤所致的效应器萎缩。如肱骨骨折致桡神经损伤，可引起上肢伸肌群萎缩及垂腕；小儿麻痹症的下肢肌肉、骨骼萎缩。

5. 内分泌性萎缩 由于内分泌腺功能低下而引起的靶器官萎缩。如腺垂体功能低下时，可发生甲状腺、肾上腺皮质、性腺等器官萎缩。

萎缩的组织、器官重量减轻，包膜皱缩。在萎缩的心肌细胞、肝细胞胞质内可出现脂褐素颗粒，使器官呈褐色，如心脏褐色萎缩。营养不良性和老年性脑萎缩时，全脑脑回变窄、脑沟增宽，大脑功能衰退。轻度的病理性萎缩，原因消除后可以恢复正常，但持续性萎缩的细胞终将凋亡、消失。

二、肥大与增生

（一）肥大

肥大（hypertrophy）是细胞、组织和器官的体积增大。组织和器官的肥大，通常是实质细胞的体积增大所致，但也可伴有细胞数量的增加。若及时去除病因，肥大可以恢复正常。

在性质上，肥大可分为生理性肥大或病理性肥大两种。在原因上，肥大若因器官和组织功能负荷过重所致称为**代偿性肥大**；若因内分泌激素过多作用于效应器所致，称为**内分泌性（或激素性）肥大**。

举重运动员上肢骨骼肌增粗肥大属于**生理性的代偿性肥大**；高血压病时引起的左室心肌肥大属于**病理性代偿性肥大**（图2-3）。

妊娠期由于雌、孕激素及其受体作用，子宫平滑肌细胞肥大属于**生理性内分泌性肥大**；垂体嗜碱性细胞腺瘤分泌促肾上腺激素过多，导致肾上腺皮质细胞肥大属于**病理性内分泌性肥大**。

图2-3　心脏向心性肥大
左室壁增厚，乳头肌、肉柱增粗，左心室腔缩小

细胞肥大产生的功能代偿作用是有限度的，如心肌过度肥大时，终因负荷超过一定极限，加之肥大心肌细胞的血液供应相对不足，会引发心功能不全，此时称之为失代偿。

（二）增生

增生（hyperplasia）是指组织、器官的实质细胞数量增多，常导致组织或器官的体积增大。增生是细胞有丝分裂活跃的结果，也与细胞凋亡受阻有关。实质细胞分裂能力较强的器官或组织（肝、前列腺等）的体积增大是通过增生和肥大共同完成的；而没有分裂能力的组织（心肌、骨骼肌等）则仅表现为肥大。

增生的种类与肥大相似。根据其性质可分为生理性增生和病理性增生；据其原因可分为代偿性增生和内分泌性增生。

生理性增生如血细胞和上皮细胞等的经常更新，久居高原者红细胞数量显著增多等，属于**代偿性增生**；青春期和哺乳期的乳腺上皮增生，月经周期的子宫内膜增生等，属于**内分泌性增生**。

病理性增生常由生长因子过多或激素过多所引起。由生长因子产生过多而引起者为**代偿性增生**，例如，细胞和组织损伤后的增生（又称再生）修复，炎症时局部细胞和组织的增生等；由激素分泌过多而引起者属**内分泌性增生**，例如，与雌激素增多有关的子宫内膜增生症、乳腺增生症，肝硬化时的男子乳腺发育症，与雄激素相对增多有关的如前列腺增生症。

增生具有更新、代偿、防御和修复等功能，但增生过度也会危害机体，如前列腺增生症引起尿潴留，乃至肾盂积水导致压迫性肾萎缩。增生的细胞、组织分化成熟，其组织形态基本保持正常，而且受机体调控，原因去除后，增生则停止。若细胞增生失去调控，增生过度，有可能演变为肿瘤性增生。

三、化生

化生（metaplasia）是指一种分化成熟细胞转化为另一种分化成熟细胞的过程。是各种组织中具有分裂增殖和多向分化能力的成体干细胞发生转型性分化的结果，亦即因内外环境变化的刺激，引起

细胞的一些基因被活化和另一些基因被抑制,重新表达新的蛋白质,并分裂增殖为另一种成熟的细胞。一般只发生在同源细胞之间,即上皮组织之间或间叶组织之间,前者是可逆的,后者是不可逆的。

（一）上皮组织化生

1. 鳞状上皮化生 常见于气管、支气管黏膜受到吸烟或慢性炎症的刺激,假复层纤毛柱状上皮化生为鳞状上皮,简称鳞化。鳞化还可见于慢性子宫颈炎的子宫颈腺体、慢性胆囊炎及胆石症的胆囊黏膜等。

2. 肠上皮化生 慢性萎缩性胃炎时,胃黏膜上皮可化生为肠黏膜上皮,简称肠化(图 2-4)。此外,反流性食管炎时,由于胃酸的反复刺激,食管下段黏膜的鳞状上皮也可化生为胃型或肠型柱状上皮,称为 Barrett 食管。

图 2-4　胃黏膜肠上皮化生
胃黏膜腺体中出现大量的杯状细胞

（二）间叶组织化生

结缔组织或肌肉损伤后,间充质干细胞可转变为成骨细胞或成软骨细胞,称为骨化生或软骨化生,如骨化性肌炎。这种化生也可出现在肿瘤的间质。

化生虽然是机体对不良刺激的适应性反应,但在多数情况下对机体不利。如支气管黏膜鳞化,尽管对慢性刺激的抵御能力有所增强,但却削弱了呼吸道的自净防御功能,更易招致感染和有害吸入物的长期作用。重要的是,上皮组织化生常是细胞发生肿瘤性转化的基础,如支气管黏膜鳞化、胃黏膜肠化和 Barrett 食管,分别与肺鳞状细胞癌、胃腺癌和食管下段腺癌的发生有密切关系。

第二节　细胞和组织的损伤

当机体内外环境的变化超过了细胞和组织的适应能力,可引起细胞、细胞间质发生代谢和形态的异常变化,称为损伤。损伤的结果不仅取决于损伤因素的性质、持续的时间和强度,也取决于受损伤细胞的种类、所处状态、适应性及遗传性等。

一、损伤的原因

大致可归纳为以下几类:

1. 缺氧 是引起细胞损伤的重要因素。全身性缺氧见于空气稀薄、血红蛋白质和量异常、心肺功能衰竭以及一氧化碳或氰化物中毒等。局部缺氧多由缺血引起。缺氧主要引起细胞膜、线粒体及溶酶体损伤,严重缺氧常导致细胞死亡。

2. 生物因素 生物因素是引起细胞损伤的最常见原因,可通过产生各种毒素、代谢产物及机械作用而损伤细胞,也可通过变态反应引起损伤。生物因素对机体的损伤,不仅取决于病原体的类型、毒力和数量,还取决于机体的免疫状态。

视频:化生

笔记

3. 物理因素　包括机械力、高低温、电流、电离辐射、激光、微波等。机械力可立刻使细胞破裂和组织断裂；高温使细胞内蛋白质变性；低温可引起血管收缩导致组织缺血，并使细胞发生冻结；电流可致电击伤，并可直接引起心脏生物电紊乱而死亡；电离辐射可损伤生物大分子。

4. 化学因素　包括化学物质和药物的毒性作用。能够与细胞和组织发生反应并且引起细胞损伤的物质称为毒物，如强酸、强碱、有机磷、四氯化碳和氰化物等。损伤的程度主要取决于毒物的浓度、持续的时间和作用的部位，其机制主要是影响膜的通透性、酶的结构和功能等。此外，体内的某些代谢产物如尿素及自由基等，为内源性化学性损伤因素。

5. 免疫因素　免疫功能低下或缺陷易发生严重感染，免疫反应过强也会引起组织损伤，如变态反应性疾病和自身免疫性疾病。

6. 遗传因素　遗传性疾病可因染色体畸变或基因突变而引起细胞结构、功能、代谢等异常。另外，高血压病、糖尿病、动脉粥样硬化和肿瘤等也具有遗传易感性。

7. 其他因素　食物中某些物质如维生素、必需氨基酸、微量元素等缺乏或营养物质过剩都可引起细胞损伤。衰老以及社会、心理及精神因素等亦可引起细胞损伤。此外，医源性因素所致的损伤也应当避免。

二、损伤的形态学变化

细胞和组织损伤后，由于代谢的变化，在发生功能变化的同时，还会产生一系列的形态学变化。根据损伤的程度分为可逆性损伤和不可逆性损伤两大类，可逆性损伤多为细胞变性，不可逆损伤则为细胞死亡，包括坏死和凋亡。

（一）变性

变性（degeneration）是指细胞内或细胞间质出现异常物质或正常物质显著增多，常伴有功能降低。细胞的变性当病因消除后可恢复正常，但严重的细胞变性可发展为细胞死亡。间质的变性则可逆性很差。常见的变性有以下几种类型：

1. 细胞水肿（cellular swelling）　是细胞内钠离子和水积聚增多，可称水变性。主要由于缺氧、感染、中毒等因素，造成细胞膜损伤而致通透性增强，或因线粒体损伤，ATP 产生减少，细胞膜钠 - 钾泵功能障碍所致。细胞水肿是细胞损伤中最常见的早期变化，多见于心肌细胞、肝细胞、肾小管上皮细胞和脑神经细胞等。

水肿的细胞体积增大，由于内质网和线粒体肿胀，胞质内出现许多红染细颗粒；钠、水继续积聚，细胞肿大明显，胞质疏松化或空泡状；至极期，细胞膨胀如气球，称**气球样变**，常见于病毒性肝炎（图 2-5）。细胞水肿的器官体积肿大，被膜紧张可致疼痛。

细胞水肿是一种相对较轻的损伤，病因消除后可恢复正常。若病因持续，会导致细胞溶解、死

图 2-5　肝细胞水肿
肝细胞明显肿胀，胞质淡染，部分肝细胞气球样变

亡。较重的细胞水肿,可使细胞功能下降,如肾小管上皮细胞水肿时对原尿中蛋白质重吸收减少可出现一过性蛋白尿,心肌细胞水肿时心肌收缩力下降,脑神经细胞水肿时可出现意识障碍、昏迷以及引起颅内压升高等。

2. **脂肪变性**(fatty change) 中性脂肪蓄积于非脂肪细胞,称为脂肪变性。常发生于肝细胞、心肌细胞和肾小管上皮细胞等,与感染、缺氧、中毒、酗酒、糖尿病及肥胖等有关。肝细胞是脂肪代谢的重要场所,最常发生脂肪变性,其发生机制主要有:①载脂蛋白、脂蛋白合成减少;②中性脂肪合成过多;③脂肪酸氧化利用障碍。脂肪变性是可逆的,在一定限度内病因消除后可恢复正常。

脂肪变性初期,细胞质内的脂肪聚集为电镜可见的脂质小体,进而融合成光镜可见的脂滴,致使细胞肿大。肝细胞脂肪变性时,细胞质内出现大小不等的圆形脂滴,很大的脂滴可充满整个细胞而将胞核挤至一侧,状似脂肪细胞,重者细胞破裂融合成更大的脂囊,甚至游离于肝窦进入血液。石蜡切片中因脂肪被有机溶剂溶解,脂滴呈空泡状(图2-6)。冷冻切片用苏丹Ⅲ将脂肪染成橘红色。脂肪变性的器官体积肿大,颜色变黄,被膜紧张可致疼痛。

肝脂肪变性一般不引起肝功能障碍,较弥漫者称为**脂肪肝**(fatty liver)(图2-7),严重时可有肝功能障碍。脂肪肝最常见的原因是酗酒,其次是糖尿病、营养过剩和肥胖等。重度脂肪肝可发展为肝硬化、肝癌或继发肝坏死。

图2-6 肝细胞脂肪变性 / 图2-7 脂肪肝
肝细胞胞质内见大小不等的空泡,部分肝细胞核偏向细胞一侧 / 肝体积增大,颜色变黄

3. **玻璃样变**(hyaline degeneration) 指细胞内或间质中出现毛玻璃状、半透明的蛋白质蓄积,又称透明变性。HE 染色呈红染均质状。玻璃样变是一组形态上表现相似,但化学成分和发生机制各异的病变。

(1)**血管壁玻璃样变**:常发生于缓进型高血压病患者的脑、肾、脾及视网膜的细动脉(图2-8),由于细动脉内皮细胞通透性增高,血浆白蛋白渗入内膜,还可有基底膜代谢产物堆积,使细动脉壁增厚、变硬,管腔狭窄,又称**细动脉硬化**。其后果是:①外周阻力显著增加,血压持续升高;②受累脏器局部缺血;③细动脉壁弹性减弱,脆性增加,可破裂出血。在脑的细动脉易于继发局部管壁扩张、膨出,形成微小动脉瘤,更易破裂而发生脑出血。

(2)**结缔组织玻璃样变**:见于增生的结缔组织,为胶原纤维老化的表现。其特点是胶原蛋白交联、融合,使胶原纤维增粗、失去弹性。常发生在瘢痕组织、动脉粥样硬化的纤维斑块、纤维性增厚的浆膜等。外观灰白色、质韧、毛玻璃状。

(3)**细胞内玻璃样变**:为细胞质内出现均质红染的圆形或类圆形小体。常见的有以下病理状态:肾小球肾炎伴有大量蛋白尿时,近曲小管上皮细胞重吸收原尿中的蛋白质,在胞质内形成许多圆形小滴;酒精性肝病时,肝细胞胞质中细胞中间丝前角蛋白变性,形成**马洛里小体**(Mallory body);慢性炎症时,局部浸润的浆细胞质粗面内质网中免疫球蛋白蓄积,形成**拉塞尔小体**(Russell body)。

图2-8 脾中央动脉玻璃样变性
血管内膜见均质、红染的半透明物质，管壁增厚，管腔狭窄

4. 病理性色素沉着 指病理状态下某些色素沉积在细胞内外。外源性色素有炭尘、煤尘及文身色素等。内源性色素主要有以下几种：

（1）**胆红素**（bilirubin）：体内红细胞不断更新，衰老的红细胞被单核-巨噬细胞系统的细胞吞噬，血红蛋白被分解为珠蛋白和血红素。血红素在酶的催化下转变成橙黄色、不含铁的胆红素，并经肝细胞代谢成为胆汁的有色成分。病理状态下，胆红素代谢障碍致其在细胞或组织内增多导致组织淤胆，称为**黄疸**。

（2）**含铁血黄素**（hemosiderin）：组织出血时，逸出的红细胞被巨噬细胞吞噬并由其溶酶体降解，使来自血红蛋白的 Fe^{3+} 与蛋白质结合，形成棕黄色粗大的折光颗粒，普鲁士蓝反应呈蓝色。局部含铁血黄素沉着见于出血灶，全身含铁血黄素沉着见于溶血性贫血。此外，左心衰竭肺淤血时，红细胞漏出，在肺泡腔形成含有含铁血黄素的巨噬细胞，称为**心衰细胞**（heart failure cell）。

（3）**脂褐素**（lipofuscin）：是细胞自噬溶酶体内未被消化的细胞器碎片残体，呈黄褐色微细颗粒状。主要见于老年人和慢性消耗性疾病时萎缩的心肌细胞、肝细胞的胞质内，故有**老年性色素或消耗性色素**之称。

（4）**黑色素**（melanin）：是黑色素细胞胞质内的黑褐色颗粒，由酪氨酸氧化经左旋多巴聚合产生，并受到垂体促肾上腺皮质激素（ACTH）和黑色素细胞刺激素（MSH）的促进。黑色素还可聚集于皮肤和黏膜基底部细胞及真皮的巨噬细胞内。局部性黑色素增多见于**色素痣和黑色素瘤**。肾上腺皮质功能低下（艾迪生病，Addison disease）患者，黑色素沉着在口唇、牙龈黏膜和全身皮肤。

5. 病理性钙化 在骨和牙齿以外的组织中有固体性钙盐沉积，称为**病理性钙化**（pathological calcification）。主要是磷酸钙和碳酸钙沉积在细胞内或间质中，呈蓝色颗粒状或片块状。外观为白色石灰样坚硬的颗粒或团块，有沙砾感。病理性钙化按其原因和机制可分为以下两种类型：

（1）**营养不良性钙化**：钙盐沉积在局部的变性、坏死组织或异物中，机体的**钙磷代谢正常**。见于结核病、脂肪坏死、血栓、动脉粥样硬化斑块（图2-9）、心瓣膜病变、瘢痕组织、死亡的寄生虫虫体和虫卵等。肺结核钙化灶X线呈高密度阴影。

（2）**转移性钙化**：因**全身钙磷代谢障碍**，血钙升高，引起钙盐沉积在正常组织中。甲状旁腺功能亢进、骨肿瘤破坏骨组织、慢性肾衰竭、维生素D摄入过多等均可引起转移性钙化。钙盐常沉积在血管壁以及肾小管、胃黏膜、肺泡壁等部位。

变性除以上常见类型外，还有黏液样变和淀粉样变两种较少见的类型：

黏液样变（mucoid degeneration）是指细胞间质中黏多糖（如透明质酸）和蛋白质的蓄积。HE染色特点是在疏松的间质内，呈星芒状的纤维细胞散在于灰蓝色的黏液基质中。常见于动脉粥样硬化斑块、风湿病灶和间叶组织肿瘤等，还见于甲状腺功能低下所形成的黏液性水肿。

淀粉样变（amyloid degeneration）是指细胞间质中出现淀粉样蛋白质-黏多糖复合物沉积，HE染色特点为淡红色均质状物，并显示淀粉样呈色反应；刚果红染色为橘红色，遇碘则为棕褐色，再加稀

硫酸便呈蓝色。淀粉样蛋白成分来自免疫球蛋白轻链、肽类激素、降钙素前体蛋白和血清淀粉样 A 蛋白等。淀粉样变有局部性和全身性两类。

图 2-9 动脉壁营养不良性钙化
动脉粥样硬化继发钙化，血管壁见蓝色颗粒状钙盐沉积

（二）坏死

活体内局部组织、细胞的病理性死亡，称为**坏死**（necrosis）。坏死可因致病因素强烈直接导致，但大都是由可逆性损伤发展而来，其基本表现是细胞肿胀、细胞器崩解和蛋白质变性。坏死细胞自身溶酶体酶引起的"自溶"，周围浸润的中性粒细胞释放的溶酶体酶引起的"异溶"，共同促进坏死细胞解体。坏死的细胞代谢停止，功能丧失，并出现一系列形态变化。

1. 坏死的基本病变　细胞核的变化是细胞坏死的**重要标志**，有三种形态：①**核固缩**（pyknosis）：细胞核染色质凝集，核缩小；②**核碎裂**（karyorrhexis）：核膜破裂，染色质崩解为小碎片；③**核溶解**（karyolysis）：细胞内 pH 降低，激活 DNA 酶，在酶的作用下，DNA 及核蛋白分解，仅见核的轮廓，在 1～2d 内核将完全消失（图 2-10）。

图 2-10 坏死时细胞核的变化

坏死细胞的胞质发生凝固或溶解。间质的坏死发生较晚，在各种酶的作用下，基质崩解，胶原纤维断裂或液化。最后坏死的细胞和崩解的基质融合成模糊的无结构的红染物质。

细胞坏死 2h 后才能看到电镜下变化，10h 以上才能出现光镜下的改变。坏死时细胞膜通透性增加，细胞内某些酶会释放入血，使血中酶活性增高，在**坏死初发**时即可检出血浆中这些**蛋白质（酶）**含量的变化，比超微结构的变化还要早，并随病情变化而波动，可作为临床诊治某些疾病的观察指标。如胰腺坏死时血液胰淀粉酶升高，肝细胞坏死时血液谷丙转氨酶、谷草转氨酶升高，心肌梗死后血液

中乳酸脱氢酶、谷草转氨酶和肌酸激酶升高。

组织坏死后苍白混浊，失去弹性，温度较低，摸不到血管搏动，切割无新鲜血液流出，失去痛觉、触觉及运动功能（如肠管蠕动），临床上称为**失活组织**，应及时切除。

2．坏死的类型　通常分为凝固性坏死、液化性坏死和纤维素样坏死三个基本类型及干酪样坏死、脂肪坏死和坏疽等特殊类型的坏死。

（1）**凝固性坏死**（coagulative necrosis）：组织、细胞坏死后，蛋白质凝固且酶性分解作用较弱时，**坏死组织原形凝固**，形成灰黄、干燥、质实的状态（图2-11）。常见于心、肾、脾等实质器官，多因缺血（**梗死**）和细菌毒素而引起。其特点是坏死区的细胞结构消失，但仍可见组织结构残影。坏死区周围可见充血、出血带和炎细胞浸润带，与健康组织分界较清楚。

（2）**液化性坏死**（liquefactive necrosis）：由于坏死组织中可凝固的蛋白质少，或"自溶"和"异溶"明显，或组织富含水分和磷脂，易发生坏死组织溶解液化。例如，脑组织坏死时，坏死区由质软到液化，又称为**脑软化**；化脓性炎症的脓肿形成等。此外，心肌细胞、肝细胞等细胞水肿加剧所引起的**溶解性坏死**（lytic necrosis）亦为液化性坏死。

（3）**纤维素样坏死**（fibrinoid necrosis）：是发生在间质胶原纤维和小血管壁的一种坏死，病变部位的组织结构消失，变为境界不甚清晰的细丝状、颗粒状或小条状的无结构物质，具有折光性，因其染色性质类似纤维素（纤维蛋白）而得名。常见于急性风湿病、系统性红斑狼疮等变态反应性疾病，还见于急进型高血压病的小动脉、新月体性肾小球肾炎的肾小球等。

（4）**干酪样坏死**（caseous necrosis）：是一种坏死更为彻底的特殊类型的凝固性坏死，主要见于**结核病**。因坏死灶中含脂质较多，外观微黄，质软细腻，似干奶酪而得名（图2-12）。其特点是坏死组织为无结构的红染颗粒状物质，不见原有组织结构残影。

图2-11　肾凝固性坏死
坏死灶呈灰黄色，与健康组织分界清楚

图2-12　干酪样坏死
坏死组织呈淡黄色干奶酪样物

（5）**脂肪坏死**（fat necrosis）：是一种特殊类型的液化性坏死，有**酶解性**和**外伤性**两种。急性出血坏死性胰腺炎时，不仅因胰蛋白酶外溢引起胰腺自身的液化性坏死，还由于胰脂肪酶外溢，分解胰腺周围和大网膜等处的脂肪组织，释出的脂肪酸与钙离子结合，形成灰白色硬结状的钙皂。乳房等处的外伤导致脂肪细胞破裂，游离的脂滴被巨噬细胞吞噬，形成异物性肉芽肿，局部可触摸到硬结状肿块。

（6）**坏疽**（gangrene）：指大块组织坏死继发腐败菌感染。兼有凝固性坏死和液化性坏死的特点。坏疽发生于四肢和与外界相通的内脏。腐败菌分解坏死组织产生 H_2S，与红细胞血红蛋白的 Fe^{2+} 结合，形成硫化亚铁，使坏死组织呈**黑色**；同时产生吲哚、粪臭素等而有**臭味**。分为**干性坏疽、湿性坏疽、气性坏疽**三种类型（表2-1，图2-13）。气性坏疽因厌氧菌分解坏死组织产生气泡，触摸局部有**捻发感**。

表2-1 三种类型坏疽的区别

	干性坏疽	湿性坏疽	气性坏疽
发生部位	四肢末端,多见于足	肺、肠、阑尾、子宫、胆囊等	肌肉丰厚部位
原因条件	血栓闭塞性脉管炎、糖尿病、四肢动脉粥样硬化及冻伤等,动脉阻塞而静脉回流通畅,腐败菌感染轻	动脉阻塞,同时有静脉回流受阻,坏死组织含水多,腐败菌感染重	深达肌肉的开放性创伤,产气荚膜杆菌等厌氧菌感染
形态特点	坏死组织干燥、皱缩,黑褐色,与周围正常组织分界清楚,臭味轻	坏死组织肿胀明显,呈蓝绿色或污黑色,与健康组织分界不清,恶臭,发展快	是湿性坏疽的特殊类型,坏死组织肿胀、含气泡而呈蜂窝状,触之有捻发感,污秽,奇臭,发展迅速
临床病情	感染中毒症状轻	感染中毒症状明显,可危及生命	可发生中毒性休克,常危及生命

图2-13 足干性坏疽
坏死的足趾呈黑色,表面干燥、皱缩,边界清楚

病例导学

　　患者,男,51岁。5d前右大腿被钢筋刺入深部,未行清创术,伤口很快出现红、肿、热、痛,第2d伤口周围肿胀、疼痛加剧,体温39℃。在当地卫生院用抗生素治疗。第3d肿胀蔓延至膝关节,与正常组织分界不清,伤口附近渐呈黑色,触之有捻发感,高热不退。转县医院继续抗生素治疗。第4d黑色范围扩大,有恶臭,血压70/40mmHg。抗感染、抗休克、行右下肢截肢术,转危为安。

　　问题:

　　1. 请提出诊断及依据。

　　2. 分析发病原因、过程和教训,并解释临床表现。

　　3. 坏死的结局

　　(1)溶解吸收:坏死细胞的产物会引起局部的急性炎症反应。较小坏死灶可通过"自溶"和"异溶",将坏死组织分解液化,由淋巴管或血管**吸收**;不能吸收的碎片,则由巨噬细胞吞噬清除。然后由周围正常细胞增生(再生)而修复。如果坏死液化的范围较大时,会形成充满液体的**囊腔**(cyst)。

　　(2)分离排出:较大的坏死灶不易完全溶解吸收时,由于周围的炎症反应,仅在坏死灶边缘发生溶解吸收,使坏死组织与健康组织分离。皮肤黏膜的坏死组织被分离,可形成组织缺损,浅者称为**糜烂**(erosion),深者称为**溃疡**(ulcer);组织坏死后形成的只开口于皮肤黏膜表面的深在性盲管,称为**窦道**

（sinus）；连接两个内脏器官或从内脏器官通向体表的具有两端开口的通道样缺损，称为**瘘管**（fistula）；肾、肺等内脏的坏死组织液化后，可破入支气管或输尿管而排出，局部残留的空腔，称为**空洞**（cavity）。

（3）**机化和包裹**：由肉芽组织取代坏死组织、血栓、炎性渗出物以及其他异物的过程称为**机化**（organization）。当坏死组织不能完全溶解吸收或分离排出时，肉芽组织从周围一边长入、一边溶解吸收坏死组织，完全取而代之。肉芽组织逐渐成熟为纤维组织及瘢痕组织。若坏死灶太大或肉芽组织难以长入，如干酪样坏死，肉芽组织则在坏死灶的周围增生，形成纤维组织将坏死灶包绕，称为**包裹**（encapsulation）。

（4）**钙化**：坏死组织的后期可继发营养不良性钙化。

（三）凋亡

凋亡（apoptosis）是机体内**单个细胞**的程序性死亡。是由体内外因素触发细胞的死亡程序而导致的细胞主动性死亡方式，在形态和生化特征上都有别于坏死（表2-2）。凋亡既见于生理状态，又见于病理状态。凋亡同细胞增殖、分化一样是细胞的主要功能活动之一，受高度有序的基因调控和细胞因子的影响。在生命过程中，凋亡对胚胎发育、个体形成以及器官细胞的平衡稳定等具有重要作用。人类疾病如肿瘤、自身免疫性疾病、心血管疾病、神经系统疾病、病毒性疾病等均与凋亡密切相关。

凋亡细胞的质膜（细胞膜和细胞器膜）不破裂，不引发死亡细胞的自溶，也**不引起炎症**反应。凋亡的形态特点是细胞皱缩，胞质致密，染色质边集，之后细胞核裂解，胞质生出芽突并脱落，形成**凋亡小体**。

视频：坏死的结局

表 2-2　凋亡与坏死的比较

	凋亡	坏死
发生机制	基因调控的程序性细胞死亡，主动进行（自杀性）	细胞意外死亡，被动进行（他杀性）
发生原因	生理性或轻微病理性刺激因子，如生长因子缺乏	病理性刺激因子，如感染、缺氧、中毒
死亡范围	散在的单个细胞	多为大片细胞
形态特征	细胞固缩，核染色质边聚，胞质生芽，形成凋亡小体	核固缩、核碎裂、核溶解
周围反应	不引发炎症反应和修复再生，凋亡小体可被吞噬细胞吞噬	引发周围炎症反应和修复再生

细胞老化

细胞老化是细胞随生物体年龄增长而发生的退行性变化，是生物个体老化的基础。它具有普遍性、进行性、内因性和有害性等特点，造成细胞代谢、适应和代偿等多种功能低下，进而导致老年病的发生，同时机体其他疾病的患病率和死亡率也逐渐增加。它是由遗传因素决定的。细胞染色体末端有个名为端粒的特殊结构，通常细胞每分裂一次，端粒将缩短50~200个核苷酸，直至细胞衰老不再分裂。端粒酶为一种能使已缩短的端粒再延长的逆转录酶。正常情况下，生殖细胞和干细胞中存在端粒酶活性，其他已分化的细胞中无端粒酶活性。在癌细胞中，端粒酶表现出明显活性，这给以控制端粒酶活性为靶点的肿瘤治疗带来了新的希望。

第三节　损伤的修复

损伤造成机体局部细胞和组织丧失，由邻近的成体干细胞分裂增生，对所形成的缺损进行修补恢复的过程，称为**修复**（repair）。修复过程有两种形式：①由同种细胞来完成修复，称为**再生**（regeneration）或**再生性修复**，可完全恢复原组织的结构和功能，则为完全性再生；②由纤维结缔组织来完成修复，称为**纤维性修复**，属于不完全再生。在多数情况下，同时发生多种组织损伤，因此，两种形式的修复常同时存在。另外，炎症反应始终伴随着组织损伤和修复的过程，否则修复将难以进行。

一、再生

再生分为生理性再生和病理性再生。在生理过程中，有些细胞、组织不断老化、凋亡，由新生的同

笔记

种细胞不断补充，以保持细胞、组织原有的结构与功能。例如，表皮的角化细胞经常脱落和补充；消化道黏膜上皮约2d就更新一遍；血细胞有各自的平均寿命，需要不断从淋巴造血组织输出新生的细胞进行补充；子宫内膜周期性脱落并加以恢复。病理性再生是指病理状态下，细胞、组织损伤后发生的再生。

（一）各种细胞的再生能力

机体各种类型的细胞及其构成的组织具有不同的再生潜能。这是由于不同类型的细胞，其细胞周期的时程长短不同，在单位时间内进入细胞周期进行分裂增殖的细胞数量也不同所致。一般来说，幼稚细胞比成熟细胞再生能力强，功能简单的细胞比功能复杂的细胞再生能力强，平时易受损伤的细胞和生理状态下经常更新的细胞再生能力强。按再生能力强弱，可将机体的细胞分为三类：

1. **不稳定细胞**（labile cell） 又称**持续分裂细胞**（continuously dividing cell），是一类再生能力相当强的细胞。这类细胞在生理情况下不断地进行着更新，有被覆上皮（除外内皮细胞）、间皮、淋巴造血细胞等。这类细胞中存在着活跃的成体干细胞，干细胞在每次分裂后，子代之一继续保持干细胞的特性，另一个子代细胞则分化为相应的成熟细胞。

2. **稳定细胞**（stable cell） 又称**静止细胞**（quiescent cell），这类细胞在生理情况下一般较稳定，一旦受到刺激或损伤后，则表现出较强的再生能力。属于这类细胞的有各种腺体和腺样器官实质细胞（肝细胞、肾小管上皮细胞、肺泡上皮细胞）、间充质干细胞及其分化衍生细胞（成纤维细胞、内皮细胞、骨细胞等）。如肝脏部分切除，数月后可恢复原来的大小和重量。另外，平滑肌细胞和软骨细胞虽然也属于此类细胞，但一般情况下再生能力很弱，难以实现再生性修复。

文档：
类器官

3. **永久性细胞**（permanent cell） 又称**非分裂细胞**（nondividing cell），这类细胞无再生能力，**神经细胞**、**心肌细胞**和**骨骼肌细胞**就属于这类细胞。神经细胞一旦遭受损伤则永久性缺失，但不包括神经纤维。脑组织小软化灶可由胶质细胞增生来修复，形成胶质瘢痕。心肌细胞和骨骼肌细胞损伤后则由肉芽组织增生来修复，即纤维性修复，形成纤维瘢痕（瘢痕组织）。

（二）各种组织的再生过程

1. **被覆上皮再生** 表皮和各种管腔的被覆上皮损伤后，数小时即开始由损伤边缘的成体干细胞分裂增生来完成再生。

2. **腺上皮再生** 若腺体基底膜未被破坏，可由残存的成体干细胞分裂实现完全再生；如果腺体基底膜被破坏则为纤维性修复。肝细胞再生取决于肝小叶网状支架的完整性，若网状支架完整，再生的肝细胞可沿支架延伸而获得完全性再生，否则再生的肝细胞会形成结构紊乱的肝细胞团，逐渐发展成肝硬化。

3. **血管再生** 毛细血管的再生主要以生芽方式进行，受损处的内皮细胞分裂增生形成突起的**幼芽**，向前移动形成实心的细胞条索，在血流冲击下出现管腔，形成新生的毛细血管，并相互吻合构成毛细血管网（图2-14）。增生的内皮细胞逐渐分化成熟，并分泌Ⅳ型胶原和纤维连接蛋白等形成基底膜。因新生毛细血管内皮细胞间隙较大，基底膜不完整，故通透性较高。为适应功能的需要，新生毛细血管可进一步改建，形成小动脉或小静脉，其管壁平滑肌等成分则由血管外的间充质干细胞分化而来。毛细血管常与成纤维细胞相伴再生。

大血管离断后需手术进行吻合，断端两侧内皮细胞分裂增生恢复原来的内膜结构，离断的平滑肌层由肉芽组织增生连接，形成纤维性修复。

4. **纤维组织再生** 由成纤维细胞分裂增生而实现。成纤维细胞主要由间充质干细胞分化而来，也可能由纤维细胞转变而来。当成纤维细胞停止分裂后，开始合成并分泌前胶原蛋白和基质，在细胞周围的间质中形成胶原纤维，并逐渐成熟为纤维细胞。

5. **神经纤维再生** 神经纤维离断后，若与其相连的神经细胞仍然存活，则可完全再生。首先，受损神经纤维的髓鞘及轴突崩解，然后由两端的神经鞘细胞增生，将断端连接。近端轴突沿神经鞘以每天约1mm的速度逐渐向远端延伸，最后达到末梢，同时神经鞘细胞产生髓磷脂将轴索包绕形成髓鞘。这个过程常需数月或更长时间才能完成。

若离断的神经纤维断端之间超过2.5cm，或两端间有其他组织阻隔，或失去断端，再生的神经轴突不能达到远端，则与增生的纤维组织混杂卷曲成团，成为**创伤性神经瘤**，会引起顽固性疼痛。

图 2-14 毛细血管再生模式图
①基底膜溶解；②细胞移动；③细胞增生；④细胞管腔形成、成熟及生长抑制；
⑤细胞间通透性较高

（三）影响再生的分子机制

细胞再生不但取决于受损伤细胞本身的再生能力，还受到许多细胞因子和其他因素的调控。机体内存在着促进和抑制细胞再生的两种机制，两者的动态消长直接影响组织的再生。

1. 生长因子 包括：①血小板源性生长因子（PDGF），能引起成纤维细胞增生及单核细胞增生和游走，并能促进胶质细胞增生；②成纤维细胞生长因子（FGF），几乎可刺激所有间叶细胞增生，但主要作用于内皮细胞；③表皮生长因子（EGF），对上皮细胞、成纤维细胞和胶质细胞都有促进增生的作用；④转化生长因子（TGF），与 EGF 有相同作用，还可促进纤维化的发生；⑤血管内皮生长因子（VEGF），对肿瘤血管的形成有促进作用，也可促进正常胚胎的发育、创伤愈合及慢性炎症时的血管增生。此外，还包括白细胞介素 -1（IL-1）及其他细胞因子。

2. 抑素与接触抑制 细胞能产生一种抑素而抑制本身的增生。例如，已分化的表皮细胞受损后，抑素分泌停止，基底细胞开始分裂增生，直到增生的细胞达到足够的数量或抑素达到足够的浓度为止。这时细胞停止增生，使细胞不致过度增生堆积起来，这种现象称为生长的接触抑制。

3. 细胞外基质的作用 细胞外基质的主要成分有胶原蛋白、弹力蛋白、黏附性糖蛋白和整合素、基质细胞蛋白、蛋白多糖等，其主要作用是把细胞连接在一起，以支撑和维持组织的生理结构和功能，它们对细胞的形态、分化、增殖、铺展与迁徙均有明显影响。

 知识拓展

干细胞

干细胞是一类具有高度自我更新和多向分化潜能的细胞。可分为胚胎干细胞和成体干细胞两类。**胚胎干细胞**是胚胎发育早期的囊胚中未分化的细胞，具有全向分化的能力，可以分化为体内所有类型的成熟细胞。胚胎干细胞的研究意义不仅在于胚胎方面，在组织移植、细胞治疗和基因治疗等临床方面也具有重要意义，使丧失功能的组织、器官的替换成为可能。**成体干细胞**存在于体内多种分化成熟的组织之中，如骨髓干细胞、表皮干细胞、肝脏干细胞及神经干细胞等，这些细胞不但可以向自身组织进行分化，还具有横向分化（转型性分化）为其他类型成熟细胞的能力。成体干细胞横向分化的发现为干细胞生物工程在临床治疗中的广泛应用奠定了基础。

二、纤维性修复

各种疾病或创伤引起的组织缺损，不能通过同种细胞实现再生性修复时，则由肉芽组织增生，填补组织缺损，之后肉芽组织成熟为以胶原纤维为主的瘢痕组织，便完成纤维性修复。

（一）肉芽组织

1. 肉芽组织的成分及形态 肉芽组织（granulation tissue）由增生的**成纤维细胞和毛细血管**构成。

它是一种幼稚的纤维结缔组织。毛细血管的作用主要是为成纤维细胞增生及其合成胶原蛋白和基质供给养料，其次是向局部输送抗体、补体和炎细胞等抗感染成分。外观鲜红色、颗粒状、柔软湿润、触之易出血，形似鲜嫩的肉芽而得名。

毛细血管多垂直于创面生长，并在近表面处互相吻合形成弓状突起。一些成纤维细胞的胞质内含有细肌丝，兼有类似平滑肌细胞的收缩功能，称为**肌成纤维细胞**（myofibroblast）。成纤维细胞产生基质和胶原纤维。此外，肉芽组织间质中还伴有大量渗出液和种类、数量不等的炎细胞（图2-15），起着"清理废墟"和协助修复的作用。浸润的炎细胞常以巨噬细胞为主，也有多少不等的中性粒细胞、淋巴细胞和浆细胞等。肉芽组织无神经末梢，故无痛、触觉。

图2-15　肉芽组织
新生毛细血管向创面垂直生长，右上角放大图示新生毛
细血管和成纤维细胞

由于局部感染未能有效控制和供血不足等原因，会形成不良肉芽组织，表现为生长迟缓，苍白水肿或色暗有脓苔，触之不易出血。需要将其及时手术清除，以利于新生。

2. 肉芽组织的功能　肉芽组织在损伤修复过程中的重要功能是：①**抗感染保护创面**；②**填补伤口及其他组织缺损**；③**机化或包裹坏死组织、血栓、炎性渗出物及其他异物**。

3. 肉芽组织的结局　肉芽组织在组织损伤后2～3d内开始生长，在体表创口自下向上、在坏死和血栓等从周边向中心生长推进，填补缺损或机化异物。1～2周，肉芽组织按其生长的顺序逐渐改建，表现为成纤维细胞产生胶原纤维后变为纤维细胞，间质内水分逐渐吸收减少，炎细胞减少并逐渐消失，多数毛细血管闭塞、消失，少数毛细血管可改建为小动脉和小静脉。至此，肉芽组织成熟、老化为纤维结缔组织，即瘢痕组织。以上肉芽组织改建为纤维结缔组织的过程，是组织器官病变中最常见的纤维化过程。

（二）瘢痕组织

瘢痕组织（scar tissue）是指肉芽组织经改建成熟、老化所形成的纤维结缔组织。由大量平行或交错分布的胶原纤维束组成，常发生玻璃样变。瘢痕组织内纤维细胞稀少，血管少见。外观苍白或灰白色、硬韧、毛玻璃样、缺乏弹性。

瘢痕组织对机体有利的一面：①长期填补缺损并连接组织，保持组织器官相对完整；②因大量胶原纤维，其抗拉力虽不及皮肤，但比肉芽组织要强得多，使组织器官保持坚固性。

瘢痕组织对机体不利的一面：①**瘢痕膨出**：由于瘢痕组织缺乏弹性，若局部承受过大的压力，可使瘢痕组织向外膨出，如腹壁瘢痕可形成腹壁疝，心肌梗死机化后的瘢痕可形成室壁瘤。瘢痕膨出在胶原纤维形成不足时更易发生。②**瘢痕收缩**：可能与水分丧失或含有肌成纤维细胞有关。关节附近的瘢痕可引起关节挛缩、活动受限。胃肠道、泌尿道等腔道器官的瘢痕可导致腔道狭窄，如十二指肠溃疡瘢痕可致幽门梗阻。③**纤维性粘连**（瘢痕性粘连）：胸、腹腔内的器官之间或器官与体腔壁之间，当炎性渗出物被机化后发生的纤维性粘连，会不同程度地影响器官的功能，如肠梗阻。④**器官硬化**：器官内广泛病变可导致广泛纤维化，发展为器官硬化。如肝硬化、肺硬化、心瓣膜病等。⑤**瘢痕增生**

过度：瘢痕突出于皮肤表面，又称肥大性瘢痕。如果瘢痕既向表面突出，又向周围不规则地延伸，则称为瘢痕疙瘩。具有这种现象者，可称瘢痕体质。

三、创伤愈合

创伤愈合（wound healing）是指机体遭受外力作用，组织离断或缺损后的修复过程。涉及各种组织再生、肉芽组织增生及瘢痕形成的复杂组合。

（一）皮肤创伤愈合

1. 创伤愈合的基本过程　以皮肤手术切口为例，愈合的基本过程如下：

（1）**伤口早期变化**：伤口局部有不同程度的组织坏死和血管断裂出血，很快出现炎症反应，发生充血、液体渗出和炎细胞浸润，局部表现为红肿。伤口处的血液和渗出的纤维素凝固、结痂，有填充和保护伤口的作用。

（2）**伤口收缩**：第2~3d开始，伤口边缘的皮肤和皮下组织向中心移动，使伤口缩小，至第14d左右停止。由增生的肌成纤维细胞牵拉作用引起，其意义在于缩小创面。

（3）**肉芽组织增生和瘢痕形成**：第3d前后开始肉芽组织生长，逐渐填平伤口，第5~6d起，成纤维细胞开始产生胶原纤维，其后1周是胶原纤维形成的高峰，然后缓慢下来。随着胶原纤维不断增多，瘢痕开始形成，在伤后1个月左右瘢痕完全形成。

（4）**表皮及其他组织再生**：24h内，伤口边缘的基底层细胞（成体干细胞）开始增生，在结痂下面向伤口中心迁移，并分化成为鳞状上皮，覆盖于肉芽组织的表面。由于接触抑制，使增生的上皮恰好覆盖缺损组织。若伤口直径超过20cm，再生的表皮则很难将伤口完全覆盖，往往需要植皮。毛囊、汗腺及皮脂腺等皮肤附属器损伤后多为纤维性修复。肌腱断裂后由纤维组织修复，但通过功能锻炼而不断改建可达到完全再生。

2. 创伤的愈合类型

（1）**一期愈合**：皮肤无菌手术的切口愈合，是典型的一期愈合。表皮再生在24~48h内便可将伤口覆盖，肉芽组织在第3d从伤口边缘长入并很快填满伤口，第5~7d出现胶原纤维连接，达到临床愈合，可以拆除手术缝线。数月后形成一条白色线状瘢痕。

（2）**二期愈合**：与一期愈合相比有很大的不同（表2-3，图2-16）。

（3）**痂下愈合**：见于较浅表的皮肤创伤，伤口表面的血液、渗出物及坏死组织干燥后形成硬痂，在痂下进行愈合过程。

表2-3　一期愈合与二期愈合的比较

	一期愈合	二期愈合
伤口状态	缺损小，无感染	缺损大，或伴有感染
创缘情况	可缝合，创缘整齐、对合紧密	不能缝合，创缘无法整齐对合、哆开
炎症反应	轻，再生与炎症反应同步	重，待感染控制、坏死清除后，开始再生
再生顺序	先上皮覆盖，再肉芽组织生长	先肉芽组织填平伤口，再上皮覆盖
愈合特点	愈合时间短，瘢痕小	愈合时间长，瘢痕大

（二）骨折愈合

骨骼完整性或连续性的中断称为**骨折**（bone fracture），分为外伤性骨折和病理性骨折。骨的再生能力很强，复位良好的单纯性外伤性骨折，数月内可恢复正常的结构和功能（完全性再生）。骨折愈合大致可分为以下4个阶段（图2-17）：

1. 血肿形成　由于骨组织和骨髓血管丰富，骨折时血管断裂常有大量出血而形成血肿，填充在骨折的断端及其周围，数小时后血肿发生凝固。同时出现炎症反应，局部红肿。

2. 纤维性骨痂形成　骨折后2~3d，肉芽组织开始增生并机化血肿，继而发生纤维化，形成纤维性骨痂。这种连接并不牢固。纤维性骨痂中含有来自断端骨膜的**骨祖细胞**以及由间充质干细胞分化而来的骨祖细胞。此过程需2~3周。

图 2-16　创伤一期愈合（a）和二期愈合（b）模式图
一期愈合伤口缺损少，创缘整齐，形成瘢痕小；二期愈合伤口缺损大，创缘无法
整齐对合，形成瘢痕大

3. 骨性骨痂形成　纤维性骨痂中的骨祖细胞变成骨母细胞，后者分化为成骨细胞和成软骨细胞，并分别形成类骨组织和软骨组织。类骨组织由钙盐沉积形成编织骨，软骨组织也经软骨化骨过程演变为骨组织，至此形成骨性骨痂，将骨折的断端牢固地连接在一起。但编织骨的骨小梁排列紊乱，仍达不到正常功能需要。此阶段需 4～8 周。

| 血肿形成 | 纤维性骨痂形成 | 骨性骨痂形成 | 骨痂改建 |

图 2-17　骨折愈合模式图
骨折断端及周围血肿形成；血肿机化，纤维性骨痂形成；类骨组织钙盐沉着及软骨化
骨，骨性骨痂形成；骨痂改建过程中板层骨形成，皮质骨和骨髓腔的正常关系恢复

24

4. 骨痂改建　为适应骨的力学需要，通过锻炼，骨性骨痂进一步改建为成熟的板层骨、皮质骨和骨髓腔的正常关系以及骨小梁正常的排列结构重新恢复。改建过程是通过破骨细胞与成骨细胞的协同作用完成的。

（三）影响再生修复的因素

创伤愈合的修复方式取决于损伤的程度、组织的再生能力、伤口坏死组织的多少以及有无感染和异物等因素。因此，应以缩小创面、防止再损伤、预防和控制感染以及促进组织再生为治疗原则。影响再生修复的因素包括全身因素和局部因素两个方面。

1. 全身因素

（1）**年龄**：儿童和青少年骨折愈合快。老年人则愈合慢，可能与老年人的血管硬化、细胞老化和生长因子产生减少有关。

（2）**营养**：蛋白质、维生素 C、钙、磷、锌等在组织的再生过程中起着重要作用，当这些物质缺乏时，肉芽组织及胶原纤维形成不良，愈合迟缓。因此，给较大手术后的患者补充必要的营养，有利于手术后创伤的愈合。

（3）**免疫功能**：免疫系统可参与伤口炎症反应，防止伤口感染，合成细胞因子和生长因子，促进伤口愈合和组织修复，在伤口愈合过程中发挥重要作用。

2. 局部因素

（1）**感染与异物**：局部感染会严重影响再生修复。许多细菌产生毒素和酶，可直接造成组织坏死，溶解胶原纤维和基质，加重局部组织损伤，妨碍愈合；伤口感染时渗出物很多，伤口张力增加，可使已经开始愈合或已缝合的伤口裂开；坏死组织及其他异物也会妨碍愈合，导致感染或加重感染。这些情况，必然是二期愈合。临床上对于创面较大，已被细菌污染但尚未发生明显感染的伤口，施行清创术来清除坏死组织、细菌和异物，并在确保没有感染的情况下，缝合伤口，有可能使本应二期愈合的伤口，达到一期愈合。

（2）**局部血液循环**：局部血液循环既保证组织再生所需的氧和营养，又对坏死组织的吸收、感染的控制起着重要作用。因此，局部血液循环障碍会影响愈合，如动脉粥样硬化或静脉曲张等病变，该处伤口愈合迟缓。

（3）**神经支配**：神经支配对组织再生有很大影响。麻风病引起的皮肤溃疡不易愈合，系神经损伤导致局部神经性营养不良的缘故。自主神经损伤使局部血流量减少，会严重影响组织再生。

（4）**电离辐射**：可破坏细胞，损伤小血管，抑制组织再生，因而阻碍创伤愈合。

本章小结

　　适应介于正常与损伤之间，形态变化有四种。萎缩与肥大相反；肥大与增生相近，均使组织器官体积增大，究其发生取决于细胞的分裂潜能；增生与化生相似，同为成体干细胞的生长（分裂）和分化，增生向同种细胞分化，而化生则向同源转型性分化。化生仅为病理性，鳞化、肠化会癌变。

　　损伤有变性和细胞死亡两类。细胞的变性可逆，主要发生于实质器官。细胞水肿出现早，重者气球样变见于肝炎；脂肪变性以肝最常见，弥漫性者称为脂肪肝；玻璃样变发生于细动脉壁是良性高血压病的特点；病理性色素沉着以红细胞分解产物——胆红素代谢障碍之黄疸、含铁血黄素及其心衰细胞较重要，脂褐素见于萎缩的心肌和肝细胞，黑色素见于特定病变；营养不良性钙化发生在已有病变之上，转移性钙化发生于血钙升高前提下。

　　坏死细胞释放酶，检测血浆早知道；核固缩、碎裂、溶解三者之一是形态的重要标志，基本类型和特殊类型各三种。凝固性坏死以原形凝固和仍见组织轮廓为特点，心肾脾梗死为代表；液化性坏死渐进溶解成液体，多见于脓肿和脑软化；纤维素样坏死主要见于风湿类疾病和恶性高血压的细小动脉；干酪样坏死也凝固，坏死彻底见于结核病；脂肪坏死属液化性坏死，胰腺炎酶解腹腔脂肪成钙皂，外伤性者成硬结；坏疽的干性、湿性有黑臭，气性黑臭加气泡。坏死组织会发炎，溶解吸收、分离排出、机化和包裹、钙化是结局。缺损形成的囊腔、糜烂、溃疡、窦道、瘘管、空洞要分清。凋亡不发炎，生理、病理都有见。

　　修复有再生性和纤维性两种方式。按再生潜能将机体细胞分为持续分裂、静止、非分裂三类细胞，神经、心肌、骨骼肌细胞无再生能力，但神经纤维可再生；肉芽组织具有抗感染保护创面、填补伤口和缺损、机化及包裹三大功能，在损伤的修复中无处不在，以纤维化之瘢痕组织为结局；创伤愈合有一期和二期两种独立类型；骨折愈合以骨祖细胞为关键，经历四期过程达完全再生。

病例讨论

病例讨论

　　病人男性，67岁，既往有高血压病，病史25年。
　　尸检见：左、右冠状动脉粥样硬化，且以左支为重，左心室壁厚1.5cm，有苍白色病灶。镜下，大片心肌细胞核溶解消失，胞质均质红染，病灶周围部分心肌细胞体积增大，染色变深，部分心肌细胞体积缩小，核周有褐色颗粒样物。心肌间质中脂肪组织丰富，由心外膜伸入至心肌细胞间。脾小体中央动脉和肾入球小动脉管壁增厚、均质红染，管腔狭窄。

（王化修）

扫一扫，测一测

思考题

1. 简述增生与肥大的关系。哪些形态变化有代偿作用？
2. 肝细胞、心肌细胞、胰腺坏死后何种血清酶活性水平发生变化？
3. 囊腔、糜烂、溃疡、窦道、瘘管、空洞是如何形成的？

笔记

第三章　局部血液循环障碍

03章课件

1. 掌握：充血、淤血、血栓形成、栓塞、栓子、梗死的概念；淤血的病理变化及对机体的影响；血栓形成的条件、类型、结局及对机体的影响；梗死类型及病理变化。

2. 熟悉：淤血的原因；栓子的类型及运行途径；栓塞的类型及对机体的影响；梗死的原因。

3. 了解：血栓形成的过程。

4. 能够阐述局部血液循环障碍器官的病理变化，能够解释血栓形成、栓塞及梗死的关系。

5. 具有识别充血、淤血、血栓形成、栓塞和梗死病变的能力。

血液循环障碍分为全身性和局部性两类，二者可相互共存，互为因果。有时虽为全身性血液循环障碍，却可在局部出现明显病理改变，如右心衰竭可引起肝淤血，左心衰竭可引起肺淤血。有时局部血液循环障碍，也可引起全身表现，如冠状动脉局部阻塞造成心肌梗死，可引起心功能不全，继而导致全身血液循环障碍。局部血液循环障碍可表现为局部组织血液含量的异常（充血、贫血）；血液性状和血管内容物的异常（血栓形成、栓塞、梗死）；血管壁通透性和完整性的异常（水肿和出血），本章主要阐述前两者。

第一节　充血与淤血

充血（hyperemia）和**淤血**（congestion）都是指机体局部组织或器官的**血管内血液含量增多**的状态。

一、充血

因动脉血量流入过多，引起局部组织或器官的血管内血液含量增多的状态，称为充血，又称动脉性充血或主动性充血。

（一）原因与类型

各种原因通过神经体液的作用，使血管舒张神经兴奋性升高或血管收缩神经兴奋性降低，引起细动脉扩张，血流加快，局部血液灌流量增多而发生充血。常见类型有：

1. **生理性充血**　是为了适应组织和器官的生理需要或者代谢增强而发生的充血。如妊娠时的子宫充血；进食后的胃肠道充血；运动时的骨骼肌充血；情绪激动时的头面部、颈部充血。

2. **病理性充血**　发生于三种情况：①**炎症性充血**：为炎症早期的细动脉扩张、血流加速所致；②**减压后充血**：局部组织或器官长期受压，如绷带包扎的肢体或大量胸、腹腔积液压迫内脏器官后，组织内的血管张力降低，若突然解除压力（如快速一次性大量抽出腹水），受压组织内的细动脉发生反射性扩张，造成局部充血，严重时可引起有效循环血量骤减，患者血压下降，导致脑供血不足而突发晕厥；

笔记

③**侧支性充血**：当局部组织缺血缺氧，代谢产物堆积，刺激动脉舒张神经兴奋，引起缺血组织周围的动脉吻合支扩张充血，从而快速建立局部的动脉侧支循环，发挥代偿作用。对心肌梗死、脑梗死等，临床应用血管扩张剂就是为了这个目的。

（二）病理变化与后果

充血的组织或器官**小动脉和毛细血管扩张**，充满血液。局部颜色鲜红，温度升高。镜下，可见细动脉及毛细血管扩张，充满血液成分。

充血是短暂的动脉血管反应，原因消除后，局部血量恢复正常，通常对机体无不良反应。但是，在高血压、动脉硬化、脑血管畸形等疾病的基础上，如因情绪激动等引起脑动脉充血，可导致脑血管破裂、出血。

二、淤血

由于**静脉**血液回流受阻，引起局部组织、器官的血管内含血量增多的状态，称为淤血，又称静脉性充血或被动性充血。

（一）原因

1. 静脉堵塞　如静脉血栓形成、静脉炎引起的静脉管壁增厚进而导致管腔狭窄等。

2. 静脉受压　肠套叠、肠扭转、嵌顿疝时压迫肠系膜静脉，肿瘤、炎性肿块及绷带包扎过紧等，均可压迫局部静脉。

3. 静脉血液坠积　如长时间站立或坐位的下肢静脉血液坠积而发生淤血；久病卧床患者的肺部贴近床面的一侧容易发生淤血。

4. 心力衰竭　左心衰竭时，由于肺静脉回流受阻，导致肺淤血。右心衰竭则引起体循环淤血。

（二）病理变化

淤血部位的**静脉及毛细血管扩张**，管腔内**血液淤积**，常伴有组织水肿和出血。淤血的组织、器官肿大，被膜紧张可致疼痛。由于淤血部位的血液灌流量减少，脱氧血红蛋白增多，局部呈青紫色，如发生在皮肤、黏膜称为**发绀**（cyanosis）。

（三）后果

淤血的后果取决于淤血发生的速度、程度、部位、持续时间及侧支循环状况等因素。短期的淤血后果不大，长期淤血的后果主要有：①组织水肿和体腔积液；②漏出性出血；③实质细胞萎缩、变性、坏死；④间质纤维组织增生；⑤侧支循环形成。

（四）重要器官淤血

1. 慢性肺淤血　常见于慢性**左心衰竭**，尤其是慢性风湿性心瓣膜病引起的左心衰竭。由于肺静脉淤血，镜下可见肺的细小静脉和肺泡壁毛细血管高度扩张淤血，可有少量液体和红细胞漏出到肺泡腔。若肺泡腔内漏出的红细胞被巨噬细胞吞噬，其血红蛋白在巨噬细胞内转变为含铁血黄素颗粒，这种含有含铁血黄素颗粒的巨噬细胞称为**心衰细胞**（heart failure cell）（图3-1）。淤血的肺脏体积增大，

心力衰竭细胞

图 3-1　慢性肺淤血
肺泡腔内可见大量心衰细胞，肺泡壁纤维组织增生

笔记

重量增加，呈紫红色。肺水肿时质地较实，切面及支气管内可有暗红色血性液体或淡红色泡沫状液体流出。

患者出现心悸、气促、乏力等缺氧症状，可引起**缺氧性肺动脉高压**。左心衰竭加重时，大量液体及红细胞弥漫性漏出到肺泡腔，形成**肺水肿**。患者呼吸困难，不能平卧，甚至端坐呼吸，发绀，咳粉红色泡沫痰，听诊双肺布满湿啰音。

长期慢性肺淤血可引起肺泡壁纤维组织增生和网状纤维胶原化，使肺质地变硬，并有含铁血黄素的沉积，称之为**肺褐色硬化**（brown induration）。

 知识拓展

慢性心力衰竭的临床表现

慢性左心衰竭主要表现为肺循环淤血和心排血量降低所致的临床综合征。主要症状呼吸困难，由起初的劳力性呼吸困难，发展为端坐呼吸，有时出现夜间阵发性呼吸困难，同时咳嗽、咳痰和咯血，运动耐量降低，尿量降低等症状。

慢性右心衰竭主要表现为体循环淤血为主的综合征。主要症状为胃肠道淤血引起的食欲不振、腹胀、恶心和呕吐等。同时有水肿、颈静脉怒张、肝肿大等体征。

2. 慢性肝淤血　常见于慢性**右心衰竭**，尤其是慢性肺源性心脏病引起的右心衰竭。早期镜下，小叶中央静脉及其周围的肝血窦高度扩张淤血，导致肝细胞因缺氧和受压而发生萎缩，甚至消失，周边区的肝细胞也因缺氧发生脂肪变性。大体，肝脏肿大，被膜紧张可致肝区疼痛。肝脏切面呈红（淤血区）黄（脂肪变性区）相间的网络状花纹，似槟榔的切面，故有**槟榔肝**（nutmeg liver）之称（图3-2）。

晚期慢性肝淤血可引起肝内纤维组织增生及网状纤维胶原化（图3-3），使肝质地变硬，称之为淤血性肝硬化（congestive liver cirrhosis），又称心源性肝硬化。

图3-2　槟榔肝

肝脏的切面出现红（淤血区）黄（脂肪变性区）相间的条纹，状似槟榔的切面（见右下角插图）

图3-3　慢性肝淤血和脂肪变性

镜下见肝小叶中央肝窦高度扩张淤血，肝细胞脂肪变性，胞质出现小的脂肪空泡

图片：淤血性肝硬化高倍镜

病例导学

女性，45岁。劳累后心悸、气短、咳嗽6年，呼吸困难，下肢浮肿半年。20多年前经常出现咽痛及游走性疼痛。近日心悸、呼吸困难、咳嗽加重、咳泡沫样痰、浮肿加重、不能平卧。体格检查：口唇发绀，心尖部可闻及湿啰音。经抗心衰治疗无效，病人死亡。

问题：

病人出现咳嗽、咳泡沫样痰的病理基础是什么？

 笔记

第二节 血栓形成

在**活体**心血管内血液发生凝固或有形成分凝集，形成固体质块的过程，称为**血栓形成**（thrombosis）。所形成的固体质块称为**血栓**（thrombus）。与血凝块不同的是，血栓是在血液流动的状态下形成于血液循环系统之内。

正常情况下，血液在循环系统内不发生凝固或凝集，这是因为血液的凝血功能与抗凝血功能保持动态平衡的结果。如果在某些促凝血因素的作用下，打破了这种动态平衡，血液即可在心血管内凝固或凝集，发生血栓形成。

一、血栓形成的条件与机制

血液在心血管内流动的状态下，一旦受到一定条件的作用，血小板就会发生黏附、凝集成团或者促发凝血反应导致血液凝固。血栓形成有三个条件：

（一）心血管内皮细胞损伤

内皮细胞具有一系列的防止血液在心血管内凝固的功能。风湿性或感染性心内膜炎、动脉或静脉内膜炎、动脉粥样硬化和心肌梗死等疾病以及同部位多次静脉注射和手术损伤血管，均可引起内膜损伤，发生内皮细胞变性、坏死及脱落，内皮下胶原纤维暴露。胶原暴露对激活血小板和凝血因子Ⅻ至关重要，可触发内源性凝血系统。同时，损伤的内皮细胞释放组织因子，激活凝血因子Ⅶ，启动外源性凝血系统。

在触发凝血过程中，起核心作用的是血小板活化，表现为三项连续反应：①**黏附反应**：内皮损伤时，释出 vW 因子，介导血小板与内皮下胶原的黏附；②**释放反应**：黏附后，血小板被激活，释放 α 颗粒（含纤维蛋白原、纤维连接蛋白、抗肝素即血小板第Ⅳ因子等）和 δ 颗粒（含丰富的 ADP、Ca^{2+}、组胺、5-HT 等），其中 ADP 是促使血小板互相黏集的强有力介质；③**黏集反应**：在 ADP 和血小板活化时生成的血栓素 A_2（TXA_2）的作用下，血流中血小板不断地黏集，又不断地释放 ADP 和 TXA_2（具有强大的促黏集性），使更多的血小板彼此黏集，形成血小板黏集堆。

初始的血小板黏集堆是可逆的，随着 TXA_2 的大量生成，血小板黏集堆进一步增大，特别是内源性和外源性凝血途径的激活，其产物凝血酶和纤维蛋白与血小板表面的受体结合，变成持久性血小板融合团块，成为血栓形成的起始点。

（二）血流状态的改变

在正常流速和流向的血液内，**红细胞**和**白细胞**在血流的**中轴（轴流）**，其外是**血小板**，最外围是一层**血浆带（边流）**，以阻止血小板接触内膜。当血流缓慢、停滞或产生旋涡时，轴流与边流被打乱。首先，血小板得以进入边流，使其黏附于内膜的概率增大；其次，血流缓慢引起内膜缺氧，导致内皮细胞损伤脱落，暴露出内皮下胶原纤维，触发内源性和外源性凝血途径；再次，血流缓慢时，被激活的凝血因子可在局部达到较高的浓度，促发凝血反应。

静脉血栓比动脉血栓多 4 倍，尤以下肢深静脉血栓最多见。下肢深静脉和盆腔静脉的血栓常发生于心力衰竭、久病卧床、手术后卧床的患者，或孕妇长时间坐卧不活动。静脉血栓多发的原因有：①**静脉血流缓慢**，甚至可出现短暂的停滞；②**有静脉瓣**，静脉瓣内的血流不但缓慢，而且呈旋涡，因而静脉血栓形成往往以瓣膜囊为起始点；③**静脉壁较薄**，容易受压；④血流通过毛细血管到达静脉后，**血液的黏性有所增加**，这些因素都有利于血栓形成。

心脏和动脉的血流速度快，不易形成血栓，但在血流较慢和出现旋涡时，如二尖瓣狭窄时左心房血流缓慢并出现旋涡，室壁瘤和动脉瘤内的血流呈旋涡状流动，易于并发血栓形成。

（三）血液凝固性增高

严重创伤、大手术或分娩后发生严重失血时，由于血液中补充了大量幼稚血小板，其黏性较大，容易相互黏集；同时纤维蛋白原、凝血酶原以及凝血因子Ⅵ、Ⅶ等的产生也相应增多，均使血液的凝固性增高，可促发全身多发性血栓形成。大面积烧伤时，由于血浆大量丢失，血液浓缩，黏稠度增加，有利于血栓形成。某些肿瘤（如肺、肾及前列腺癌等）以及胎盘早期剥离的患者，可造成大量组织因子入血,激活外源性凝血系统,导致血栓形成。血小板增多以及黏性增加还可见于妊娠期高血压综合征、高脂血症、冠状动脉粥样硬化、吸烟和肥胖症等。

需要强调,在血栓形成过程中,往往是三个条件综合作用的结果,常以其中某一条件为主。一般而言,心血管内膜损伤是血栓形成**最重要**和**最常见**的原因,也是动脉血栓形成的主要条件;血流缓慢及涡流则是静脉血栓形成的主要条件;血液凝固性增高则为共同条件。如手术后髂静脉血栓形成,除因卧床使血流缓慢外,手术创伤和出血致血液凝固性增高也是促发血栓形成非常重要的条件。

视频:血栓形成

二、血栓形成的过程与血栓的形态

心腔、动脉和静脉的血栓形成,其过程都是从血小板黏附于内膜下裸露的胶原开始。当持久性血小板融合团块形成之后,血栓的继续发展以及血栓的形态、组成和大小,均取决于血栓发生的部位和局部血流速度等因素。血栓依形态特点可分为以下类型:

(一)白色血栓

白色血栓(pale thrombus)主要是由于心血管内膜损伤,血小板黏附于受损的内膜处,并继续黏集,使血小板融合团块逐渐增大而形成(图3-4)。白色血栓主要由血小板夹杂少量纤维蛋白构成,可称**血小板血栓**。多见于血流较快的心瓣膜、心腔和动脉,静脉的白色血栓并不独立存在,而是构成静脉延续性血栓的**头部**。外观呈灰白色小结节或粟粒状,与管壁黏着紧密,不易脱落。

图 3-4 血栓形成过程示意图

1. 血管内皮损伤,内皮下的胶原暴露,血小板(Pt)黏附于胶原;2. 血小板释放ADP等活性物质,进一步促进血小板变形和凝集;3. 损伤的内皮和凝集的血小板释放多种促凝物质,引发血凝过程;4. 导致血栓形成

(二)混合血栓

随着白色血栓的形成,一方面在血栓局部被激活的凝血因子浓度逐渐增高;另一方面在血栓的下游形成涡流,新的血小板融合团块连续不断地形成,并向血管中央和下游延伸成分枝状,酷似珊瑚,称为血小板梁。梁的周边有许多中性粒细胞黏附,梁与梁之间有纤维蛋白网可网罗红细胞而形成小凝血块。这种由血小板梁(外观白色)和梁间的小凝血块(外观红色)层层交错构成的层状血栓称为**混合血栓**(mixed thrombus),成为静脉延续性血栓的**体部**(图3-5)。混合血栓与管壁黏着比较紧密。

混合血栓还多见于二尖瓣狭窄时左心房内的球形血栓和动脉瘤、室壁瘤内的附壁血栓。

(三)红色血栓

混合血栓逐渐增大阻塞血管腔,造成血流停滞,下游血液即刻发生凝固,形成暗红色凝血块,称为**红色血栓**(red thrombus),构成静脉延续性血栓的**尾部**。红色血栓与管壁黏着不牢靠,而且随着时间的推移,血栓的水分被吸收,变得干燥、易碎,容易脱落(可连同混合血栓)。

以上三种类型的血栓,其形成的过程是连续的,典型的全过程见于静脉血栓形成。

(四)透明血栓

透明血栓(hyaline thrombus)是一种发生于微循环血管内的血栓,主要由纤维蛋白(纤维素)构成,可称为纤维素性血栓。由于体积小,只能通过显微镜才能观察到,又称**微血栓**。呈淡粉色、半透明状,故称透明血栓。见于弥散性血管内凝血(DIC)。

图片:静脉混合血栓

笔记

图 3-5　静脉内血栓形成示意图

1. 血管内膜粗糙，血小板沉积，局部形成涡流；2. 血小板积聚增多形成小梁，小梁周围有白细胞黏附；3. 小梁间形成纤维蛋白网，网眼中充满红细胞；4. 血管完全阻塞，血流停滞，形成凝血块

除上述血栓类型外，根据血栓是否阻塞管腔，还可将血栓分为阻塞性血栓（occlusive thrombus）、附壁血栓（mural thrombus）和赘生物（vegetation）。引起管腔完全阻塞的血栓称为阻塞性血栓，多发生于静脉和中、小动脉；发生于心腔或者动脉的血栓紧紧地附着在心房（室）壁或动脉管壁上，未完全阻塞管腔，称为附壁血栓；感染性和风湿性心内膜炎时在心瓣膜上形成的血栓称为赘生物。

三、血栓的结局

1. **溶解、吸收**　血栓形成后，由于纤维蛋白溶解系统以及血栓内白细胞崩解后释出蛋白水解酶的作用，血栓发生溶解，变成细小颗粒，被血流冲走或被吞噬细胞吞噬，小血栓可完全溶解吸收。

2. **软化、脱落**　较大的血栓，部分被溶解，质地变软，在血流冲击下，整个血栓或血栓的一部分脱落，进入血流，形成血栓栓子。

3. **机化、再通**　血栓形成后，在血栓附着处，肉芽组织从血管壁长入血栓，并逐渐取代血栓，这个过程称为**血栓机化**。完全机化的血栓不再脱落。同时由于血栓的水分被吸收，发生血栓收缩，使血栓内或血栓与血管壁之间出现裂隙，新生的血管内皮细胞长入并衬覆于裂隙表面而形成新的管腔，虽然狭窄迂曲，但血液得以重新流过，此为**再通**。

4. **钙化**　血栓未能溶解吸收或完全机化时，钙盐会在血栓内沉积，使血栓部分或全部钙化，形成坚硬的质块，称为静脉石或动脉石。

病例导学

　　某男，35岁，体胖，既往健康。3个月前闯红灯被汽车撞倒，左股骨干骨折，住院后经复位、石膏固定，行骨牵引，骨折愈合良好。今天拆除石膏后，自己下床去厕所，走至门口，突发呼吸困难，面部发绀，随即昏倒、抽搐，心跳、呼吸停止，抢救无效，死亡。

　　问题：

　　患者死亡原因和发病机制，如何预防和避免此类事件的发生？

四、血栓对机体的影响

血栓形成对破裂的血管起止血作用,这是对机体有利的一面。但大多数情况下,血栓形成对机体是不利的,其危害的严重程度取决于阻塞管腔的程度、阻塞血管的大小、阻塞部位、阻塞发生的速度以及侧支循环建立等情况。

1. **阻塞血管**　动脉与静脉情况不同。①**动脉血栓形成**:附壁血栓未完全阻塞管腔时,可引起局部组织、器官慢性缺血,发生细胞萎缩和变性;若完全阻塞而又未建立有效的侧支循环时,则发生局部器官或组织的缺血性坏死(梗死),如冠状动脉血栓引起心肌梗死;脑动脉血栓引起脑梗死;血栓闭塞性脉管炎或糖尿病下肢动脉血栓引起患肢梗死,又继发腐败菌感染会发生下肢坏疽。②**静脉血栓形成**:若不能建立有效的侧支循环,则引起局部淤血、水肿、出血,甚至坏死。肢体浅表静脉血栓形成,如大隐静脉曲张血栓形成,由于有足够的深静脉侧支代偿,一般不引起严重后果。

2. **栓塞**　血栓形成后可因下床活动,或者在血栓软化、碎裂过程中,血栓整体或部分脱落,形成血栓栓子,随血流运行至他处,引起相应口径血管的阻塞,即血栓栓塞。下肢深部静脉形成的血栓和心脏附壁血栓、心瓣膜上的赘生物(风湿性心内膜炎除外)最容易脱落成为血栓栓子。如果栓子内含有细菌,可引起栓塞部位的败血性梗死或栓塞性脓肿。

3. **心瓣膜变形**　风湿性心内膜炎时心瓣膜上反复形成赘生物,反复机化后会引起瓣膜增厚、变硬、短缩、粘连,形成慢性心瓣膜病。感染性心内膜炎亦可因赘生物机化而导致心瓣膜变形。

4. **出血**　弥散性血管内凝血时微循环内广泛性微血栓形成,使凝血因子和血小板耗竭,造成血液低凝状态,引起全身广泛性出血。

血栓的预防——抗血小板凝集

血栓形成的核心是血小板的凝集,因此,国内外都把长期服用具有抗血小板聚集作用的药物放在了预防血栓形成的重要位置。其中首选药物就是已应用多年的阿司匹林,它通过抑制血小板的环加氧酶 -1 途径,使 TXA_2 合成减少,不仅能够抑制血小板的聚集,而且性价比高。大量临床研究证明,每天服用 75~150mg 阿司匹林可以有效地预防多数血栓性疾病。对于高危患者,阿司匹林可以减少其动脉血栓发生率的 1/4;对于深静脉血栓,配合弹力袜等机械性预防措施也能起到较好的预防作用。临床上常用的抗血小板聚集药物还有氯吡格雷、潘生丁和西洛他唑等。

第三节　栓　塞

循环血液中出现不溶于血液的异常物质,随血流运行阻塞心、血管的现象,称为**栓塞**(embolism)。引起栓塞的异常物质称为**栓子**(embolus)。栓子的类型有固体、液体和气体之分,其中**最常见**的是**血栓栓子**,其他栓子诸如脂肪、羊水、空气、肿瘤细胞、细菌、寄生虫及其虫卵等。

一、栓子运行的途径

栓子运行的途径一般与血流方向一致(图 3-6),但也有例外情况。

1. **来自左心和体循环动脉系统的栓子**　栓子沿体循环运行,由较大动脉至较小动脉,最终栓塞于口径与其相当的动脉分支。常栓塞于脑、脾、肾、下肢和肠系膜等处。

2. **来自右心和体循环静脉系统的栓子**　栓子沿血流方向常在肺动脉主干或其分支造成栓塞。但某些体积小、具有一定弹性的栓子,如脂肪栓子、肿瘤细胞栓子、细菌栓子等,可以通过肺泡壁毛细血管进入左心及体循环动脉系统,进而引起全身细小动脉分支的栓塞。

3. **来自门静脉系统的栓子**　由肠系膜上、下静脉和胃左、右静脉等门静脉属支来源的栓子,经门静脉进入肝脏,引起门静脉分支的栓塞。

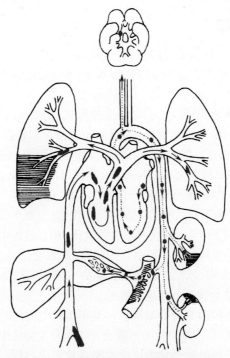

图 3-6　栓子运行途径与栓塞部位示意图
1. 血管内的红色小体示栓子；2. 箭头示栓子运行方向；
3. 器官内的线条区示梗死区

课件：血栓
栓子运行
途径

4. 交叉性栓塞　在有先天性房（室）间隔缺损或动 - 静脉瘘患者，栓子可通过缺损处，由压力高的一侧进入压力低的一侧。

5. 逆行性栓塞　来自于下腔静脉的栓子，在胸、腹腔压力急剧升高如剧烈咳嗽、呕吐时，可逆血流方向运行，在肝静脉、肾静脉及髂静脉分支引起栓塞。

二、栓塞的类型与对机体的影响

栓子的种类不同，引起栓塞的类型就不同，对机体的影响也不同。

（一）血栓栓塞

血栓形成后，血栓的部分或者整体脱落所引起的栓塞，称为血栓栓塞（thromboembolism）。**血栓栓塞是栓塞最常见的原因**。由于血栓栓子的来源、大小、数目和栓塞的部位不同，对机体的影响亦不尽相同。

1. 肺动脉栓塞　引起肺动脉栓塞的血栓栓子**95% 来自下肢深静脉**，特别是腘静脉、股静脉、髂静脉，其余来自盆腔静脉或右心。栓塞的后果取决于栓子的大小、数量和原有肺循环的状态：①如果栓子较小，且栓塞肺动脉少数的小分支，一般不产生严重后果，因为肺具有双重血液循环，此时，相应的肺组织可以通过支气管动脉得到血液供应；②如果栓塞前已有严重肺淤血，肺循环的压力增高，与支气管动脉之间的侧支循环难以有效建立，则可引起**肺出血性梗死**；③来自下肢深静脉的血栓栓子往往体积较大，常栓塞于肺动脉主干或大的分支；或者虽然血栓栓子体积较小，但是数量很多，造成广泛肺动脉分支栓塞，患者表现为呼吸困难、胸闷、胸痛，严重者可发生低血压、休克甚至猝死，称为**肺血栓栓塞症**（pulmonary thromboembolism，PTE）。

 知识拓展

静脉血栓栓塞症

笔记

深静脉血栓（deep venous thrombosis，DVT）形成和肺血栓栓塞症之间存在因果关系，目前已将二者作为统一的疾病，称为静脉血栓栓塞症（venous thromboembolism，VTE），这是住院病人"意外"致死的主要原因之一，必须重视预防。外科大手术、创伤、烧伤、恶性肿瘤、长期卧床、内科危重症（ICU 患者、慢性心衰、心肌梗死、急性脑卒中等）以及口服避孕药、某些孕妇、长时间乘飞机等都是深静脉血栓形成的危险人群。

2. 体循环动脉栓塞 血栓栓子大都来自左心，如感染性心内膜炎时心瓣膜上的赘生物、二尖瓣狭窄时左心房附壁血栓、心肌梗死区内膜的附壁血栓；也可来自大动脉，如动脉粥样硬化溃疡面或动脉瘤内的附壁血栓。这些血栓脱落后形成的血栓栓子随动脉血流运行至相应口径的动脉分支，引起栓塞。栓塞的部位以**脑、肾、脾、肠和下肢**较常见。栓塞的后果亦视栓子的大小、栓塞的部位以及局部侧支循环建立的情况而异。仅栓塞动脉的小分支，又能及时建立有效的侧支循环，可不造成严重后果。若栓塞动脉的较大分支，且不能建立有效的侧支循环，局部可发生梗死。如栓塞在脑的动脉分支，引起脑梗死，后果严重。

（二）脂肪栓塞

血流中出现脂肪滴并阻塞血管称为脂肪栓塞（fat embolism）。常见于**长骨粉碎性骨折**，其次是严重**脂肪组织挫伤**和**脂肪肝挤压伤**，脂肪细胞破裂，形成游离的脂滴，从破裂的静脉入血，经右心进入肺动脉分支，引起**肺小动脉**和**毛细血管栓塞**。直径小于 20μm 的脂肪滴可以通过肺泡壁毛细血管或肺内动、静脉短路进入体循环动脉系统，引起脑、肾、皮肤和眼结膜等处的脂肪栓塞。

脂肪栓塞的后果因脂滴的多少而异。少量脂滴可由巨噬细胞吞噬或被血液中的脂酶分解清除，对机体影响较小。但大量的脂滴进入肺循环，导致肺部血管广泛栓塞，并引起反射性肺动脉和冠状动脉痉挛，可发生猝死。

图片：肺脂肪栓塞

（三）羊水栓塞

羊水栓塞（amniotic fluid embolism）是围生期尤其是分娩过程中的一种少见但却十分严重的并发症。在胎盘早期剥离，又有羊膜破裂，同时胎头阻塞产道口时，由于子宫强烈收缩，羊水被挤入破裂的子宫静脉窦。羊水随血流进入母体的体循环静脉系统，经下腔静脉、右心到达肺动脉，引起**肺动脉分支**和**毛细血管栓塞**。少量羊水成分可以通过肺泡壁毛细血管到达左心，引起体循环动脉系统小血管栓塞。

羊水栓塞发病急，病情危重。产妇常在分娩过程中或分娩后突发呼吸困难、发绀、休克、抽搐、昏迷，死亡率很高。其发生机制可能与羊水中的某些成分使产妇发生过敏性休克和 DIC 等有关。羊水栓塞的证据是在患者的血液中查见羊水成分，或尸检时在肺动脉小分支和肺泡壁毛细血管中见到羊水成分，如角化的鳞状上皮、胎毛、胎脂和胎粪等。

（四）气体栓塞

大量气体进入血流，或原已溶解于血液中的气体迅速游离出来，形成气泡并阻塞心血管腔，称为气体栓塞（gas embolism）。

1. 空气栓塞 多因静脉破裂，空气通过破裂口进入血流所致。可见于手术或创伤引起锁骨下静脉、颈静脉和胸腔内大静脉的损伤，当吸气时胸腔负压增高，这些大静脉亦呈负压，空气通过破裂口迅速进入静脉；还可见于分娩、人工流产及胎盘早期剥离时，由于子宫收缩，子宫腔内压力升高可将空气压入破裂的子宫静脉窦；此外，偶见于血液透析操作失误。少量空气进入血液，可溶解于血液，不引起严重后果。大量空气（>100ml）快速进入血液，随血流进入右心室，由于心室搏动，气体与血液在右心室内被撞击成大量的血气泡，使右心室内的血液呈泡沫状，阻碍静脉血液回流，造成严重循环障碍。患者突发胸闷、呼吸困难、重度发绀、烦躁、昏迷，严重者可发生猝死。

2. 氮气栓塞 当人从高气压环境急速进入正常气压或低气压环境时，原已溶解于血液中的气体（主要是氮气）迅速游离出来并形成气泡，所引起的气体栓塞称为氮气栓塞，又称减压病（decompression sickness）。主要见于潜水员从深海迅速浮出水面或飞行员在机舱未密封的情况下从地面快速升空时。若短期内大量气泡阻塞微血管，尤其是阻塞冠状动脉的微血管，可引起猝死。

（五）其他栓塞

细菌、真菌团入血，不仅引起栓塞，而且造成感染扩散；结肠血吸虫病的成虫及虫卵经门静脉栓塞于肝，引起肝脏病变；恶性肿瘤细胞常侵入局部静脉，形成肿瘤细胞栓子，随血流而发生瘤细胞栓塞，造成恶性肿瘤的血道转移。

第四节　梗　死

机体的器官或组织由于血液供应阻断，导致缺氧而发生坏死，称为**梗死**（infarct）。通常由动脉阻塞引起，由静脉阻塞引起者极少。

一、梗死形成的原因与条件

凡能造成动脉供血阻断（原因）且不能建立有效侧支循环（条件）时均可引起梗死。

（一）梗死形成的原因

1. 血栓形成　动脉血栓形成是引起梗死**最常见**的原因，主要见于冠状动脉和脑动脉粥样硬化继发血栓形成，分别引起心肌梗死和脑梗死。

2. 动脉栓塞　主要是血栓栓塞，引起肺、脑、肾、脾、肠和下肢的梗死。其他栓塞引起的梗死很少见。

3. 动脉受压　当动脉受到机械性或肿块压迫时，导致动脉管腔闭塞，局部组织缺血而发生梗死。如肠扭转、肠套叠和嵌顿疝时肠系膜静脉和动脉先后受到压迫而引起肠梗死；卵巢囊腺瘤蒂扭转时静脉和动脉先后受压，引起肿瘤梗死。

4. 动脉痉挛　单纯动脉痉挛引起的梗死十分罕见。但在动脉已有病变的基础上，如冠状动脉、脑动脉粥样硬化，在情绪激动、过度劳累等诱因的强烈刺激下，可引起病变动脉持续痉挛，导致血流阻断而发生心肌梗死或脑梗死。

（二）梗死形成的条件

动脉血流阻断是否引起梗死，主要取决于以下条件：

1. 侧支循环情况　多数器官的动脉都有或多或少的吻合支以互相连通，当某一支动脉阻塞后，可以尽快建立有效的侧支循环，不至于引起梗死。尤其是肺和肝，具有双重血液供应，有着丰富的吻合支，在一般情况下不易发生梗死；但在原有肺淤血基础上，发生肺动脉栓塞则常导致肺梗死；肝梗死则非常罕见。有些器官动脉吻合支较少，如脑、肾、脾和下肢，一旦这些器官发生动脉阻塞，不易建立有效的侧支循环，容易导致梗死。

2. 血液和心血管的功能状态　血液携氧量减少，心输出量减少，组织或器官有效循环血量不足等，都会促成梗死发生。

3. 组织器官对缺氧的耐受性　机体不同的组织、细胞对缺氧的耐受性不同，神经细胞对缺氧的耐受性最低（3～4min），其次是心肌细胞（20～30min），一旦血流阻断容易发生梗死。纤维结缔组织和骨骼肌对缺氧的耐受性较强，一般不易发生梗死。

二、梗死的类型与病理变化

根据梗死灶内含血量的多少，可将梗死分为**贫血性梗死**（anemic infarct）和**出血性梗死**（hemorrhagic infarct）。

（一）贫血性梗死

贫血性梗死多发生于组织致密、侧支循环不丰富的实质器官，如心、肾、脾等。由于组织致密以及阻塞远端的动脉压力降低，故梗死区很少有出血，呈灰白色或灰黄色，与正常组织分界处有充血、出血带。

由于血管分布不同，不同器官的梗死灶形状各异：①**脾、肾**等器官的动脉从脾门、肾门进入，呈树枝状逐级分支，其梗死灶呈**锥形**，尖端朝向血管阻塞部位（器官的门），底部靠近器官的表面（图 3-7，图 3-8）；②冠状动脉的分布不规则，故**心肌梗死**灶为**地图形**。心、肾、脾的贫血性梗死为凝固性坏死，镜下可见组织坏死但轮廓尚存，梗死灶边缘有明显的炎症反应带。

另外，脑梗死通常为贫血性梗死。梗死灶的脑组织变软，液化后可形成囊腔。后期，梗死灶周围

图 3-7　肾动脉分支栓塞及贫血性梗死示意图

图 3-8　脾贫血性梗死
切面可见一三角形梗死区

有较多的星形细胞及胶质纤维增生，小梗死灶可逐渐形成胶质瘢痕加以修复，较大梗死灶则由增生的星形细胞及胶质纤维构成囊壁，囊腔可长期存留。

（二）出血性梗死

其特点是梗死灶内有明显的出血。出血性梗死的形成，除血流阻断这一基本原因外，还与**严重淤血、侧支循环丰富**以及**组织疏松**等条件有关，常见于肺、肠。

1. **肺出血性梗死**　肺有双重血液供应，一般不易引起梗死。当已有肺淤血时，肺静脉和毛细血管内压升高，此时发生肺动脉分支栓塞，由于支气管动脉的血压难以克服局部血管原已升高的内压，不能建立有效的侧支循环，引起肺梗死。而且由于淤血和组织疏松以及梗死后血管壁损伤，导致**梗死灶弥散性出血**。肺梗死以肺下叶多见，梗死灶亦为锥形，尖端朝向肺门，底部靠近胸膜面。胸膜可有纤维素渗出。肺梗死亦属凝固性坏死，梗死灶呈**暗红色**，质地变实（图 3-9）。镜下，坏死的肺组织仍见肺泡壁的结构轮廓，肺泡腔充满大量红细胞。临床表现为胸痛、咳嗽、痰中带血或咯血，可闻及胸膜摩擦音，可有发热、外周血白细胞升高。

2. **肠出血性梗死**　发生于肠扭转、肠套叠和嵌顿疝以及肠系膜动脉栓塞。多发生于小肠，肠梗死灶呈**节段性**，肠壁因淤血、水肿、出血而增厚，呈**紫红色**（图 3-10）。临床表现为腹部绞痛、腹胀、呕吐以及发热、外周血白细胞升高等。需要及时手术切除梗死肠管，否则危及生命。

图 3-9　肺出血性梗死
肺组织下部见一楔形梗死灶，灶内肺组织出血坏死

图 3-10　肠出血性梗死
梗死的肠壁呈暗红色

三、梗死对机体的影响与结局

梗死对机体的影响取决于梗死发生的器官和梗死灶的大小。

1. 心肌梗死　常病情危重，可并发心力衰竭、心源性休克和心律失常，死亡率较高。患者突发持续性压榨样胸痛，可有放射痛，有心电图异常和"心肌酶"升高。

心肌梗死的临床表现

心肌梗死最先出现的症状是疼痛，多发生于清晨，无诱因，程度较重，持续时间较长，可达数小时或更长，休息或含服硝酸甘油片不能缓解。患者常烦躁不安、出汗、恐惧或有濒死感。部分患者疼痛部位在上腹部，可放射至下颌、颈部、背部上方。同时伴有发热、心律失常（主要以室性心律失常为主）、血压下降等全身症状，甚至进一步发展为心力衰竭。疼痛剧烈时伴有频繁的恶心、呕吐和上腹部胀痛。

2. 脑梗死　视梗死灶大小和梗死部位而出现相应的临床表现，轻者可偏瘫，重者昏迷，甚至死亡。

3. 肺梗死　若梗死灶较小则无严重影响，患者可有胸痛及咯血。较大区域梗死可发生呼吸困难，有肺实变体征，重者可引起死亡。梗死区易继发感染。

4. 肠梗死　早期由于肠组织缺血，肠壁肌肉发生痉挛性收缩，出现腹部绞痛；该段肠壁梗死后，肠蠕动消失，引起腹胀；可并发肠穿孔而引起弥散性腹膜炎和气腹征。由于坏死肠管丧失屏障功能，肠腔内的细菌及其毒素入血，易发生感染性休克而危及生命。

5. 肾梗死　肾脏具有很强的代偿功能，肾梗死一般对肾功能影响不大。可出现肾区疼痛，肾区叩击痛，可有血尿。

6. 脾梗死　一般不会对机体产生明显影响。可有左上腹疼痛，因梗死区的被膜常有纤维素渗出，深呼吸时可有刺痛感。

小梗死灶可通过机化形成瘢痕；大梗死灶不能完全机化时，可发生包裹和钙化。

充血是动脉主动扩张，有炎症性、减压后和侧支性充血。淤血是静脉被动扩张，由于静脉堵塞、受压、血液坠积和心衰等原因所致，淤血后可产生水肿、出血、实质萎缩、纤维组织增生和侧支形成等不同变化。慢性左心衰竭引起肺淤血，发生肺水肿，典型病变特点镜下可见心衰细胞，久之肺褐色硬化；慢性右心衰竭可引起体静脉淤血，主要发生慢性肝淤血，病变特点大体呈"槟榔肝"，久之发生淤血性肝硬化。

血栓形成的关键是血小板凝集，类型有白色、混合、红色血栓，另有DIC可形成微血栓。所需条件有三：心血管内膜损伤为首要，血流状态改变为必要，血液凝固性增高为共有。血栓形成可造成阻塞、栓塞、瓣膜变形及出血等不利影响。血栓脱落成为最常见的栓子，少见脂肪、羊水、空气及其他。栓子的三条主要运行途径与血流方向一致。下肢深静脉血栓形成很常见，发生肺血栓栓塞症很凶险；左心侧的血栓栓子常栓塞于脑、肾、脾、肠和下肢。动脉的血栓形成、栓塞、压迫和痉挛等因素可造成器官梗死；其中贫血性梗死常见心、脑、肾、脾和下肢，而出血性梗死主要见肺、肠。

病例讨论

某女，44岁。患风湿病史30余年，15年前诊断为"风湿性心脏病，二尖瓣狭窄"，5年前诊断"心力衰竭"。近日呼吸困难加重，下肢凹陷性水肿明显。今晨起床后突然发生右侧肢体偏瘫和感

病例讨论

觉障碍。查体：心脏浊音界扩大，心音强弱不等，心律快慢不一，心率 132 次 /min，心尖区闻及舒张期隆隆样杂音，双侧背部闻及水泡音。颈静脉怒张，肝脏右锁中线肋下 4cm、质较硬。入夜后，端坐呼吸，出冷汗，咳粉红色泡沫痰。

（张　忠）

扫一扫，测一测

思考题

1. 在你学过的局部血液循环障碍中，有哪些可以引起患者猝死？
2. 根据栓子运行途径，分析肺癌、肝癌、胃癌发生血道转移的可能靶器官。
3. 根据血栓形成的条件和机制，大手术后或长期卧床的患者应如何预防其发生血栓形成？

第四章 炎 症

04章课件

学习目标

1. 掌握：炎症的概念、原因和基本病理变化；炎症介质的概念和主要作用；炎细胞的种类和主要功能；急性炎症的类型和病理变化；一般慢性炎症的病理变化特点；肉芽肿性炎的概念、病因和病变特点。

2. 熟悉：炎症局部与全身表现；渗出液与漏出液的区别；炎性息肉、炎性假瘤的概念；炎症的结局。

3. 了解：炎症的原因；炎症的血流动力学变化和血管通透性增高的机制；白细胞渗出过程；吞噬细胞的吞噬过程。

4. 能结合所学病理知识解析炎症的临床表现及相关实验室检查结果。

5. 具备识别炎细胞和初步判断炎症类型的能力。

炎症是一种十分常见而又重要的基本病理过程。当各种内源性或外源性损伤因子作用于机体，可造成机体一系列复杂的反应，比如局限或消灭损伤因子，清除坏死组织，修复损伤组织和细胞，这些都属于炎症反应。人类疾病中属于炎症的疾病，种类繁多，其中感染性疾病当属炎症的首位。机体的异常免疫反应总是与炎症反应相伴发生，相互交织、相互影响。

第一节 炎症概述

炎症是具有血管系统的动物因损伤因子（又称致炎因子）刺激所引起的一种复杂的防御反应。损伤因子包括任何能引起组织、细胞损伤的因素。炎症的基本病理变化是变质、渗出和增生，局部表现为红、肿、热、痛和功能障碍，全身反应有发热、血沉加快、外周血白细胞数目改变等。

一、炎症的概念与原因

炎症（inflammation）是机体对致炎因子引起的局部组织损伤所发生的防御反应。其复杂过程的中心环节是**血管反应**，主要特征是**液体渗出和白细胞渗出**。在炎症过程中，一方面，致炎因子可直接或间接损伤机体的组织和细胞；另一方面，通过一系列血管反应、液体渗出和白细胞渗出，发挥稀释、中和、杀伤和包围致炎因子的作用，同时由实质细胞和间质细胞增生使受损伤的组织得以修复。所以，炎症是损伤与抗损伤二者矛盾的斗争过程，其本质是防御反应。但是，在机体防御功能异常的情况下，炎症本身又可造成组织和细胞的损伤以及其他危害。例如，机体对肝炎病毒发生强烈的免疫反应，会导致肝细胞的广泛坏死而危及生命。另外，炎症反应也会对机体产生不利影响，如大叶性肺炎时，肺泡内大量纤维素性渗出物会影响通气和换气功能。

笔记

40

致炎因子种类繁多,可归纳为以下几类:

1. 生物因子　病原生物是最常见也是最重要的致炎因子,尤以细菌和病毒为主。由病原生物引起的炎症反应称为感染(infection)。

2. 物理因子　机械性损伤、高温、低温、放射线、激光和微波等。

3. 化学因子　外源性化学物质包括强酸、强碱、腐蚀性物质及毒性物质等;内源性化学物质如病理状况下堆积在体内的代谢产物,如尿素、尿酸等。

4. 免疫反应　当机体免疫反应异常时,可引起不适当或过度的免疫反应而引起组织损伤。

5. 坏死组织　是潜在的致炎因子。在新鲜梗死灶周边出现的炎细胞浸润带和充血、出血带都是炎症的局部反应。

6. 异物　残留在机体组织内的手术缝线或组织碎片可导致炎症。

菌群失调

菌群失调(dysbacteriosis)是指机体某部位正常菌群中各菌种间的比例发生较大幅度变化而超出正常范围的状态,由此产生的病症,称为菌群失调症或菌群交替症。菌群失调时,多引起二重感染或重叠感染,即在原发感染的治疗中,发生了另一种新致病菌的感染。菌群失调的发生多见于使用抗生素和慢性消耗性疾病等。临床上长期大量应用广谱抗生素后,大多数敏感菌和正常菌群被抑制或杀灭,但耐药菌则获得生存优势而大量繁殖致病,如耐药金黄色葡萄球菌引起腹泻、败血症,对抗生素不敏感的白假丝酵母菌引起鹅口疮、阴道炎、肠道和肛门感染。

二、炎症的基本病理变化

炎症的基本病理变化为变质(alteration)、渗出(exudation)和增生(proliferation),三者既可按一定的先后顺序发生、发展,又可相互重叠,或以某种病变为主,还可相互转化,构成复杂的炎症反应过程。通常炎症早期以变质或渗出为主,后期以增生为主。变质是损伤过程,而渗出和增生则是抗损伤和修复过程。

(一) 变质

炎症局部组织发生的变性和坏死称为**变质**。多发生在实质,常见细胞水肿、脂肪变性和凝固性坏死、液化性坏死等;也可发生在间质,如黏液样变性、纤维素样坏死等。变质主要由致炎因子的直接作用所致,也可由炎症局部血液循环障碍和炎症介质的间接作用所引起。因此,变质的程度取决于致炎因子的性质、强度和机体的反应状态两个方面。

图片:
肺水肿

(二) 渗出

渗出是指炎症局部组织血管内富含蛋白质的液体成分和白细胞通过血管壁进入组织、体腔、体表和黏膜表面的过程。渗出是炎症的特征性病变,在局部发挥着重要的防御作用。渗出的液体称为渗出液,渗出液聚集在间质称为炎性水肿,聚集于体腔则称为炎性积液。

渗出的白细胞参与炎症反应,即为炎细胞(图 4-1)。白细胞渗出(或炎细胞浸润)是炎症最重要的特征。

图片:心包腔积液

(三) 增生

在致炎因子的作用下,炎症局部的实质细胞和间质细胞均会**增生**。实质细胞增生,如慢性肝炎时的肝细胞增生;间质细胞增生包括内皮细胞、成纤维细胞和巨噬细胞增生。炎症增生的意义主要是修复,如实质细胞和肉芽组织增生;其次是围歼、清除致炎因子,如巨噬细胞增生。但有时会发生增生过度,危害机体。另外,成纤维细胞增生会产生大量胶原纤维,尤其在慢性炎症时,可形成炎症纤维化。如慢性肝炎时,大量纤维组织增生与肝细胞结节状再生共同形成肝硬化。

图 4-1　炎细胞渗出
炎细胞从血管壁渗出参与炎症反应

三、炎症的局部表现与全身反应

（一）炎症的局部表现

炎症的局部表现包括红、肿、热、痛和功能障碍。尤其是体表的急性炎症，局部红、肿、热表现明显。红和热是血管扩张、血流加快和代谢增强所致；肿胀则主要是渗出引起；渗出物的压迫和炎症介质的作用可引起疼痛；变质引起的代谢和功能异常、渗出物造成的机械性阻塞和压迫、疼痛等，都可能引起功能障碍。如肺炎可引起换气功能障碍，关节炎时关节活动受限等。

（二）炎症的全身反应

局部炎症尤其是感染性炎症较为严重，通常会有显著的全身反应。全身的急性期反应包括发热、外周血白细胞数目改变、心率加快、血压升高、寒战和厌食等。

1. 发热　是下丘脑体温调节中枢在致热原的作用下，使体温调定点上移的结果。主要是白细胞介素 1（IL-1）和肿瘤坏死因子（TNF）作用于体温调节中枢，通过在局部产生 PGE 引起发热。

2. 外周血白细胞数目改变　炎症时，外周血白细胞计数常增多，特别是细菌感染性炎症尤为明显，**白细胞计数**可达 $(15\sim20)\times10^9$/L，若高达 $(40\sim100)\times10^9$/L 则称为**类白血病反应**。白细胞数增加主要是由于 IL-1 和 TNF 引起白细胞从骨髓储存库释放加速的结果。严重感染时，相对不成熟的杆状核中性粒细胞提前释放入血，其所占比例增加（≥5%），称之为**"核左移"**。多数细菌感染引起中性粒细胞增多，寄生虫感染和过敏反应时嗜酸性粒细胞增多，一些病毒感染选择性地引起淋巴细胞增多，如腮腺炎、风疹等。但某些病毒、立克次体、原虫感染和极少数细菌（如伤寒杆菌）感染则表现为外周血白细胞计数减少。抵抗力显著降低者，易患严重感染，但外周血白细胞可不增多，甚至减少，提示预后不良。

炎症灶中的病原体及其产物、组织崩解产物，可引起单核 - 巨噬细胞增生。这种增生有利于吞噬、消灭病原体和清除崩解产物。

另外，严重的感染，特别是败血症，可引起全身血管扩张、血浆外渗，有效循环血量减少和心功能下降而发生休克。如凝血系统被激活，可引起**弥散性血管内凝血**（DIC）。

病例导学

某男，13 岁。2d 前畏寒发热，腹痛、腹泻，开始为水样便，后呈黏液脓血便，次数明显增多，里急后重明显。查体：脱水貌，体温 38.5℃，心率 112 次 /min，左下腹轻度压痛，无反跳痛，肠鸣音亢进。实验室检查：血 WBC 12.3×10^9/L，中性粒细胞 80%；大便镜下见大量脓细胞和红细胞。

问题：

1. 试给出诊断并描述其病变。
2. 试解释临床表现。

四、炎症的临床类型

根据炎症发生、发展经过和持续时间,临床将炎症大致分为超急性、急性、亚急性和慢性四个类型(表4-1)。以急性炎症和慢性炎症最常见。

表4-1 炎症的临床类型及特点

类型	病程	病变与临床	举例
超急性炎症	数小时至数天	变态反应性炎症,变质、渗出明显,暴发经过	器官移植的超急性排斥反应
急性炎症	数天到1个月	以变质、渗出为主,以中性粒细胞渗出为主,起病急,症状明显	急性喉炎 急性肝炎
慢性炎症	数月至数年	以增生为主,以淋巴细胞、浆细胞及单核细胞渗出为主,临床症状相对较轻	慢性鼻炎 慢性肾炎
亚急性炎症	介于急性和慢性之间	变质、渗出与增生均较明显,炎细胞的渗出较复杂	亚急性重型肝炎 亚急性感染性心内膜炎 亚急性甲状腺炎

第二节 急 性 炎 症

急性炎症(acute inflammation)是机体对致炎因子的快速反应,起病急、发展快、病程短,常为数天至2周,一般不超过1个月。

一、急性炎症的病理学变化

急性炎症是最常见的临床类型,病理变化复杂多样。在急性炎症过程中,血流动力学改变、血管通透性增高(导致液体渗出)和白细胞渗出这三种变化非常明显,抵抗病原生物的白细胞和抗体、补体等被运输到炎症局部,稀释、杀伤和包围致炎因子,清除、运走有害物质,为炎症修复创造良好条件。

(一)血流动力学改变

急性炎症之初,在发生组织损伤时,局部微循环迅速发生血流动力学改变,一般按顺序发生:①**动脉短暂收缩**:组织损伤时立即出现,持续几秒钟,局部苍白;②**动脉扩张**和**血流加速**:发生炎症性充血,持续的时间因刺激的强弱而不同,短则十几分钟,长则几个小时,局部鲜红;③**血流减慢**和**静脉扩张**:发生淤血,由于血管通透性增高,液体渗出,细静脉内红细胞浓集和血液黏稠度增加、血流变慢、挤满红细胞而扩张,甚至难以流动而血流停滞,局部暗红或紫红(图4-2)。血流动力学改变的发生机制与**神经调节**、**轴突反射**和**炎症介质**有关。

(二)血管通透性增高与液体渗出

在炎症过程中,由于炎症充血使血管内流体静压升高,继之血管通透性增高,富含蛋白质的液体渗出至血管外,使血浆胶体渗透压降低,而组织液胶体渗透压升高,进一步使大量液体成分渗出。其中的关键因素是**血管通透性增高**。

1. 血管通透性增高 微循环血管壁通透性的维持主要依赖于血管内皮细胞的完整性。在炎症过程中,血管通透性增高与以下因素同时或先后起作用有关(图4-3):①内皮细胞收缩:主要由于组胺、缓激肽、白细胞三烯等炎症介与内皮细胞受体结合后引起内皮细胞连接缝隙扩大和(或)穿胞作用(transcytosis)增强;②内皮细胞直接损伤:严重烧伤或细菌感染使内皮细胞坏死脱落,通透性增高十分显著;③白细胞介导的内皮细胞损伤:白细胞激活后释放出蛋白水解酶等物质,引起内皮细胞损伤;④新生毛细血管壁的高通透性:在炎症修复过程中形成的新生毛细血管内皮细胞,分化尚不成熟,细胞间连接不健全。

2. 液体渗出 富含蛋白质的液体渗出主要经由局部细静脉及毛细血管,在急性炎症过程中常表现得尤为突出。炎症的渗出液(exudate)与非炎症的漏出液(transudate)虽然都会引起**水肿**或**体腔积液**,但二者在发生机制和组成成分上有所不同。其关键的区别在于渗出液的产生是血管通透性增高

正常血流

血管扩张,血流加快

血管进一步扩张、血流变慢,血浆渗出

血流缓慢,白细胞游出血管

血流显著缓慢,白细胞游出增多,红细胞漏出

图4-2　急性炎症时血流动力学变化模式图
炎症发生时细动脉短暂收缩后,血流加速、血管扩张,通透性增高、血流速度减慢、白细胞附壁游出,红细胞也可漏出

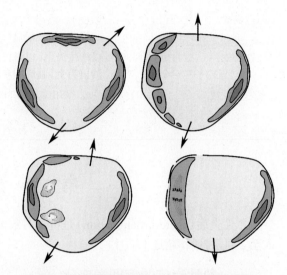

图4-3　血管通透性增加的四种机制模式图
左上图示内皮细胞收缩,累及细静脉;右上图示直接损伤内皮细胞,累及全部微循环;左下图示白细胞介导的内皮细胞损伤,主要累及细静脉和毛细血管;右下图示新生毛细血管通透性高,主要累及毛细血管

的结果,而漏出液的产生是血浆超滤的结果,并无血管通透性明显增加。所以,临床上对体腔积液患者,首先应当鉴别其是渗出液还是漏出液(表4-2),以便进一步明确诊断。

表4-2　渗出液与漏出液的鉴别

	渗出液	漏出液
原因	炎症	非炎症
外观	混浊	澄清
凝固性	常自凝	不自凝
蛋白质含量	>30g/L	<25g/L
细胞数	$>1000\times10^6$/L	$<500\times10^6$/L
相对密度	>1.018	<1.018
Rivalta	阳性	阴性

3. 渗出液的作用　渗出液具有重要的**防御作用**:①稀释毒素及有害物质,以减轻对局部组织的损伤作用;②为炎症区域带来营养物质,运走有害物质;③渗出物含有抗体、补体,有利于消灭病原体;④渗出物中的纤维素交织成网,不仅可限制病原体扩散,还有利于白细胞发挥表面吞噬作用;⑤渗出物内病原微生物和毒素随淋巴液被带至局部淋巴结,可刺激机体产生体液免疫和细胞免疫。

渗出物过多会产生压迫和阻塞等不利影响。例如,严重的喉头水肿可引起窒息;大量心包积液或胸腔积液可压迫心脏或肺;渗出的纤维素过多,若不能完全吸收,则发生机化,可引起组织和器官的粘连,如心包粘连、胸膜粘连和肠粘连等。

（三）白细胞渗出

炎症最重要的功能是将参与炎症反应的白细胞（炎细胞）输送到炎症病灶。炎细胞在炎区聚集的现象称为炎细胞浸润（inflammatory cellular infiltration）。白细胞渗出是一种主动游出过程，大致步骤为白细胞边集、滚动、黏附、游出、趋化、吞噬等（图4-4）。白细胞的吞噬作用是炎症防御的主要环节。

1. 白细胞渗出过程 炎症时，血流变得缓慢甚或停滞，白细胞得以进入边流，黏附于内皮细胞，以阿米巴样方式穿过内皮细胞间隙和基底膜到达血管外，中性粒细胞游出最快，淋巴细胞最慢。游出血管的白细胞受趋化因子（能使白细胞定向游走的化学物质）的吸引，沿组织间隙向着炎症灶定向游走，此为趋化作用（chemotaxis）。常见的趋化因子有细菌产物、补体成分（特别是C5a）、白细胞三烯、细胞因子（主要是IL-8）等。不同的趋化因子对不同的白细胞起趋化作用。中性粒细胞对趋化因子反应敏捷，单核细胞次之，淋巴细胞则迟缓。

图4-4 中性粒细胞的渗出过程
边集与黏附、游出、趋化

急性炎症或炎症早期，中性粒细胞首先到达炎症灶，48h之后，单核细胞渗出。中性粒细胞寿命短，多在24～48h后死亡，而单核细胞寿命可长达几周至几个月。白细胞渗出的种类还与致炎因子有很大关系，化脓菌感染以中性粒细胞为主，病毒感染以淋巴细胞和单核细胞为主，过敏反应和寄生虫感染则以嗜酸性粒细胞为主。局部渗出白细胞的种类与外周血白细胞升高的种类通常是一致的。

2. 白细胞在局部的作用 游走到炎症灶的白细胞，由病原体、坏死细胞产物、抗原抗体复合物和许多趋化因子激活后，发挥吞噬作用和免疫作用，还可对组织产生损伤作用。

（1）吞噬作用：指白细胞到达炎症灶吞噬病原体和组织崩解碎片的过程。吞噬作用是白细胞除了释放溶酶体酶之外的另一种杀伤病原体的途径。吞噬细胞主要有中性粒细胞和巨噬细胞。吞噬过程大致分为识别和粘着、吞入、杀伤与降解三个阶段（图4-5，图4-6）。吞噬细胞借助表面的Fc和C3b受体，能识别被抗体和补体包被的病原体并与之结合，使病原体粘着在吞噬细胞表面；吞噬细胞伸出伪足将

图4-5 白细胞吞噬模式图
吞噬细胞识别病原体、粘着、吞入，形成吞噬体

图4-6 白细胞吞噬
吞噬细胞吞入病原体和降解产物

病原体包围，形成吞噬体（phagosome）；吞噬体与初级溶酶体融合，形成吞噬溶酶体（phagolysosome），病原体在溶酶体内被杀伤、降解。

通过吞噬作用，大多数病原体被杀灭、降解，但有些细菌难以被全部杀灭，部分细菌可在细胞内处于静止状态，一旦机体抵抗力降低，这些细菌又会繁殖，并可随巨噬细胞的游走而造成播散。

（2）免疫作用：白细胞在局部还具有免疫作用，发挥免疫作用的细胞主要为巨噬细胞、淋巴细胞和浆细胞。巨噬细胞吞噬和处理抗原，再把抗原提呈给 T 和 B 淋巴细胞，免疫活化的淋巴细胞分别产生淋巴因子和抗体，发挥杀伤病原体的作用。

（3）组织损伤作用：白细胞在趋化、激活和吞噬过程中不仅向吞噬溶酶体内释放产物，而且还将产物释放到细胞外间质中，中性粒细胞释放的产物有溶酶体酶、活性氧自由基、前列腺素和白细胞三烯等。这些产物可引起内皮细胞和组织损伤，加重起始致炎因子的损伤作用。单核 - 巨噬细胞还可产生组织损伤因子。

3. 炎细胞的种类及功能　炎症灶的炎细胞浸润，除了来自血液的白细胞外（如中性粒细胞、单核细胞、嗜酸性粒细胞、淋巴细胞），还可来自组织内增生的细胞（如巨噬细胞、淋巴细胞、浆细胞）以及由巨噬细胞演化而来的不同形态的细胞。

（1）中性粒细胞：具有活跃的运动能力和较强的吞噬能力，是机体清除和杀灭病原微生物的主要炎细胞。常见于急性炎症及炎症早期，可吞噬多种化脓菌、坏死组织碎片和抗原抗体复合物。中性粒细胞完成吞噬作用后很快死亡，死亡崩解后释放出各种蛋白水解酶，能溶解坏死组织和纤维素等渗出物。

（2）单核 - 巨噬细胞：炎症灶的巨噬细胞大多数来自血液的单核细胞，也有一部分来自组织内，具有强大的吞噬能力。常出现在急性炎症的后期、慢性炎症、肉芽肿性炎症（如结核病、伤寒）、病毒性感染等。它能吞噬中性粒细胞所不能吞噬的病原体、异物和较大的组织碎片。

巨噬细胞可因吞噬了不同物质而演化为上皮样细胞（吞噬结核杆菌、某些异物等）、泡沫细胞（吞噬脂类物质）、风湿细胞（吞噬黏液样变和纤维素样坏死物质）、伤寒细胞（吞噬伤寒杆菌、细胞碎片、受损的淋巴细胞和红细胞）等；当遇到体积太大或难以吞噬的物质，巨噬细胞及上皮样细胞可通过细胞相互融合的方式，形成多核巨细胞（可达几十个甚至上百个核），如结核结节中的朗汉斯巨细胞和异物性肉芽肿中的异物巨细胞。

（3）淋巴细胞和浆细胞：淋巴细胞运动能力弱，无明显趋化性，也无吞噬能力。T 淋巴细胞受抗原刺激产生淋巴因子发挥细胞免疫作用。B 淋巴细胞受抗原刺激转化为浆细胞，产生、释放各种免疫球蛋白，起体液免疫作用。淋巴细胞和浆细胞常见于慢性炎症。淋巴细胞还见于病毒感染。

（4）嗜酸性粒细胞：运动能力弱，仅可吞噬抗原抗体复合物。常见于寄生虫病和某些变态反应性疾病，后者如哮喘、过敏性鼻炎、药物过敏等。

（5）嗜碱性粒细胞和肥大细胞：这两种细胞在形态和功能上有许多相似之处，胞质中均含有嗜碱性、异染性颗粒，当受到炎症刺激时，细胞脱颗粒，释放组胺、5- 羟色胺和肝素，引起炎症反应。可见于变态反应性炎症。

知识拓展

高能炎症标志物 SAA（Ⅰ）——鉴别细菌和病毒感染

血清淀粉样蛋白 A（SAA）是一个高度异质性蛋白，代表一个相对分子量为 12 000 的家族。SAA 主要由肝细胞产生，但肝外细胞有 SAA 的体质性表达。

SAA 家族包含不同表达形式的载脂蛋白、急性相蛋白 A（A-SAAs）和结构型 SAA（C-SAAs）。A-SAAs 是主要的急性反应蛋白，在炎症反应中其浓度可以增加 1000 倍之多。急性时相反应时，机体产生的促炎因子刺激肝细胞大量合成 A-SAA，A-SAA 释放入血后迅速与高密度脂蛋白 3 亚型（HDL3）结合，取代载脂蛋白 A1（apo A1）成为 HDL3 上的主要载脂蛋白，使 HDL 的颗粒增大，密度增加。

血清 SAA 的参考范围是 <10mg/L，其最核心的临床价值在于针对病毒性感染的鉴别。

视频：炎症
渗出

笔记

（四）炎症介质在炎症中的作用

炎症过程中只有某些致炎因子（如细菌及代谢产物等）能直接损伤局部血管内皮细胞引起血管反应，有些致炎因子则不能直接引起局部血管反应，而是通过一系列内源性化学物质的介导来发挥作用。这些参与并诱导炎症发生、发展的具有生物活性的化学物质称为炎症介质（inflammatory mediators）。

炎症介质来自于**细胞和血浆**。来自细胞的炎症介质，或以细胞内颗粒的形式储存于细胞内，在需要时释放出来；或在某些致炎因子的刺激下即刻合成并释放。来自细胞的炎症介质主要有组胺、5-羟色胺（5-HT）、前列腺素（PG）、白细胞三烯（LT）、溶酶体酶、细胞因子等。来自血浆的炎症介质是以前体的形式存在的，炎症反应中产生的某些水解酶能够激活它们，主要有缓激肽、补体成分、纤维蛋白多肽等。

炎症介质的主要作用是使血管扩张、血管通透性增高和趋化白细胞，引起炎症局部充血、液体渗出和白细胞渗出。有的可引起发热或疼痛，有的还会造成组织损伤（表 4-3）。其中吸引白细胞沿着浓度梯度移行到炎症灶（趋化作用）的炎症介质称为趋化因子。

文档：炎症
介质

表 4-3 常见炎症介质及其主要作用

作用	炎症介质的种类
扩张血管	组胺、5-HT、缓激肽、PGE_2、PGE_1、PGD_2、PGI_2、NO
血管通透性升高	组胺、5-HT、缓激肽、C3a、C5a、LTC_4、LTD_4、LTE_4、PAF、活性氧代谢产物、P 物质
趋化作用	C5a、LTB_4、细菌产物、中性粒细胞阳离子蛋白、细胞因子（IL-8 和 TNF 等）、IL-1、TNF
发热	细胞因子（IL-1、IL-6 和 TNF 等）、PG
疼痛	PGE_2、缓激肽
组织损伤	氧自由基、溶酶体酶、NO

二、急性炎症的病理学类型

急性炎症的病理类型包括**变质性炎**、**渗出性炎**和**增生性炎**，其中绝大多数为渗出性炎。急性变质性炎和急性增生性炎已在炎症的基本病理变化中述及，这里重点讨论急性渗出性炎。按渗出物主要成分的不同，急性渗出性炎又可分为**浆液性炎**、**纤维素性炎**、**化脓性炎**和**出血性炎**。

（一）渗出性炎

炎症局部病变以渗出为主，而变质、增生相对较轻，称为渗出性炎。绝大多数急性炎症属于渗出性炎。

1. 浆液性炎（serous inflammation） 以血浆成分渗出为主，渗出物含有 3%～5% 的蛋白质，主要为白蛋白，混有少量纤维素及炎细胞。浆液性炎常发生于疏松结缔组织、黏膜、浆膜和滑膜等处。局部充血、水肿明显，如蜂毒、蛇毒引起的局部炎性水肿；发生于表皮内及皮下可形成水疱，如皮肤烧烫伤（图 4-7）；发生于浆膜和滑膜时则形成炎性积液，如结核性渗出性胸膜炎的胸腔积液，风湿性关节炎的关节腔积液（滑膜）；发生于黏膜时，渗出液渗出到表面，如感冒初期的流清涕，又称浆液性卡他性炎（catarrh 一词来自希腊语，意为向下滴流）。

浆液性炎的病变一般较轻，易于消退。但浆液性渗出物过多也会产生不良影响，甚至后果严重，如急性喉炎引起的喉头水肿、大量的胸腔积液和心包腔积液可影响心、肺功能等。

2. 纤维素性炎（fibrinous inflammation） 以渗出物中含有大量纤维素为特征。渗出的纤维蛋白原在凝血酶的作用下变成纤维蛋白，即纤维素。HE 染色呈红色的丝状、网状或凝聚成片状、条索状。纤维素交织的网隙中常混有中性粒细胞。纤维素大量渗出说明血管壁损伤较重，通透性明显升高，多由某些细菌毒素（如肺炎球菌、痢疾杆菌、白喉杆菌的毒素）或某些内源性和外源性毒物（如尿毒症的尿素和汞中毒）引起。纤维素性炎主要发生于黏膜、浆膜和肺组织。发生在黏膜者，渗出的纤维素与坏死组织和中性粒细胞共同形成灰白色膜状物，又称假膜性炎，如白喉、细菌性痢疾。发生于心包膜的纤维素性炎，由于心脏不停地搏动，使渗出于心包脏、壁两层表面的纤维素形成绒毛状物，故有"绒毛心（cor villosum）"之称，听诊时闻及心包摩擦音。同样，纤维素性胸膜炎（图 4-8）则闻及胸膜摩擦音。发生在肺的纤维素性炎主要见于大叶性肺炎,病变肺叶的肺泡腔和支气管内充满以纤维素为主的渗出物,不含气体,谓之肺实变。

图4-7 浆液性炎
A.拇指浆液性炎;B.表皮内及皮下炎性水肿形成水疱

图4-8 纤维素性胸膜炎
胸膜脏层表面覆盖大量纤维素性渗出物

渗出的纤维素可被中性粒细胞释放的蛋白水解酶分解,或被吞噬细胞搬运清除,病变组织得以修复。若纤维素渗出过多,而中性粒细胞渗出过少,或组织内 α_1- 抗胰蛋白酶含量过多,均可致纤维素清除、吸收障碍,纤维素则发生机化,形成浆膜的纤维性粘连,或大叶性肺炎后的肺肉质变。

3. 化脓性炎(suppurative inflammation or purulent inflammation) 是以中性粒细胞渗出为主,伴有不同程度的组织坏死和脓液形成的炎症。化脓性炎多由化脓菌(如葡萄球菌、链球菌、脑膜炎双球菌等)感染引起。脓性渗出物称为**脓液**(pus),是一种混浊的凝乳状液体,灰黄色或黄绿色。脓液中的中性粒细胞大多数已变性、坏死,称为**脓细胞**。脓液中除含脓细胞外,还有细菌、坏死组织碎屑和少量浆液。由葡萄球菌引起的脓液较浓稠,由链球菌引起的脓液则较稀薄。根据化脓性炎发生的原因和部位不同,可将其分为以下三种类型:

(1)**脓肿**(abscess):为器官或组织内的局限性化脓性炎症,其主要特点是局部组织发生液化性坏死,形成充满脓液的囊腔,称为脓(肿)腔。脓肿可发生在皮下或内脏,常由**金黄色葡萄球菌**引起,它能产生血浆凝固酶,使渗出的纤维蛋白原转变成纤维素,使病变局限(图4-9)。同时细菌产生毒素造成局部组织坏死,大量中性粒细胞浸润并释放蛋白水解酶将坏死组织溶解液化,形成含有脓液的**脓腔**。较大而时间较久的慢性脓肿,其周边肉芽组织增生形成厚层脓肿壁。小脓肿可以吸收消散,较大的脓肿常需切开排脓或穿刺抽脓,而后由肉芽组织修复,形成瘢痕。

图 4-9 脑脓肿
脑实质内可见脓肿,腔内有脓液

疖和痈是脓肿的特殊表现形式,好发于颈部、背部和腰部等毛囊及皮脂腺丰富的部位。疖(furuncle)是毛囊、皮脂腺及其周围组织的脓肿,其中央部分液化后,脓液可以破溃流出。痈(carbuncle)是多个疖的融合,在皮下脂肪、筋膜组织中形成许多相互沟通的脓腔,必须及时切开排脓,局部才能修复。

(2)**蜂窝织炎**(phlegmonous inflammation):是疏松结缔组织发生的弥漫性化脓性炎(图 4-10)。常见于皮下组织、黏膜下、肌肉间和阑尾。主要由**溶血性链球菌**引起,因其能分泌透明质酸酶分解结缔组织基质中的透明质酸,且能分泌链激酶溶解纤维素,因此,细菌易于向周围扩散,与周围组织界限不清。单纯的蜂窝织炎修复后一般不留痕迹。蜂窝织炎时,全身中毒症状明显。

图 4-10 蜂窝织炎性阑尾炎
大量中性粒细胞弥漫浸润于阑尾肌层

(3)**表面化脓**(surface suppuration)和**表面积脓**(surface empyema):表面化脓是指发生在黏膜或浆膜的化脓性炎,中性粒细胞主要向表面渗出,深部组织不发生明显坏死。黏膜的化脓性炎如化脓性尿道炎、化脓性支气管炎等,渗出的脓液可沿尿道、支气管排出脓尿或脓痰,又称**化脓性卡他性炎**。当渗出的脓液蓄积在浆膜腔、输卵管或胆囊等部位时,称为**积脓**。

4. **出血性炎**(hemorrhagic inflammation) 是由于血管壁损伤严重,红细胞大量漏出,致使渗出物中含有多量红细胞。主要见于某些传染病,如流行性出血热、钩端螺旋体病和鼠疫等。

(二)变质性炎

炎症局部病变以变质为主,而渗出、增生相对较轻,称为变质性炎。常见于脑、心、肝等实质器官的某些感染和中毒,如乙型脑炎等病毒性脑炎、白喉性心肌炎、急性病毒性肝炎和急性出血坏死型胰腺炎等。

(三)增生性炎

炎症局部病变以增生为主,而变质、渗出较轻,称为增生性炎。以慢性炎症多见,急性炎症者很

视频:化脓
性炎症

少,如急性弥漫性增生性肾小球肾炎和伤寒等属于急性增生性炎。

以上急性渗出性炎的类型既可单独发生,又可合并存在,如结核性浆膜炎可为浆液性炎,也可为纤维素性炎,又可为浆液纤维素性炎。还可由一种转变为另一种,如感冒早期为浆液性炎,几天后可转变为化脓性炎。

 病例导学

　　病人男性,29 岁,工人。1h 前因救火被烧伤。面部和背部皮肤大片红斑,并形成大疱,疱壁薄伴剧痛。部分水疱破裂,不断溢出淡黄色液体。两前臂皮肤呈焦痂,微痛。体温 38.2℃,脉搏 92 次 /min,呼吸 20 次 /min,血压 94/70mmHg(12.53/9.33kPa)。白细胞总数 12×10^9/L,中性粒细胞 80%。

　　入烧伤病房后经清创、抗休克及暴露疗法,病情逐渐好转,表面结痂。20d 后两臂焦痂脱落,露出肉芽面,后经自体植皮而愈合。住院 2 个月痊愈出院,胸背部遗留色素沉着和瘢痕。

　　问题:

　　1. 病人面部、胸及背部皮肤发生了什么炎症?

　　2. 病人为什么会有剧烈疼痛,水疱里的淡黄色液体是什么物质?

三、急性炎症的结局

大多数急性炎症经过适当治疗能够痊愈,少数可迁延为慢性炎症,极少数可蔓延扩散到全身。

(一)痊愈

在炎症过程中病因被清除,若少量的坏死组织和炎性渗出物被溶解吸收,通过同种细胞的再生,可以完全恢复原来的组织结构和功能,称为**痊愈**;若坏死灶较大,渗出物较多,则通过肉芽组织增生修复,称不完全痊愈。

(二)迁延不愈或转为慢性

如果机体抵抗力低下或治疗不彻底,致炎因子在短期内不能清除,在机体内持续存在或反复作用,且不断损伤组织,造成炎症过程**迁延不愈**,使急性炎症转变成慢性炎症,病情可时轻时重,如急性肾盂肾炎转为慢性肾盂肾炎。

(三)蔓延播散

在机体抵抗力低下,或病原体毒力强、数量多的情况下,病原体可不断繁殖,并向周围组织、器官蔓延,或向其他部位和全身播散。

1. **局部蔓延**　病原体沿组织间隙向周围组织、器官蔓延,如急性膀胱炎可蔓延到输尿管和肾盂。

2. **自然管道播散**　病原体侵入自然管道向其他部位播散。如肺结核病,结核杆菌随干酪样坏死物质经支气管播散,导致肺其他部位新的结核病灶。

3. **淋巴道播散**　病原体侵入局部淋巴管内,随淋巴液到达局部淋巴结,引起淋巴管炎和淋巴结炎。如足趾的化脓性炎可引起下肢淋巴管炎(皮肤可见一条红线)和腹股沟淋巴结化脓性炎(淋巴结肿大、疼痛)。病原体可进一步通过淋巴路径入血,引起血行播散。

4. **血道(行)播散**　病原体从炎症灶直接或通过淋巴路径侵入血液循环,或其毒素、毒性产物入血,严重者可危及生命。

(1)**菌血症(bacteremia)**:细菌由炎症灶入血,但无全身中毒症状,血细菌培养阳性,称为菌血症。一些感染性疾病的早期可存在菌血症,如伤寒、大叶性肺炎和流行性脑脊髓膜炎等。菌血症发生在炎症的早期阶段,单核 - 巨噬细胞系统可组成一道防线,以清除细菌。

(2)**毒血症(toxemia)**:细菌的毒素或毒性产物入血称为毒血症。血细菌培养阴性,临床出现寒战、高热等中毒症状,常有心、肝、肾等实质细胞的变性及坏死,重者可发生中毒性休克。

(3)**败血症(septicemia)**:细菌由炎症灶入血后,大量繁殖并产生毒素,引起全身中毒症状和病理变化,称为败血症。败血症除有毒血症的临床表现外,还常出现皮肤和黏膜的多发性出血点以及脾脏和淋巴结肿大等。血细菌培养阳性。

（4）脓毒败血症（pyemia）：化脓菌所引起的败血症可进一步发展成为脓毒败血症。此时除有败血症的表现外，可在全身一些脏器中出现多发性栓塞性小脓肿，脓肿中央小血管内常见细菌团。

C反应蛋白

人类 C 反应蛋白（C-Reactive Protein，CRP）是指在机体受到感染或组织损伤时血浆中一些急剧上升的蛋白质（急性蛋白）。CRP 由肝细胞合成，它可以激活补体和加强吞噬细胞的吞噬而起调理作用，从而清除入侵机体的病原微生物和损伤、坏死、凋亡的组织细胞，在机体的天然免疫过程中发挥重要的保护作用。传统观点认为 CRP 是一种非特异的炎症标志物，但近十年的研究揭示了 CRP 直接参与了炎症与动脉粥样硬化等心血管疾病，并且是心血管疾病最强有力的预示因子与危险因子。

CRP 最早采用半定量的沉淀试验，现在通过制备优质的抗血清，可以建立高灵敏度、高特异性、重复性好的定量测定方法。

第三节 慢 性 炎 症

慢性炎症（chronic inflammation）持续几个月或更长时间，可发生在急性炎症之后，也可隐匿地逐渐发生，临床上开始并无急性炎症表现，或反应轻微。慢性炎症发生的原因在于：①病原体（如结核杆菌、梅毒螺旋体、某些真菌）的持续存在，这些病原体毒力弱，常可激发免疫反应，特别是迟发型变态反应，有时可表现为特异性肉芽肿性炎；②长期暴露于内源性或外源性毒性因子之下，如硅肺是由于吸入的二氧化硅在肺内长期作用的结果；③对自身组织产生免疫反应，如类风湿关节炎和系统性红斑狼疮等。

慢性炎症通常以增生为主，根据病变特点，可分为一般慢性炎症和肉芽肿性炎。

一、一般慢性炎症

一般慢性炎症的病变特点包括：①炎症灶内浸润的炎细胞主要为淋巴细胞、浆细胞和单核 - 巨噬细胞，反映了机体对损伤的持续反应；②主要由炎细胞引起组织破坏；③常有明显的纤维组织、血管以及上皮细胞、腺体或其他实质细胞的增生，以替代和修复损伤的组织；④有炎症活动现象，表现为血管改变、炎性水肿和中性粒细胞浸润，尤其在"急性发作期"更为明显。

一般慢性炎症属于非特异性增生性炎，但有的一般慢性炎症由于过度增生（非特异性增生）可形成局部肿块，表现为**炎性息肉**或**炎性假瘤**。炎性息肉（inflammatory polyp）是由于致炎因子长期刺激，局部黏膜上皮、腺体和肉芽组织局限性增生及慢性炎细胞浸润而形成的向表面突出的带蒂肿物。炎性息肉的大小为数毫米到数厘米不等，可见于上呼吸道、消化道和泌尿生殖道黏膜的慢性炎症，常见的有鼻息肉、肠息肉和子宫颈息肉。炎性假瘤（inflammatory pseudo-tumor）是局部组织炎性增生形成的边界较清楚的肿瘤样团块。常见于肺和眼眶，直径从数厘米到十几厘米，临床上需与肿瘤相鉴别。眼眶的炎性假瘤由慢性炎细胞及成纤维细胞构成；肺的炎性假瘤成分较复杂，由肺泡上皮细胞、成纤维细胞、血管和慢性炎细胞等混杂组成。

二、肉芽肿性炎

肉芽肿性炎（granulomatous inflammation）是一类以形成肉芽肿为特征的炎症。肉芽肿（granuloma）是由巨噬细胞及其演化细胞增生而形成的境界清楚的结节状病灶。简言之就是**巨噬细胞性结节**，结节很小，一般直径为 0.5～2mm。它是一类特殊（特异性）增生性炎症，不同的病因可形成不同形态结构的肉芽肿。根据肉芽肿的形态特点做出明确的疾病诊断，如见到结核肉芽肿即诊断为结核病。肉芽肿性炎大都为慢性炎症（故又称**慢性肉芽肿性炎**），属于急性炎症者极少，如伤寒之伤寒肉芽肿。

慢性肉芽肿性炎的常见原因有：①病原体感染：如结核杆菌、麻风杆菌、梅毒螺旋体、血吸虫等；②外源性或内源性异物：如手术缝线、石棉、滑石粉和尿酸盐以及脂类物质等；③原因不明，如结节病。

肉芽肿一般分为**感染性肉芽肿**和**异物性肉芽肿**两类：①感染性肉芽肿：由病原体引起，形成具有特殊形态结构的巨噬细胞性结节，如结核肉芽肿（结核结节）；②异物性肉芽肿：在不易消化的较大异物周围，聚集数量不等的巨噬细胞和异物巨细胞，有的可见上皮样细胞。异物巨细胞的细胞核杂乱无章地分布于胞质内（图4-11）。

图4-11 异物肉芽肿
主要由异物巨细胞构成

0406
图片：朗汉斯巨细胞

结核结节为代表性的感染性肉芽肿。典型的结核结节中央常为干酪样坏死，周围有放射状排列的上皮样细胞，并见朗汉斯（Langhans）巨细胞掺杂其中，外围有较多的淋巴细胞浸润，还可见纤维结缔组织包绕。上皮样细胞体积较大，胞质丰富、界限不清，淡粉色，细胞核圆形或长圆形。朗汉斯巨细胞的细胞核排列比较规则，呈花环形或马蹄铁形排列于细胞质的周边。

本章小结

炎症是具有血管系统的活体组织对致炎因子所致的局部损伤发生的以防御为主的反应。最常见的致炎因子是生物性因子，由其引起的炎症通常称为感染。炎症介质是一组参与并诱导炎症发生发展的具有生物活性的化学物质，可来自体液和细胞，具有扩张血管、增加血管壁通透性和白细胞趋化等作用。

炎症的基本病理变化包括变质、渗出和增生。变质是损伤过程，渗出和增生则是抗损伤和修复过程。渗出是炎症的特征性病变，具有重要的防御作用。

急性炎症中变质性炎和增生性炎相对少，渗出性炎症最多见，分为浆液性炎、纤维素性炎、化脓性炎和出血性炎。慢性炎症有一般慢性炎症和肉芽肿性炎，肉芽肿性病变对疾病诊断有重要价值。

炎症局部的临床表现有红、肿、热、痛和功能障碍。炎症的全身反应有发热、外周血白细胞计数变化和单核巨噬细胞增生等。少数炎症可通过血道蔓延至全身，引起菌血症、毒血症、败血症、脓毒血症。

病例讨论

笔记

周某，男性，学生。转移性右下腹部疼痛24h。入院前24h突然上腹部及脐部附近持续性疼痛，并阵发性加剧。曾服用"驱蛔虫药"，服后症状未减。昨晚8时许疼痛转到右下腹部，呕吐一

病例讨论

次，呕吐物为清水。今晨排稀薄大便一次，有畏寒发热，下午 1 时来院急诊。体温 38.9℃，脉搏 96 次 /min，呼吸 25 次 /min，血压 110/74mmHg（14.66/9.8kPa）。右下腹壁紧张，麦氏点压痛明显，反跳痛（+），白细胞总数 $21×10^9$/L，中性粒细胞 90%。

（仇　容）

扫一扫，测一测

思考题

1. 渗出性炎症的病理类型及病变特点。
2. 炎症液体渗出的防御作用。
3. 炎症局部的基本病变是什么？简述其特点。

第五章　肿　瘤

学习目标

1. 掌握：肿瘤、癌前病变（疾病）、非典型增生、原位癌及上皮内瘤变的概念；肿瘤的异型性；肿瘤的生长、扩散和转移；良恶性肿瘤的区别、癌与肉瘤的区别；肿瘤对机体的影响；肿瘤的命名原则。

2. 熟悉：肿瘤的形态结构特点；常见肿瘤的类型、好发部位、形态特点和生物学特性。

3. 了解：肿瘤的分级和分期；肿瘤发生发展的基本理论、肿瘤发生的分子生物学基础。

4. 能够区分典型的良恶性肿瘤；能够解释典型良恶性肿瘤的病变特点及生物学行为。

5. 能够通过观察病理切片，对典型良恶性肿瘤做出初步病理诊断；能够解释各种肿瘤的常见临床表现。

肿瘤（tumor, neoplasm）是一大类常见病、多发病，常表现为局部肿块。根据其生物学特性和形态结构，可以分为**良性肿瘤**（benign tumor）和**恶性肿瘤**（malignant tumor）。**癌症**（cancer）即所有恶性肿瘤的统称，严重危害人类健康。

2013 年世界卫生组织公布的数据显示，2012 年全球恶性肿瘤的新发病例数约 1410 万人，死于恶性肿瘤的人数约 820 万人。2017 年我国公布的数据显示，2013 年全国恶性肿瘤新发病例约 368 万人，发病率为 186/10 万，男性恶性肿瘤发病率前 5 位分别是肺癌、胃癌、肝癌、食管癌和肠癌；女性恶性肿瘤发病率前 5 位的分别是乳腺癌、肺癌、肠癌、胃癌和甲状腺癌。2013 年全国恶性肿瘤死亡率为 109/10 万，死亡率位于前列的主要是肺癌和消化道恶性肿瘤（肝癌、胃癌、食管癌、肠癌、胰腺癌等）。

恶性肿瘤对人类的危害，不仅是威胁患者的生命，还在于它给患者带来的躯体痛苦、精神压力和经济负担。尽管世界各国每年都投入大量人力、物力对肿瘤进行研究并取得了较大成就，但迄今为止肿瘤发生的本质及治疗方法仍未取得突破性进展。因此，进一步加强对肿瘤的防治研究，乃是当今生物医学领域的重大研究课题和紧迫战略任务。本章主要从病理学的角度介绍关于肿瘤的概念、一般特点、生物学特点、病因学和发病机制等内容。

知识拓展

肿瘤的"三级"预防

恶性肿瘤的预防与控制是近几十年医学领域的重点课题。目前把肿瘤的预防分为三级：一级预防是针对肿瘤病因的预防，目的是降低发病率；二级预防是针对早期发现、早期诊断和早期治疗的预防，降低死亡率；三级预防是针对临床治疗、康复治疗和临终关怀，提高治疗率和生存质量。

第一节　肿瘤的概念

肿瘤是机体在各种致瘤因素作用下，局部组织的细胞在**基因水平**上失去对其生长的正常调控，导致其异常增生而形成的新生物，这种新生物常形成**局部肿块**。与肿瘤发生有关的细胞增生称为**肿瘤性增生**，与机体在生理状态下及在炎症、损伤修复等病理状态下的非肿瘤性增生或反应性增生存在本质的不同，下表为肿瘤性增生与非肿瘤性增生的区别（表5-1）。

表5-1　肿瘤性增生与非肿瘤性增生的区别

	肿瘤性增生	非肿瘤性增生
增生性质	单克隆性：过度增生	多克隆性：炎症性，修复性，代偿性
分化程度	不同程度失去分化成熟能力	分化成熟，与正常组织相似
与机体协调	自主性，失去控制，不相协调	增生受到控制，与机体协调
消除原因	消除原因仍继续生长	消除原因可停止增生

第二节　肿瘤的形态

在肿瘤的诊断过程中，病理学的检查（包括大体形态和组织切片的检查）占有重要的地位，是肿瘤诊断过程中关键的一步。

一、肿瘤的大体形态

大体观察时，应注意肿瘤的形状、数目、大小、颜色、硬度和包膜等。肿瘤的大体形态多种多样，可在一定程度上反映肿瘤的良、恶性。

1. 肿瘤的形状　肿瘤的形状各异，与其发生部位、组织来源、生长方式及肿瘤的良、恶性有关。

（1）皮肤、黏膜表面的肿瘤：多呈息肉状、乳头状、溃疡状和浸润性。

（2）组织深部及实质器官内的肿瘤：多呈结节状、分叶状、囊状和浸润性等（图5-1）。

息肉状　　乳头状　　结节状　　分叶状

囊状　　　浸润性　　　溃疡状伴浸润

图5-1　肿瘤的常见形态示意图

可见息肉状、乳头状、结节状、分叶状、囊状、浸润性、溃疡状

2. 肿瘤的数目　不同肿瘤的数目是不同的，主要表现：①有些类型的肿瘤，如癌，单发的比较多；②有些类型的肿瘤常常表现为多发性，如结直肠的多发性家族性息肉病和神经纤维瘤病等，患者可以同时有数十个甚至数百个肿瘤。多个肿瘤可发生于同一器官（如子宫多发性平滑肌瘤），也可先后在不同器官发生不同性质的肿瘤（如多原发癌）。

3. 肿瘤的大小　一般说来，肿瘤的大小与肿瘤的性质（良、恶性）、生长时间和发生部位等有关。生长于体表或大的体腔（如腹腔或盆腔）内的肿瘤，有时可长得很大；生长于密闭的狭小腔道内的肿

瘤,由于生长受限,体积通常较小。体积较大的肿瘤生长时间通常较长,生长缓慢,且大多为良性。对于某些类型的肿瘤(如胃肠道的间质肿瘤),体积也是预测肿瘤生物学行为的重要指标。恶性肿瘤一般生长比较迅速,肿瘤体积越大,发生转移的机会也越大,因此,恶性肿瘤的体积是肿瘤分期(早期或晚期)的一项重要指标。

4.肿瘤的颜色 良性肿瘤的颜色通常与起源组织的颜色相近。如,纤维瘤呈灰白色,脂肪瘤呈黄色,血管瘤呈暗红色。恶性肿瘤切面色泽不均一,多呈灰白色或灰红色,血管丰富的肿瘤可呈暗红色,坏死区域可呈灰黄色。

5.肿瘤的硬度 肿瘤的质地主要与组织类型、实质与间质的比例等因素有关。如,骨瘤质地坚硬,脂肪瘤质地较软,纤维瘤和平滑肌瘤质地较韧。瘤细胞丰富而间质少的肿瘤质地较软,反之则质地较硬。此外,继发玻璃样变、钙化或骨化的肿瘤质地变硬,而继发坏死、液化或囊性变者则质地变软。

6.肿瘤的包膜 良性肿瘤常有完整的包膜,与周围组织分界清楚,手术时易于完整切除;而恶性肿瘤一般无包膜或包膜不完整,常与周围组织粘连,手术不易完整切除。

二、肿瘤的组织结构

肿瘤的组织结构可分为**实质**(parenchyma)和**间质**(stroma)两部分(图5-2)。肿瘤的病理诊断主要是通过观察肿瘤的组织结构,尤其是肿瘤的实质来决定的。

1.实质 是**肿瘤细胞**的总称,是肿瘤最具有特征性的部分,它决定了肿瘤的生物学特性以及各种肿瘤的特殊性。无论是排列方式还是功能(产生分泌物、色素等),肿瘤细胞往往不同程度地保留其来源细胞的特点。因此,通常根据肿瘤实质的特点来判断肿瘤的组织来源和分化表型,进行肿瘤的分类、命名和组织学诊断,并根据其分化程度和异型性大小来确定肿瘤的良、恶性及恶性肿瘤的恶性程度等。

肿瘤的实质通常只有一种成分,但少数肿瘤可以含有两种甚至多种实质成分。如乳腺纤维腺瘤含有纤维瘤细胞和腺瘤细胞两种实质成分,而畸胎瘤可含有两个以上胚层来源的多种实质成分。

2.肿瘤的间质 肿瘤组织中实质成分以外的成分属于肿瘤的间质,包含**结缔组织、血管和免疫细胞**(淋巴细胞、巨噬细胞等)。结缔组织对肿瘤实质细胞起着支持作用,血管对肿瘤实质细胞起着营养的作用,免疫细胞是机体抗肿瘤免疫反应的表现,其数量越多,预后相对较好。

不同肿瘤的间质,只有量的不同,没有质的差别,是构成肿瘤的非特异性成分。

图5-2 肿瘤的实质与间质
乳腺癌的实质和间质(箭头指示为肿瘤的实质)

 病例导学

 笔记

患者,男性,71岁,20d前出现咳嗽,不剧烈,咳白痰,量少,伴痰中带血丝而入院。胸部CT显示:右肺上叶近支气管处见一个结节状突起,直径约为6.0cm,为厚壁空洞影,内侧壁较厚,洞壁欠光滑,周围大片密度增高影,边缘欠佳,纵隔未见肿大淋巴结。行 B 超引导下肿瘤穿刺活检术,术后病理:右肺非小细胞癌,伴坏死。随后,在全麻下行右全肺根治性切除,加肺门淋巴结清扫,标本送病理检查。

问题:

1. 请问患者肺组织病理诊断是什么?

2. 从肿瘤的形状、数目、大小、颜色、硬度和包膜等一般外观性状描述该患者肿瘤的大体形态。

第三节 肿瘤的分化与异型性

肿瘤的分化和异型性是区分良恶性肿瘤及判断恶性肿瘤恶性程度的重要组织学依据,不同的分化程度和异型性决定了肿瘤预后的不同。

一、肿瘤的分化

胚胎学中的**分化**(differentiation)是指相同的原始细胞发育为形态与功能上截然不同的成熟细胞的过程,而肿瘤的分化是指肿瘤组织与其同来源的**正常组织**,在组织形态、功能代谢和细胞生长与增殖等方面的**相似程度**。两者相似性大,表明分化程度高(分化较成熟或分化好);两者相似性小,表明分化程度低(分化不成熟或分化差);两者缺乏相似之处的,则称为**未分化**(undifferentiated)。在现代病理学中,肿瘤细胞缺乏分化称为间变(anaplasia),由分化极差的肿瘤细胞构成的恶性肿瘤称为间变性肿瘤,间变性肿瘤几乎都是高度恶性的肿瘤。

二、肿瘤的异型性

肿瘤细胞在形态和组织结构上与相应的正常组织间有着不同程度的**差异**,称为肿瘤的**异型性**(atypia)。两者的**差异越大,异型性越大**;两者**差异越小,异型性越小**。

肿瘤异型性与肿瘤分化间的关系为:异型性小,肿瘤分化程度高;反之,肿瘤异型性大,分化程度低。一般情况下恶性肿瘤异型性显著。

1. 肿瘤组织结构的异型性 肿瘤组织在**空间排列方式**上(细胞极向、排列结构、与间质的关系等方面)与其起源正常组织的差异。

诊断良性肿瘤主要依赖于组织结构异型性。如,纤维瘤的瘤细胞与纤维细胞很相似,只是排列方式不同,呈编织状;腺瘤的腺体数目增多,腺体的大小及形态不尽一致。

恶性肿瘤的组织结构异型性大,与其起源组织差异明显,呈无序状态。如,纤维肉瘤的瘤细胞多,排列紊乱,胶原纤维少;腺癌的癌细胞排列成大小不等、形状不规则的腺样结构,细胞极向消失、层次增多。分化程度低者,与起源组织的差异增大,如低分化腺癌不形成腺样结构,而排列成不规则的实性癌细胞巢。未分化者更是不见起源组织的踪迹,若不借助免疫标记则难以判断其组织起源。

2. 肿瘤细胞的异型性 良性肿瘤分化好,细胞异型性很小或不明显,如脂肪瘤的瘤细胞与脂肪细胞很相似。

恶性肿瘤分化差,细胞异型性大(图 5-3)。①**细胞的多形性**:恶性肿瘤细胞通常体积增大,而且大小不一、形态各异,可见体积显著增大的单核或多核瘤巨细胞。分化越差,瘤细胞的多形性越显著。但也有少数分化极差的肿瘤,瘤细胞反而表现为一致性,如肺小细胞癌,瘤细胞小而一致,具有明显的胚胎幼稚性,是肺癌中恶性程度最高的类型。②**细胞核的多形性**:恶性肿瘤细胞的核增大,核质比增大(正常 1:4~1:6,恶性 1:1);核的大小、形态很不一致,可出现双核、多核、巨核及奇异形核等;染色体多为非整倍体或多倍体;核仁增大、增多。更为重要的是常见核分裂象增多,还可出现不对称、多极和顿挫型等**病理性核分裂象**(图 5-3)。病理性核分裂象多出现于恶性肿瘤,但并非所有恶性肿瘤都会出现。

图 5-3 恶性肿瘤的细胞异型性及病理核分裂象

上图：高度恶性肉瘤中显著的细胞异型性，肿瘤细胞核大、深染，核质比例增大，细胞大小形态差异显著，核分裂象多，可见瘤巨细胞和病理核分裂象；下图：自左向右分别为不对称、3级、4级、顿挫型病理核分裂象

第四节 肿瘤的命名与分类

肿瘤的命名与分类是肿瘤病理诊断的重要内容，临床工作人员必须了解肿瘤病理诊断名称的含义并正确使用，以便适当地给患者解释其含义，使他们对疾病有恰当的理解。

一、肿瘤的命名

肿瘤的种类繁多，命名较复杂。一般根据其起源组织类型和良恶性来命名。

（一）良性肿瘤的命名

任何组织的良性肿瘤都称为**瘤**（-oma）。命名方法是在组织或细胞的名称后面加"瘤"。如，腺瘤（adenoma）、平滑肌瘤、胶质细胞瘤等。有时还结合肿瘤的形态和功能特点加以命名，如乳头状瘤、息肉状腺瘤、浆液性囊腺瘤等。

（二）恶性肿瘤的命名

恶性肿瘤一般可分为上皮组织源性和间叶组织源性两类。

1. 上皮组织的恶性肿瘤 统称为**癌**（carcinoma）。命名方法是在上皮组织的名称之后加"癌"。根据肿瘤表现出的上皮组织分化特点（起源组织的特点），可分为鳞状细胞癌（squamous cell carcinoma，简称鳞癌）、腺癌（adenocarcinoma）、移行细胞癌（transitional cell carcinoma）等。还可结合形态特点命名，如卵巢黏液性囊腺癌。

2. 间叶组织的恶性肿瘤 统称为**肉瘤**（sarcoma）。间叶组织包括纤维、脂肪、肌肉、骨、软骨、血管和淋巴管等组织。命名方法是在间叶组织的名称之后加"肉瘤"，例如，纤维肉瘤、脂肪肉瘤、平滑肌肉瘤、骨肉瘤等。

（三）特殊命名

有少数肿瘤的命名已约定俗成。

1. 以"母细胞瘤"为后缀 有些肿瘤的形态类似发育过程中的某些幼稚细胞或组织，称为"母细胞瘤"，大都为恶性，如肾母细胞瘤（又称 Wilms 瘤）、神经母细胞瘤、髓母细胞瘤、胶质母细胞瘤、视网膜母细胞瘤、肝母细胞瘤等。

2. 以"瘤"或"病"为后缀的恶性肿瘤 如精原细胞瘤、多发性骨髓瘤、白血病、蕈样霉菌病等。

3. **以"恶性"为前缀的恶性肿瘤**　如恶性畸胎瘤、恶性脑膜瘤、恶性神经鞘瘤等。而淋巴瘤和黑色素瘤加"恶性"与否均可（图 5-4）。

图 5-4　黑色素瘤的 HMB45 染色
免疫组织化学染色，显示肿瘤细胞呈 HMB45 阳性
（肿瘤细胞内的棕黄色颗粒为免疫组织化学染色的阳性反应产物）

4. **以"人名"命名的恶性肿瘤**　如 Hodgkin 淋巴瘤、Ewing 瘤、Wilms 瘤等。
5. **以"瘤病"为后缀的肿瘤**　表示肿瘤的多发性，如神经纤维瘤病、脂肪瘤病、血管瘤病等。

二、肿瘤的分类

不同类型的肿瘤具有不同的临床病理特点、治疗反应和预后。对肿瘤进行正确的组织类型诊断，是拟定治疗方案、判断预后的重要依据。根据肿瘤实质细胞的来源，将肿瘤主要分为上皮组织肿瘤、间叶组织肿瘤、淋巴造血组织肿瘤、神经组织肿瘤及其他，每一组织来源又根据分化程度和异型性分为良性和恶性（表 5-2）。WHO 对各器官系统的肿瘤还有更详细的分类，并根据研究进展不断加以修订，形成世界上广泛使用的 WHO 肿瘤分类。

表 5-2　常见肿瘤的分类

	良性肿瘤	恶性肿瘤
上皮组织		
鳞状细胞	鳞状细胞乳头状瘤	鳞状细胞癌
基底细胞		基底细胞癌
腺上皮细胞	腺瘤	腺癌
尿路上皮（移行细胞）	尿路上皮乳头状瘤	尿路上皮癌
间叶组织		
纤维组织	纤维瘤	纤维肉瘤
脂肪	脂肪瘤	脂肪肉瘤
平滑肌	平滑肌瘤	平滑肌肉瘤
横纹肌	横纹肌瘤	横纹肌肉瘤
血管	血管瘤	血管肉瘤
淋巴管	淋巴管瘤	淋巴管肉瘤
骨和软骨	软骨瘤，骨软骨瘤	骨肉瘤，软骨肉瘤
淋巴造血组织		
淋巴细胞		淋巴瘤
造血细胞		白血病
神经组织和脑脊膜		
胶质细胞	—	弥漫性星形细胞瘤
神经细胞	神经节细胞瘤	神经母细胞瘤，髓母细胞瘤

续表

	良性肿瘤	恶性肿瘤
脑脊膜	脑膜瘤	恶性脑膜瘤
神经鞘细胞	神经鞘瘤	恶性神经鞘瘤
其他肿瘤		
黑色素细胞	—	恶性黑色素瘤
胎盘滋养叶细胞	葡萄胎	恶性葡萄胎，绒毛膜上皮癌
生殖细胞		精原细胞瘤
		无性细胞瘤
		胚胎性癌
性腺或胚胎剩件中的全能细胞	成熟畸胎瘤	不成熟畸胎瘤

第五节　肿瘤的生长与扩散

良、恶性肿瘤有着不同的生长方式，同时恶性肿瘤还能局部浸润，甚至蔓延到其他部位，是导致患者死亡的重要原因。

一、肿瘤的生长

（一）肿瘤的生长速度

肿瘤的生长速度因肿瘤细胞分化程度的不同而差别很大。一般来说，良性肿瘤分化好，生长缓慢，病程可达数年或数十年。如果近期肿瘤体积迅速增大，应考虑有恶变的可能；恶性肿瘤分化差，生长较快，短期内即可形成明显肿块。生长速度快是恶性肿瘤的生物学特性之一。

影响肿瘤生长速度的因素主要有以下几方面：

1. **生长分数**（growth fraction）　指肿瘤细胞群体中处于增殖状态（S 期 + G_2 期）的细胞所占的比例。生长分数高则肿瘤生长速度快。

2. **肿瘤细胞的生成与死亡比例**　大多数恶性肿瘤的细胞生成数目始终大于死亡数目，二者的平衡状态直接影响肿瘤的生长速度。

3. **肿瘤血管生成**（tumor angiogenesis）　肿瘤形成的初始阶段尚无血管长入，其营养成分靠周围组织的弥散而获得，此阶段称为血管前期或无血管期。肿瘤直径达到 $1 \sim 2mm$，若无新生血管长入，则不能继续生长。由于肿瘤细胞在缺氧诱导因子的作用下，产生许多血管生长因子，诱导宿主微血管内皮细胞出芽、迁移、增殖、成型，形成瘤内新生微血管。一旦血管生成，肿瘤的生长呈暴发性加速。

肿瘤血管内介入治疗

血管介入治疗是在 X 线的导向下，将导管插到肿瘤供血动脉，将药物直接灌注到肿瘤供血动脉中，达到"毒死肿瘤"的目的，或（和）利用栓塞剂将肿瘤供血血管填塞，从而达到切断肿瘤血供，"饿死肿瘤"的目的。肿瘤的血管内介入治疗的优点：无需开刀，创伤小，疗效好。主要适用于失去手术机会的肝、肺、肾、盆腔、骨与软组织等恶性实体肿瘤。

微课：肿瘤
的生长

4. **肿瘤的演进和异质性**　恶性肿瘤在生长过程中变得越来越富有侵袭性（包括生长加快、浸润周围组织和远处转移）的现象称为肿瘤的**演进**（progression）。肿瘤的**异质性**（heterogeneity）是指由单克隆来源的肿瘤细胞在生长过程中形成的亚克隆在侵袭能力、生长速度、对激素的反应、对抗癌药物和放疗药物的敏感性等方面的非均一性。

（二）肿瘤的生长方式

肿瘤的生长方式有膨胀性、浸润性和外生性三种（图5-5），与其良恶性和生长部位有关。

1. **膨胀性生长**（expansive growth）　是**良性**肿瘤的**典型**生长方式。主要发生于实质器官肿瘤，其特点是肿块常呈结节状、球形，有完整包膜，与周围组织界限清楚（图5-5）。触诊时肿块活动度良好，手术容易完整切除，不易复发。

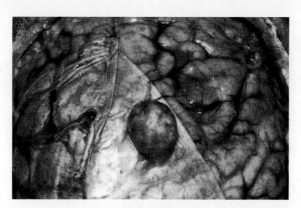

图5-5　良性肿瘤的膨胀性生长（脑膜瘤）
肿瘤呈球形，有蒂，有包膜，挤压周围正常脑组织形成压迹

2. **浸润性生长**（invasive growth）　是**恶性**肿瘤的**典型**生长方式。肿瘤细胞如同树根扎入土壤般侵入并破坏周围组织，此种现象称为肿瘤浸润（图5-6）。浸润性生长的肿瘤特点是无包膜，大体呈火山口状、溃疡状或蟹足状，与周围组织界限不清，触诊时肿块固定或活动度小，手术不易彻底切除，切除后易复发。

图5-6　恶性肿瘤的浸润性生长（乳腺癌）
乳腺浸润性导管癌，白色癌组织呈树根状扎入周围脂肪组织

3. **外生性生长**（exophytic growth）　发生在体表、体腔或管道器官（如消化道、泌尿生殖道）腔面的良性和恶性肿瘤均可呈外生性生长，形成突向表面的乳头状、息肉状、蕈状、菜花状等。但恶性肿瘤在向表面生长的同时，亦向底部浸润；还由于生长迅速，肿瘤组织因血液供应相对不足而发生坏死、脱落，形成底部不平、边缘隆起的恶性溃疡。管道器官的外生性肿瘤对周围组织器官的影响，除恶性肿瘤的浸润破坏外，突出的影响是阻塞，如食管癌可表现为吞咽困难，结肠癌可表现为肠梗阻等。

二、肿瘤的扩散

恶性肿瘤通过局部浸润和转移两种方式进行扩散，是其难以根治和导致患者死亡的最重要原因。

（一）局部浸润

恶性肿瘤细胞沿着组织间隙、淋巴管、血管或神经束膜侵袭，破坏邻近的组织、器官并继续生长的过程，称为局部浸润或**直接蔓延**（direct spreading）。局部浸润使肿块扩大、蔓延，由于界限不清而增加了手术切除的难度，并为转移创造了条件。如晚期子宫颈癌可向前、向后蔓延到膀胱和直肠。局部

浸润是恶性肿瘤重要的生物学特性之一，其机制复杂（图5-7），目前所知甚少，主要为以下四步：癌细胞间的黏附力降低、癌细胞与基底膜的黏着增加、细胞外基质的降解、癌细胞迁移。

A. 细胞间连接松动　B. 黏着　C. 降解　D. 移出

图5-7　恶性肿瘤细胞局部浸润机制示意图
分为细胞间连接松动、黏着、降解和移出四步

（二）转移

恶性肿瘤细胞从原发部位侵入淋巴管、血管和体腔，迁徙到其他部位继续生长，形成与原发瘤同样类型的肿瘤，这个过程称为**转移**（metastasis）。所形成的肿瘤称为转移瘤。转移是恶性肿瘤最重要的生物学特性。恶性肿瘤通过以下三条途径发生转移：

1. **淋巴道转移**（lymphatic metastasis）　是**癌**最常见的转移途径。癌细胞侵入淋巴管（图5-8），随淋巴流到达局部淋巴结，形成淋巴结转移癌。如，发生于外上象限的乳腺癌常首先转移至同侧腋窝淋巴结；肺癌首先转移到肺门淋巴结。癌细胞先聚集于边缘窦，逐渐累及整个淋巴结，呈无痛性肿大，质地变硬，可推动。当区域内多个淋巴结受累以及癌细胞侵出被膜，可使相邻的受累淋巴结融合成不易推动的团块。局部淋巴结发生转移后，癌细胞可继续沿淋巴流方向依次转移至下一站的淋巴结，最后可经胸导管或右淋巴导管进入血流，继发血道转移。

图5-8　肿瘤的淋巴道转移
图示肺间质淋巴管内的瘤细胞团

2. **血道转移**（hematogenous metastasis）　是**肉瘤**最常见的转移途径。瘤细胞侵入血管后，可随着血流到达远处的器官，继续生长，形成转移瘤（图 5-9）。血道转移的途径与栓子运行的途径基本相同。侵入体静脉的肿瘤细胞常在肺内形成转移瘤，如骨肉瘤的肺转移；肺癌或肺转移瘤的肿瘤细胞侵入肺静脉，可经左心到达全身各器官，常在骨、脑、肾、肾上腺等处形成转移瘤；侵入门静脉的肿瘤细胞首先发生肝转移，如胃肠道癌；侵入 Baston 脊椎静脉系统的肿瘤细胞可引起脊椎及脑的转移，如前列腺癌可通过该途径转移到脊椎。然而，血道转移的发生并不是随机的，某些肿瘤的转移具有特殊的器官"亲和性"。例如，肺癌易转移到肾上腺和脑；前列腺癌、肾癌和甲状腺癌易转移到骨；乳腺癌常转移到肺、肝、骨和卵巢等；而软骨、脾、心肌和骨骼肌则很少发生转移瘤。产生这种现象的机制还不太清楚。据临床统计，血道转移的靶器官**最常见**的是肺，其次是**肝**，再次是**骨**。因此，肺、肝、骨的影像学检查对于了解恶性肿瘤是否发生血道转移十分必要。转移瘤常为多发性、散在分布、边界较清楚的球形结节（图 5-10）。

3. **种植性转移**（implantation metastasis）　发生于体腔内器官的恶性肿瘤，浸润至器官表面的肿瘤细胞可以脱落，像播种一样种植在体腔其他器官的表面，形成转移瘤。如，侵破浆膜的胃癌，可种植到大网膜、腹膜和卵巢（图 5-11）等处；肺癌可在胸膜腔形成广泛的种植性转移；脑部的恶性肿瘤亦可经脑脊液种植到脑表面的其他部位。此外，因手术操作不慎导致的医源性种植转移应当避免。种植性转移常伴有浆膜腔血性积液，抽取积液检查脱落细胞是诊断恶性肿瘤的重要方法之一。

图 5-9　恶性肿瘤浸润和血道转移机制示意图

图 5-10　肺转移瘤

肝癌肺转移，右肺见多个散在分布的灰白色球形结节，境界清楚

图 5-11　卵巢的转移性腺癌 -Krukenberg 瘤

大体标本中央为剖开的子宫，双侧的卵巢和输卵管肿大，有多个黄白色的结节。该肿瘤发生于胃癌种植性转移至双侧卵巢

微课：肿瘤的转移

三、肿瘤的分级与分期

为了表示恶性肿瘤程度和发展阶段,常常对恶性肿瘤进行分级和分期。

(一)肿瘤的分级

恶性肿瘤的**分级**是病理学根据**肿瘤的异型性**(有时还根据核分裂象的数目),判定其恶性程度的指标。一般分为三级:Ⅰ级为高分化,恶性程度低;Ⅱ级为中等分化,中度恶性;Ⅲ级为低分化(包括未分化),恶性程度高。分级是临床确定治疗方案和判断预后的重要依据之一。

(二)肿瘤的分期

恶性肿瘤分期的主要原则是根据原发肿瘤的大小、侵袭的深度和范围,局部和远处淋巴结有无转移,有无血源性或其他远处转移等来确定肿瘤的分期。肿瘤体积越大,浸润范围越宽,扩散程度越广,分期级别越高,患者的预后就越差。

国际上广泛采用 TNM(tumor, node, metastasis)分期系统。T 指原发瘤的大小,随着肿瘤体积的增加和浸润范围的扩大,依次用 $T_1 \sim T_4$ 表示;N 指淋巴结转移情况,N_0 表示无淋巴结转移,$N_1 \sim N_3$ 表示淋巴结转移的程度和范围;M 指血道转移情况,M_0 表示无血道转移,有血道转移者用 M_1、M_2 表示程度。

恶性肿瘤的分期与分级是两个关联紧密的不同概念,均是临床确定治疗方案和判断预后的重要依据。

文档:肿瘤
的个体化
治疗

第六节　肿瘤对机体的影响与良恶性肿瘤的区别

肿瘤的性质、大小、发生部位以及分级和分期的不同对机体的影响也不同,其结局也不同。

一、肿瘤对机体的影响

(一)良性肿瘤对机体的影响

良性肿瘤由于分化较成熟,生长缓慢,无浸润和转移,一般对机体的影响较小。但因其发生部位或有继发性改变,有时也可引起较为严重的后果。

1. **局部压迫和阻塞**　是**良性**肿瘤对机体**最主要**的影响。如突入肠腔的平滑肌瘤可引起肠梗阻,颅内良性肿瘤压迫脑组织、阻塞脑脊液循环系统而引起颅内压升高等。

2. **继发性改变**　良性肿瘤可发生继发性改变,对机体造成不同程度的影响。如肠的乳头状腺瘤、膀胱的乳头状瘤和子宫黏膜下平滑肌瘤等,表面可发生溃疡、出血和感染。支气管壁的良性肿瘤阻塞气道后引起分泌物潴留,导致肺内感染。

3. **产生激素或激素样物质**　内分泌腺的良性肿瘤可引起某种激素分泌过多而对全身产生影响。如肾上腺皮质腺瘤可引起原发性醛固酮增多症或库欣(Cushing)综合征;胰岛细胞瘤可分泌过多的胰岛素,引起阵发性低血糖等。

(二)恶性肿瘤对机体的影响

恶性肿瘤由于分化不成熟,生长快,发生浸润和转移,因而对机体影响严重。除引起局部压迫、阻塞症状和内分泌(包括弥散神经内分泌)系统恶性肿瘤的激素增多症状外,还可引起更为严重的后果。

1. **继发性改变**　恶性肿瘤可继发出血、穿孔、感染及病理性骨折。**出血**常是警觉的信号。如,鼻咽癌的涕血、肺癌的咯血、胃癌的便隐血、结直肠癌的便血、子宫颈癌的血性阴道分泌物、肾癌和膀胱癌的无痛性血尿等。肿瘤组织坏死可导致组织器官的穿孔和瘘管形成,如胃肠道癌的穿孔,食管癌的食管气管瘘等。肿瘤组织坏死还可继发感染,常有散发恶臭的渗出物,如子宫颈癌、阴茎癌。肿瘤产物或合并感染可引起发热。骨肿瘤或骨转移瘤可发生病理性骨折。

2. **疼痛**　肿瘤可压迫、浸润局部神经而引起顽固性疼痛,非哌替啶等麻醉类药物难以奏效。

3. **恶病质**　恶性肿瘤晚期,患者出现极度消瘦、乏力、严重贫血和全身衰竭的状态,称为恶病质(cachexia),常导致患者死亡。机制尚不清楚,可能是肿瘤不断生长夺取机体的营养,肿瘤产物的毒性作用,厌食和食物消化吸收障碍,以及由于精神压力和疼痛而影响睡眠等因素所致。

笔记

4.副肿瘤综合征　是指不能用原发瘤和转移瘤加以解释的一些病变和临床表现,由肿瘤的产物(如异位激素)或异常免疫反应等原因间接引起,可表现为内分泌、神经、消化、造血、骨关节、肾脏及皮肤等系统的异常。较常见的是异位内分泌综合征,即一些非内分泌腺的肿瘤,如肺癌、肝癌等,也可以产生和分泌激素或激素样物质,如促肾上腺皮质激素、降钙素、生长激素、甲状旁腺素等,引起内分泌症状。副肿瘤综合征可以是早期发现潜隐癌的线索,也可能意味着病情严重。

知识拓展

癌痛的原因与分类

WHO 将癌症患者的疼痛分为四大类型:①肿瘤侵犯所致的疼痛,占 70%~80%;②抗肿瘤治疗所致的疼痛,如收缩切口瘢痕、神经损伤、患肢痛、化疗后静脉炎、放疗后局部损害等,占 8%~9%;③与肿瘤相关的疼痛,如癌症副肿瘤综合征的骨关节痛、压疮等,占 6%~8%;④与肿瘤或治疗无关的疼痛,如骨关节炎、动脉瘤、糖尿病性末梢神经痛等,占 6%~8%。多数癌症患者,尤其是癌症晚期患者,常合并多种类型的疼痛。

二、良性肿瘤与恶性肿瘤的区别

对于肿瘤患者,鉴别肿瘤的良、恶性是合理选择治疗方案的前提,对患者的预后至关重要(表 5-3)。

表 5-3　良性肿瘤与恶性肿瘤的鉴别

	良性肿瘤	恶性肿瘤
分化程度	分化好,异型性小	分化差,异型性大
核分裂象	无或少,无病理性核分裂象	常见增多,可见病理性核分裂象
生长速度	缓慢	较快
生长方式	膨胀性、外生性	浸润性、外生性
大体表现	有包膜,界限清楚,活动度好	无包膜,界限不清,活动度差
继发改变	少见	常见,如肿瘤出血、坏死、溃疡
转移	不转移	会转移
复发	不复发(或极少复发)	易复发
对机体影响	较小,主要为局部压迫或阻塞	较大,如合并感染、器官衰竭、恶病质

需要注意,肿瘤虽有良、恶性之分,但两者之间并无截然界限,区别是相对的。如血管瘤虽为良性,但无包膜,常呈浸润性生长;个别良性肿瘤如涎腺多形性腺瘤,可见数次复发;生长在颅内等要害部位的良性肿瘤也可危及生命。恶性肿瘤的恶性程度也各不相同,有的较早发生转移,如鼻咽癌;有的转移较晚,如子宫内膜癌;有的几乎不转移,如皮肤基底细胞癌。有些良性肿瘤可发生恶变,恶性肿瘤也并非一成不变。个别恶性肿瘤,如黑色素瘤可因机体免疫力增强等原因,停止生长甚至完全消退;又如儿童神经母细胞瘤的瘤细胞,有时能发育为成熟的神经细胞。此外,还有一些肿瘤,在生物学行为上介于良性与恶性之间,称之为**交界性肿瘤**(borderline tumor),如膀胱乳头状瘤、卵巢交界性囊腺瘤等。

文档:肿瘤的"液态活检"

第七节　癌前疾病与病变、非典型增生和原位癌

肿瘤的发生是经历多阶段的漫长过程。一些恶性肿瘤(特别是上皮性肿瘤)的发生需经历**癌前疾病**(precancerous diseases)、**癌前病变**(precancerous lesion)阶段,可伴有不同程度的**非典型增生**(atypical hyperplasia),进一步发展为**原位癌**(carcinoma in situ),然后发展为**浸润癌**(infiltrating carcinoma),正确及时认识这些病变,对于肿瘤的早期发现有着重要的临床意义。

一、癌前疾病与病变

某些疾病(或病变)具有癌变的**潜在危险**,如果长期存在,患者发生相关癌症的风险较大。这些疾病(或病变)称为癌前疾病或癌前病变。较常见的癌前疾病(或病变)与恶性肿瘤的关系如下:

1. 慢性子宫颈炎伴子宫颈糜烂(人类乳头状瘤病毒、HPV)与子宫颈癌。

2. 子宫内膜增生症与子宫内膜腺癌。

3. 乳腺增生性纤维囊性变与乳腺癌。

4. 慢性溃疡性结肠炎、慢性结肠血吸虫病与结直肠癌。

5. 慢性萎缩性胃炎伴肠上皮化生与胃癌、幽门螺杆菌(*Helicobacter pylori*)感染与胃癌及胃黏膜相关(B细胞)淋巴瘤。

6. 慢性病毒性肝炎(HBV、HCV)、结节性肝硬化与肝细胞癌。

7. 皮肤慢性溃疡、口腔和外阴黏膜白斑、包茎与鳞癌;隐睾与精原细胞瘤等。

临床医生须正确认识和积极治疗这些癌前疾病,预防患者发生相关癌症。应当指出,癌前疾病并不一定都会发展成癌症,癌症也并不都始于癌前疾病。

二、非典型增生

非典型增生是指上皮细胞增生并有**异型性**,但还**不足以诊断为癌**。增生的上皮细胞排列紊乱,细胞大小不一,核大深染,核质比例增大,核分裂象增多,但一般不见病理性核分裂象。

以往非典型性增生与异型增生作为同义词使用,近年来有些学者建议,把具有明显细胞异型性和结构异型性的非典型增生,称为异型增生。

根据异型性大小和累及的范围,非典型增生分为轻度、中度和重度三级。

三、原位癌

原位癌是指局限于上皮层内的癌,癌细胞尚**未突破基底膜**向下浸润者,有时也称**上皮内癌**(intraepithelial carcinoma)。常见于鳞状上皮或尿路上皮。癌细胞**突破基底膜**浸润到黏膜下层、真皮或间质称为**浸润癌**。

目前,临床上较常用**上皮内瘤变**(intraepithelial neoplasia, IN)的概念来描述上皮组织**从异型增生到原位癌**这一连续的过程。上皮内瘤变也分为三级,其中Ⅰ级、Ⅱ级分别与轻度、中度非典型性增生相对应,而Ⅲ级则包括重度非典型增生和原位癌(表5-4)。如子宫颈上皮内瘤变(CIN)(图5-12)、外阴上皮内瘤变(VIN)等。使用这一概念是因为重度非典异型增生都将发展为原位癌,而且二者在病

表5-4 非典型增生、原位癌与上皮内瘤变的对应关系

	累及上皮层的下1/3	累及上皮层的下2/3	累及上皮层的2/3以上	累及上皮的全层
非典型增生和原位癌	轻度(Ⅰ级)	中度(Ⅱ级)	重度(Ⅲ级)	原位癌
上皮内瘤变	Ⅰ级	Ⅱ级	Ⅲ级	

图5-12 子宫颈上皮内瘤变(CIN)Ⅰ、Ⅱ、Ⅲ级

理诊断上难以截然分开,其治疗原则也基本一致,所以没有必要将二者进行严格区分。

近年来,临床上习惯对上皮内瘤变采用低级别和高级别两级法。轻度和部分中度非典型增生为低级别上皮内瘤变,部分中度、重度非典型增生和原位癌属于高级别上皮内瘤变。

第八节 常见肿瘤举例

本节简单介绍一些较为常见肿瘤的病理学特点与临床特点,各器官系统的常见肿瘤详见本书各系统疾病章节。

一、上皮组织肿瘤

上皮组织包括被覆上皮和腺上皮。上皮组织肿瘤最常见,人体的恶性肿瘤大部分是上皮组织的恶性肿瘤。

(一)良性上皮组织肿瘤

1. **乳头状瘤**(papilloma) 见于复层的被覆上皮,如鳞状上皮或移行上皮发生的良性肿瘤。肿瘤向表面呈外生性生长,形成乳头状突起,并可呈菜花状或绒毛状外观。肿瘤根部常有细蒂与正常组织相连。镜下,每一乳头表面覆盖增生的鳞状上皮或者移行上皮,乳头轴心由具有血管的分支状结缔组织间质构成(图5-13)。鳞状上皮乳头状瘤临床常见于外阴、鼻腔、喉等处,多与HPV感染有关。

图 5-13 皮肤乳头状瘤
肿瘤呈乳头状外观,以蒂与皮肤相连,光镜低倍镜观察见
乳头轴心为纤维结缔组织和血管,被覆增生的鳞状上皮

2. **腺瘤**(adenoma) 由腺上皮发生的良性肿瘤,多见于甲状腺、卵巢、乳腺、涎腺和肠黏膜等处。多呈息肉状或结节状,常有包膜,分界清楚。根据腺瘤的组成成分或形态特点,又可将其分为**囊腺瘤**(常见于卵巢)、**纤维腺瘤**(见于女性乳腺)、**息肉状腺瘤**(发生于黏膜)和**多形性腺瘤**(发生于涎腺,特别是腮腺)等类型。

(二)恶性上皮组织肿瘤

多见于40岁以上人群,癌是人类最常见的恶性肿瘤。癌的常见类型有以下几种:

1. **鳞状细胞癌**(squamous cell carcinoma,简称鳞癌) 鳞癌常发生在身体原有鳞状上皮覆盖的部位,如皮肤、口腔、子宫颈、阴道、食管、喉等处,也可发生在有鳞状上皮化生的其他非鳞状上皮覆盖部位,如支气管、胆囊、肾盂等处。大体,常呈菜花状,可形成溃疡。镜下,癌细胞排列成巢状称为癌巢。高分化鳞癌的癌巢中央可见层状的角化物,称为**角化珠**(keratin pearl)或**癌珠**(图5-14),癌细胞间可见**细胞间桥**。低分化鳞癌无角化珠形成,甚至也无细胞间桥,细胞异型性明显并见较多核分裂象。

2. **基底细胞癌**(basal cell carcinoma) 由表皮基底细胞发生,多见于老年人面部如眼睑、颊及鼻翼等处。癌巢主要由浓染的基底细胞样癌细胞构成。此癌生长缓慢,表面常形成溃疡,并可**浸润破坏深层组织**,但**几乎不发生转移**,对放射治疗很敏感。

图 5-14 高分化鳞状细胞癌
红色箭头为癌巢；蓝色箭头为角化珠

3. 移行细胞癌（transitional cell carcinoma） 来源于膀胱或肾盂等处的移行上皮。常为多发性，呈乳头状或菜花状，可溃破形成溃疡或广泛浸润深层组织。癌细胞似移行上皮，呈多层排列。按细胞异型性和浸润情况分为Ⅰ、Ⅱ、Ⅲ级。

4. 腺癌（adenocarcinoma） 腺上皮发生的恶性肿瘤。根据其形态结构和分化程度，可分为管状或乳头状腺癌和黏液癌。

（1）管状或乳头状腺癌：多见于胃、肠、甲状腺、胆囊、子宫体和卵巢等处。癌细胞形成大小不等、形状不一、排列不规则的腺样结构，细胞常排列成多层，核大小不一，核分裂象多见（图 5-15）。当腺癌伴有大量乳头状结构时称为乳头状癌；腺腔高度扩张呈囊状时称为囊腺癌；伴乳头状生长的囊腺癌称为乳头状囊腺癌。

（2）**黏液癌**（mucoid carcinoma）：常见于胃和大肠。癌组织呈灰白色半透明如胶冻样，又称**胶样癌**（colloid carcinoma）。一种为黏液堆积在腺腔内，并可由于腺体的崩解而形成黏液湖，当癌组织中黏液成分超过 50%，称其为**黏液腺癌**；另一种为黏液聚积在癌细胞内，将核挤向一侧，使该细胞呈印戒状，则称为**印戒细胞**（signet-ring cell carcinoma），以印戒细胞为主的癌称为**印戒细胞癌**（图 5-16）。印戒细胞癌早期即可有广泛的浸润和转移，预后差。

图 5-15 中分化管状腺癌
癌细胞形成腺管状结构，浸润生长，癌细胞异型性明显

图 5-16 黏液腺癌
箭头所指为印戒细胞

二、间叶组织肿瘤

间叶组织肿瘤种类繁多，包括脂肪组织、血管和淋巴管、平滑肌、横纹肌、纤维组织、骨组织等的肿瘤。间叶组织良性肿瘤较常见，恶性肿瘤少见。

（一）良性间叶组织肿瘤

这类肿瘤分化程度高，其组织结构、细胞形态、质地和颜色等均与其起源的正常组织相似。肿瘤

多呈膨胀性生长，生长缓慢，有包膜。常见类型有：

1. **脂肪瘤**（lipoma）　常见于背、肩、颈及四肢近端的皮下组织。外观为扁圆形或分叶状，有包膜、质地柔软，切面色淡黄，有油腻感。肿瘤大小不一，常为单发性，亦可为多发性（脂肪瘤病，lipomatosis）。镜下与正常脂肪组织的主要区别在于有包膜和纤维间隔（图5-17）。脂肪瘤极少恶变，手术易切除。

图 5-17　脂肪瘤
箭头所指为包膜

2. **血管瘤**（hemangioma）　为先天性，常见于儿童的头面部皮肤。内脏血管瘤以肝脏最多见。血管瘤分为**毛细血管瘤、海绵状血管瘤**及**混合型血管瘤**等类型，以前两者为多。血管瘤无包膜，可呈浸润性生长，质软。在皮肤或黏膜可呈突起的鲜红斑块，或呈暗红、紫红色斑块。内脏血管瘤多呈结节状。毛细血管瘤主要由大量的毛细血管构成。海绵状血管瘤主要由扩张的血窦构成（图5-18）。血管瘤一般随身体发育而长大，成年后即停止发展，较小者可自然消退。淋巴管瘤由扩张的淋巴管构成，内含淋巴液。

图 5-18　海绵状血管瘤
箭头所指为扩张的血窦

3. **平滑肌瘤**（leiomyoma）　最多见于子宫，其次为胃肠道。瘤组织由形态比较一致的梭形平滑肌细胞构成。瘤细胞互相编织呈束状或栅栏状排列，核呈长杆状，两端钝圆。

4. **软骨瘤**（chondroma）　自骨膜发生并向外突起者，称外生性软骨瘤。发生于手足短骨和四肢长骨等骨干的骨髓腔内者，称为内生性软骨瘤。软骨瘤切面呈淡蓝色或银白色，半透明，可有钙化或囊性变。瘤组织由成熟透明软骨组成，呈不规则分叶状。位于盆骨、胸骨、肋骨、四肢长骨或椎骨的软骨瘤易恶变，发生在指（趾）骨的软骨瘤极少恶变。

（二）恶性间叶组织肿瘤

癌与肉瘤均为恶性肿瘤，二者有着明显的不同，肉瘤比癌少见，多发于青少年，具体见表5-5。

表 5-5　癌与肉瘤的区别

	癌	肉瘤
组织起源	上皮组织	间叶组织
发病率	很常见,多见于 40 岁以上	较少见,多见于青少年
大体特点	质较硬,色灰白,较干燥	质较软,色灰红,鱼肉状
镜下特点	癌细胞常排列成癌巢,实质与间质分界清楚	肉瘤细胞弥漫无序,实质与间质交织混杂,血管丰富
网状纤维染色	网状纤维只见于癌巢周围	网状纤维见于肉瘤细胞之间
转移途径	多经淋巴道转移	多经血道转移
相对预后	相对较好	相对较差

常见的肉瘤有以下几种:

1. 纤维肉瘤(fibrosarcoma)　四肢皮下组织为多见。分化好的纤维肉瘤,瘤细胞多呈梭形,异型性小,与纤维瘤有些相似。分化差者异型性大,生长快,易发生血道转移,切除后易复发。

2. 脂肪肉瘤(liposarcoma)　是肉瘤中较常见的一种。多见于 40 岁以上的成年人,常发生在大腿及腹膜后等深部软组织。外观大多数呈结节状或分叶状,黄红色有油腻感,有时可呈鱼肉状或黏液样。肿瘤细胞大小形态各异,可见分化差的星形、梭形、小圆形或呈明显异型性和多样性的脂肪母细胞,胞质内含有大小不等的脂肪空泡。

3. 骨肉瘤(osteosarcoma)　是骨最常见的恶性肿瘤。多见于青少年。好发于四肢长骨,尤其是股骨下端和胫骨上端。肿瘤位于长骨干骺端时,呈梭形膨大,侵犯破坏骨皮质,并可侵犯周围组织。肿瘤表面的骨外膜常被瘤组织掀起,上下两端可见骨皮质和掀起的骨外膜之间形成三角形隆起,其间堆积由骨外膜产生的新生骨,称 **Codman 三角**(图 5-19)。由于骨膜被掀起,在骨外膜和骨皮质之间,可形成与骨表面垂直的放射状反应性新生骨小梁,在 X 线上表现为**日光放射状阴影**。镜下,肉瘤组织由明显异型性的梭形或多边形肉瘤细胞组成,瘤细胞可直接形成肿瘤性骨样组织或骨组织,是病理诊断骨肉瘤最重要的组织学依据(图 5-20)。骨肉瘤呈高度恶性,生长迅速,常在发现时已有肺转移。

图 5-19　骨肉瘤
股骨下端骨肉瘤的影像学和大体表现,肿瘤破坏骨皮质并浸润周围软组织和骨髓腔,切面灰白色,鱼肉状伴出血坏死

图 5-20　骨肉瘤
肿瘤细胞异型性明显,有许多核分裂象(包括病理性核分裂象),可见肿瘤性骨质形成

三、淋巴造血组织肿瘤

淋巴造血系统由髓性组织和淋巴组织构成。髓性组织主要包括骨髓和血液;淋巴组织包括胸腺、

脾脏、淋巴结及广泛分布于消化道和呼吸道的结外弥散淋巴组织。按 WHO 关于淋巴造血组织肿瘤的分类，以细胞来源为线索分为髓系肿瘤（myeloid neoplasm）、淋巴组织肿瘤（lymphoid neoplasm）和朗格汉斯细胞组织细胞增生症。以下简要介绍前两者的基本类型、病理特点、临床表现及预后。

（一）髓系肿瘤

髓系肿瘤是骨髓内具有多向分化潜能的造血干细胞的克隆性增生。骨髓中的多能干细胞可以向两个方向分化，一是向髓细胞方向克隆性增生形成粒细胞、单核细胞、红细胞和巨核细胞系别的肿瘤，统称为髓系肿瘤；二是向淋巴细胞方向克隆性增生形成的淋巴组织肿瘤。因干细胞位于骨髓内，故髓系肿瘤多表现为白血病，且常有二级造血器官，如脾、肝和淋巴结的浸润和累及。

1. **白血病分类** 根据白血病的病程、细胞形态及临床表现等可分为四个基本类型：①急性髓细胞性白血病（acute myelogenous leukemia，AML），又称急性粒细胞白血病或急性非淋巴细胞白血病；②慢性髓细胞性白血病（chronic myelogenous leukemia，CML），又称慢性粒细胞性白血病；③急性淋巴母细胞性白血病（acute lymphoblastic leukemia，ALL）；④慢性淋巴细胞性白血病（chronic lymphoblastic leukemia，CLL）。

2. **病理特点** 白血病的病理变化主要是**白血病细胞的克隆性增生、白血病细胞侵袭**和**破坏组织器官**。其病变特点是：①骨髓内白血病细胞弥漫性增生，取代正常骨髓造血组织。②外周血中有白细胞质和量的变化，并见大量原始细胞。③淋巴结不同程度肿大，白血病细胞浸润破坏淋巴结结构。髓性白血病肿大较轻或不明显，淋巴性白血病肿大明显。④脾脏一般轻度至中度肿大，尤以 CML 脾大特别显著，可达脐下，白血病细胞侵袭红髓及白髓。⑤肝脏不同程度肿大，髓性白血病细胞主要沿肝窦在肝小叶内浸润，淋巴性白血病细胞主要在门管区浸润。⑥侵袭中枢神经系统，多数白血病患者有大脑、基底核、小脑和脊髓受累，主要侵袭白质。另外，90% CML 患者的白血病细胞可见由 t(9：22)易位形成的 Ph1 染色体（费城染色体），是人类肿瘤中唯一恒定的异常染色体，为 CML 的标记染色体，具有诊断价值。骨髓造血干细胞移植是目前唯一能根治白血病的方法。

（二）淋巴瘤

淋巴瘤（lymphoma）又称**恶性淋巴瘤**，分为霍奇金淋巴瘤（Hodgkin lymphoma，HL）和非霍奇金淋巴瘤（non-Hodgkin lymphoma，NHL）两大类。临床主要表现为淋巴结无痛性肿大，进一步发展出现发热、乏力、消瘦、贫血和局部压迫症状，常伴有肝大、脾大。

1. **霍奇金淋巴瘤** 最常累及颈部淋巴结和锁骨上淋巴结，其次为腋下、纵隔和腹膜后淋巴结等。局部**淋巴结无痛性、进行性肿大**往往是首发症状，晚期可累及脾、肝、骨髓等处。多发于青年人，男性多于女性。HL 主要病理变化为病变的淋巴结肿大，早期触诊可活动，随着病程的进展，相邻肿大淋巴结相互粘连、融合成大肿块，有时直径可达到 10cm 以上，触之不动。HL 组织学特征是 Reed-Sternberg 细胞（**R-S 细胞**）及其变异细胞的肿瘤细胞，散布在以淋巴细胞为主的多种炎细胞混合的背景上。典型的（诊断性）R-S 细胞为双核（镜影细胞）或多核的瘤巨细胞（图 5-21）。

2. **非霍奇金淋巴瘤** 占所有淋巴瘤的 80%～90%，其中有 2/3 起源于 **B 细胞**，其次是 T 细胞，NK

图 5-21 霍奇金淋巴瘤
蓝色箭头为 R-S 细胞；红色箭头为病理性核分裂象

细胞和组织细胞很少见。以 40~60 岁男性多见，常累及颈部、纵隔、腋窝等淋巴结，临床表现与 HL 相似。NHL 基本病变是：①淋巴结或结外组织的正常结构全部或部分被瘤细胞破坏或替代，可见分布均匀、新生的薄壁毛细血管；②瘤细胞为相对单一性，具有不同程度的异型性和病理性核分裂象；③肿瘤的基本组织结构呈滤泡性或弥漫性，后者预后较差。NHL 是一组异质性肿瘤，瘤细胞起源自淋巴细胞分化过程的阶段不同，决定了瘤细胞的形态不同（大或小、有裂或无裂等）、免疫特征不同（CD3、CD20、CD56 等），瘤组织的组织结构亦不同，其治疗效果及预后也有很大差异。因此，NHL 病理组织学分型虽然复杂，但却是非常必要的。在某些类型 NHL，约 50% 患儿和约 20% 成年患者出现白血病样变化，即瘤细胞侵袭骨髓并进入外周血。

第九节 肿瘤的病因与发病机制

肿瘤的病因与发病机制一直是肿瘤研究的重点和难点。引起肿瘤发生的原因称为**致瘤因子**，习惯将引起恶性肿瘤的致瘤因子称为**致癌物**。大量的流行病学研究显示，肿瘤的发生是多种因素共同作用的结果，同时也是需要经历多阶段、多步骤的过程。

一、肿瘤的病因

肿瘤病因十分复杂，总体上包含环境因素和遗传因素两个方面，二者可以协同或序贯的方式共同作用，引起基因改变，导致肿瘤的发生。

（一）环境因素

1. 化学致癌因素 目前已被确认的化学致癌物达 1000 多种，其中绝大多数是引起基因突变而致癌。化学致癌物可分为直接致癌物和间接致癌物。

（1）直接致癌物：较少见，不需要体内代谢活化就可以致癌的物质，但一般致癌作用较弱，需要时间长。主要为烷化剂与酰化剂类，如抗癌药物中的环磷酰胺、氮芥、亚硝基脲等，当其应用相当长时间后可诱发第二种肿瘤，如可诱发髓细胞性白血病。某些金属元素也有直接致癌作用，如铬可致肺癌，镉可致前列腺癌，镍可致鼻咽癌和肺癌等。一些非金属元素和有机化合物也有致癌性，如苯可致白血病，砷可致皮肤癌，氯乙烯可致肝血管肉瘤等。

知识拓展

化疗药物应用的原则

在全面了解患者病情后，再进行化疗。主要原则：①联合化疗：因为肿瘤具有异质性，并且肿瘤细胞在组织中的细胞周期时相也不同，对药物敏感性各异，单用一种药物很难完全杀灭，所以必须联合用药，提高疗效；②多周期化疗：鉴于目前化疗药物的有效率，即使对于较小的肿瘤也需要多周期治疗，才能将肿瘤细胞减少到可治愈的数量级；③合适的用药剂量、时间和顺序；④合适的给药途径：化疗药物可通过静脉、口服和局部给药，各种方式有着不同的优缺点，需根据治疗目的选择合适的给药途径；⑤不同化疗方案的合理安排。

（2）间接致癌物：多见，需要在体内（主要是肝脏）进行代谢活化后才能致癌的物质。

1）**多环芳烃类**：致癌作用强的有 **3,4-苯并芘**、1,2,5,6-双苯并蒽等，广泛存在于烟草的烟雾和污染的大气中，后者主要来自机动车尾气、煤烟、沥青烟雾等，与肺癌等肿瘤的发生有关。熏烤的鱼、肉等食品中也含有 3,4-苯并芘等，与胃癌的发生有关。

2）**芳香胺类与氨基偶氮染料**：致癌的芳香胺类有乙萘胺、联苯胺等，印染工人和橡胶工人的膀胱癌发生率高与此有关。氨基偶氮染料有奶油黄、猩红等，与肝癌、膀胱癌的发生有关。

3）**亚硝胺类**：特点是致癌性强、致癌谱广、能通过胎盘转给子代。可诱发食管癌、胃癌、肝癌、肺癌和鼻咽癌等。其前体物质如硝酸盐、亚硝酸盐在变质的食物中含量较高。亚硝酸盐还可作为肉和鱼类食品的保存剂与着色剂进入人体。河南省林县食管癌高发可能与当地居民腌制的酸菜中亚硝酸盐含量高有关。

4）**真菌毒素**：目前已知有数十种真菌毒素具有致癌性，研究最多的是黄曲霉素。黄曲霉素广泛存在于受潮霉变的粮食作物中，以霉变的花生、谷类含量最多。其中**黄曲霉素 B₁**的致癌作用**最强**，比亚硝胺大 70 倍，主要诱发肝癌。

另外，一些化学物质本身无致癌作用，但能增加某些化学物质的致癌作用，称为**促癌物**，如巴豆油、激素、酚等。

化学致癌因素大多与环境污染和职业性接触有关。因此，治理环境污染和有效的职业防护对肿瘤的防治意义重大。

2．物理致癌因素 主要是电离辐射和紫外线。电离辐射主要包括 X 线、γ 射线和粒子辐射，通过损伤细胞染色体，激活原癌基因和灭活肿瘤抑制基因，而导致肿瘤的发生。在防护不当的情况下长期接触 X 线和放射性元素，如镭、铀、氡、钴、锶、钍、钋等，可引起皮肤癌、白血病、肺癌和骨肉瘤等。长期受紫外线照射，可发生皮肤鳞癌、基底细胞癌和黑色素瘤。此外，热辐射、慢性刺激、创伤和异物等可能是促癌因素。慢性刺激如慢性皮肤溃疡、慢性子宫颈炎等与皮肤鳞癌、子宫颈癌有关；职业性吸入石棉纤维与胸膜间皮瘤有关；骨肉瘤、睾丸肿瘤和脑瘤等患者常有局部外伤史。

3．生物致癌因素

（1）病毒：能引起人或动物肿瘤或体外能使细胞发生恶性转化的病毒称为**肿瘤病毒**，其中 2/3 是 RNA 病毒，1/3 为 DNA 病毒。它们常通过转导或插入突变机制，整合到宿主细胞 DNA 中，导致原癌基因（如 *c-ras*、*c-myc* 等）激活和异常表达，使细胞发生恶性转化而形成肿瘤。与人类肿瘤关系比较密切的病毒主要有 **HBV 和 HCV 与肝癌、HPV 与子宫颈癌、EBV 与鼻咽癌和 Burkitt 淋巴瘤、人类 T 细胞白血病 / 淋巴瘤病毒 -1（HTLV-1）与 T 细胞白血病 / 淋巴瘤**的发生有关。

（2）**幽门螺杆菌**：幽门螺杆菌感染引起的慢性胃炎与**胃癌**和**胃黏膜相关**（B 细胞）淋巴瘤的发生有关。

（3）寄生虫：日本血吸虫病与结肠癌的发生有关；埃及血吸虫病与膀胱癌的发生有关；华支睾吸虫病与肝癌的发生有关。

文档：人乳头瘤病毒及疫苗

（二）内在因素

1．遗传因素 在大多数肿瘤的发生中，遗传因素的作用只表现为对致癌因素的**易感性或倾向性**，如多基因遗传的乳腺癌、肺癌、胃癌、肝癌、前列腺癌等，患者一级亲属的发病率显著高于群体的发病率。直接遗传的只是少数肿瘤，如遗传性视网膜母细胞瘤、神经母细胞瘤、肾母细胞瘤等呈常染色体显性遗传。

2．免疫因素 肿瘤细胞在免疫学上的突出特点，是出现某些在同类正常细胞中看不到的新的抗原标志。已发现的肿瘤抗原包括**肿瘤特异性抗原**和**肿瘤相关抗原**。前者为肿瘤细胞所独有，目前所知甚少；后者大多指胚胎性抗原，为胚胎组织与肿瘤组织所共有。这些抗原在胚胎期曾经产生，出生后渐趋消失，但在细胞癌变时又被重新合成，如**肝癌**的**甲胎蛋白（AFP）**、**结肠癌**等的**癌胚抗原（CEA）**。

由于肿瘤抗原的存在，肿瘤细胞必然被机体免疫系统所识别，并产生特异性免疫反应，包括细胞免疫和体液免疫。细胞免疫是机体抗肿瘤免疫的主要方面，T 淋巴细胞、K 细胞、NK 细胞和巨噬细胞对肿瘤细胞均具有杀伤作用。体液免疫主要是抗肿瘤抗体对肿瘤细胞的破坏效应。正常情况下，机体依赖完整的免疫机制来有效地监视和排斥癌变细胞，因此，大多数个体不发生肿瘤。若癌变细胞因某些原因逃**避免疫监视和排斥**，肿瘤的发生便不可避免。由此也不难理解免疫缺陷（如艾滋病）或大量使用免疫抑制剂者，其癌症患病率明显升高。

3．种族因素 某些肿瘤的发生有明显的种族差异。如白种人易患乳腺癌和肠癌，而肝癌比较少见；非洲黑人则容易患皮肤癌、阴茎癌、宫颈癌和肝癌；我国广东省、广西壮族自治区、四川省、福建省及我国台湾地区鼻咽癌多见。这可能涉及不同的地理环境、饮食及生活习惯、遗传等多因素的影响。

4．性别和年龄因素 除了小部分肿瘤如甲状腺癌、乳腺癌及胆囊癌女性好发之外，大部分肿瘤均好发于男性，如肺癌在男性的发病率明显多于女性。这除了与激素水平有关外，主要还与接触致癌物质的机会有关。年龄对肿瘤也有一定影响，如神经母细胞瘤、肾母细胞瘤、髓母细胞瘤等好发于儿童；骨肉瘤、横纹肌肉瘤好发于青年；而大部分癌则以老年人多见。

5．激素因素 内分泌功能紊乱与某些肿瘤的发生、发展有一定关系。如**乳腺癌**、**子宫内膜癌**等与**雌激素**过多有关,腺垂体激素可促进肿瘤的转移,肾上腺皮质激素可抑制某些造血系统肿瘤的生长与扩散。

二、肿瘤的发病机制

肿瘤的发病机制是一个极其复杂的问题。近年来,随着分子生物学技术的发展,在原癌基因、肿瘤抑制基因、凋亡调节基因、DNA 修复基因和端粒酶等分子水平上,对其发病机制的研究取得了一些进展。

正常细胞存在着**原癌基因**(protooncogene)和**肿瘤抑制基因**(tumor suppressor gene),它们对细胞的增殖和分化起着相应的正、负调控作用。如果这些基因发生改变,会引起肿瘤的发生。

(一)原癌基因的激活

正常情况下,原癌基因编码的蛋白质包括细胞生长因子、生长因子受体、信号转导蛋白以及核调节蛋白等,它们对正常细胞的生长与分化起着重要的正性调控作用。在各种致癌因素的作用下,原癌基因可被激活为有致癌活性的癌基因(oncogene),如 *ras*、*myc*、*myb*、*sis*、*src* 等,它们可促进肿瘤的发生。

文档:原癌基因激活途径

分子靶向治疗

随着分子生物学技术的提高,临床上开始了针对细胞受体、关键基因和调控分子为靶点的治疗,称为分子靶向治疗(molecular targeted therapy)。它具有治疗特异性强、效果显著、基本不损伤正常组织的优点。根据药物作用的靶点和性质,主要分为单克隆抗体和小分子化合物两类。

单克隆抗体包括:①抗 EGFR 单抗:如西妥昔单抗(Cetuximab)、尼妥珠单抗(Nimotuzumab)等;②抗 Her-2 单抗:曲妥珠单抗(Trastuzumab);③抗 CD20 单抗:利妥昔单抗(Rituximab);④ VEGF 单抗:贝伐珠单抗(Bevacizumab);⑤抗 CD52 单抗:阿仑单抗(Alemtuzumab)。

小分子化合物包括:① Bcr-Abl 酪氨酸激酶抑制剂:伊马替尼(Imatinib);② EGFR 酪氨酸激酶抑制剂:吉非替尼(Gefitinib);③多靶点抑制剂:索拉非尼(Sorafenib)、舒尼替尼(Sunitinib)等。

(二)肿瘤抑制基因的失活

肿瘤抑制基因又称**抑癌基因**(antioncogene),是正常细胞生长、分化的负性调控基因,如 *Rb*、*p53*、*WT-1*、*NF-1*、*APC*、*DCC*、*p16* 等。在某些致癌因素的作用下,肿瘤抑制基因也可发生突变或缺失,或其表达的蛋白质与 DNA 肿瘤病毒蛋白相互作用而失活,使其抑癌功能丧失,导致细胞过度增生和分化异常而发生恶性转化。

肿瘤的发生不是单个分子的事件,细胞的**完全恶性转化**一般需要**多个基因的改变**,包括数个原癌基因的激活或抑癌基因的失活以及凋亡调节基因和 DNA 修复基因等发生变化。通过对结直肠癌的深入研究,证实了肿瘤发生的多步骤过程(图 5-22)。一个细胞要积累这些基因改变,一般需要 15～20 年,故大多数癌症见于中老年。如果有遗传倾向,先天已有某种或某些基因的变化,不仅使罹患某种癌症的概率增加,还缩短了基因改变的积累过程而使发病年龄提前。

图 5-22　结直肠癌的多步骤发生模式

笔记

总之,致瘤因子引起原癌基因激活,或者抑癌基因失活,可能还有凋亡调节基因、DNA 修复基因以及其他调控基因发生改变,使细胞出现多克隆性增生;进一步的基因改变发展为克隆性增生;继续演进,形成具有不同生物学特性的亚克隆,获得浸润和转移的能力。这是目前研究水平下所了解的肿瘤发生的基本模式(图 5-23)。

图 5-23 肿瘤发生的基本模式

研究肿瘤的发生机制,不仅具有理论意义,还具有重要的临床价值。某些基因的改变已成为某些肿瘤诊断、治疗及预后判断的重要指标。对于肿瘤患者进行精准的基因筛查将成为肿瘤诊疗的重要内容之一。

本章小结

根据肿瘤的形状、数目、大小、颜色、硬度和包膜等一般外观性状,可初步判断肿瘤的良恶性。肿瘤一般由实质和间质两部分组成,每一种肿瘤的性质和临床特点均由实质来决定。肿瘤的异型性和分化程度是判定肿瘤性质最重要的形态学依据,良性肿瘤异型性小,主要表现为组织结构异型性,分化程度好;恶性肿瘤异型性大,组织异型性和细胞异型性显著,分化程度差。

肿瘤命名十分复杂,一般原则是在组织起源后,良性肿瘤加后缀"瘤",上皮来源的恶性肿瘤加后缀"癌",间叶组织来源的恶性肿瘤加后缀"肉瘤"。

肿瘤具有膨胀性(良性肿瘤为主)、浸润性(恶性肿瘤为主)与外生性生长方式。恶性肿瘤生长迅速,可发生淋巴道转移(癌的主要转移方式)、血道转移(肉瘤的主要转移方式)和种植性转移。恶性肿瘤在生长的过程中具有演进与异质性。良性肿瘤对机体的影响小,主要表现局部压迫和阻塞;恶性肿瘤对机体影响大,表现为继发性出血、疼痛、发热、副肿瘤综合征等,晚期可出现恶病质。

恶性肿瘤的分级与 TNM 分期可指导临床医生用药和判断预后。癌前病变(疾病)是很常见的良性病变,治疗不及时可发展为非典型增生甚至原位癌。肿瘤的发生是遗传和环境因素共同作用的结果,因此,控制好环境因素,可有助于降低肿瘤的发病率。

病例讨论

患者,男性,54 岁,吸烟 20 余年,10 支 /d。饮酒 30 余年,白酒 2 两 /d。10 年前诊断为慢性萎缩性胃炎,5 个月前胃痛,逐渐加重,口服抗酸药物逐渐好转。3 个月前持续胃痛、胃胀、呕吐,入

病例讨论

院治疗。入院后，血常规提示病人血红蛋白 80g/L（男性正常值 120～150g/L），便常规提示便隐血（++）。体检发现病人锁骨上淋巴结肿大、变硬。胃镜检查，可见胃小弯近幽门处有 4cm×6cm 的溃疡，并钳取胃黏膜进行活检。病理提示，镜下可见大量腺样细胞巢，异型性明显，核分裂象多见。进一步对患者进行肺和腹部彩超检查。

（王旭光）

扫一扫，测一测

思考题

1. 肿瘤异型性和分化程度与良恶性的关系是什么？
2. 肿瘤的生长方式及其特点与临床意义是什么？
3. 癌前病变、非典型增生、原位癌、上皮内瘤变、浸润癌的关系是什么？

第六章　水、电解质代谢紊乱

06章课件

学习目标

1. 掌握：高渗性和低渗性脱水的定义、特点及其对机体的影响；低钾血症和高钾血症的概念、发生机制及其对机体的影响；水肿的概念及发生机制。
2. 熟悉：高渗性和低渗性脱水的原因、低钾血症和高钾血症的原因。
3. 了解：水肿的特点及其对机体的影响。
4. 能够初步具备根据实验室检查结果和临床表现分析水、电解质代谢紊乱类型的能力。
5. 能够针对水、电解质代谢紊乱的病因开展健康教育，就有关补液和治疗问题与病人及家属进行交流。

生命离不开水，人体的新陈代谢是在体液环境中进行的。体液包括水和溶解于其中的溶质，广泛分布于细胞内外。分布于细胞内的液体称为细胞内液，它的容量和成分与细胞的代谢和生理功能密切相关。分布在细胞周围的是组织间液，它与血浆共同构成细胞外液。细胞外液构成了人体的内环境，是沟通细胞之间以及细胞与外界环境之间的媒介。体液中的主要溶质有钠、钾、钙、镁、磷等无机物和葡萄糖、尿素、蛋白质等有机物，其中的无机盐、酸和碱等成分是以离子形式存在的，统称为电解质。细胞外液的主要阳离子是钠离子，血清钠浓度的正常值是 $130 \sim 150\text{mmol/L}$，血浆渗透压的正常值是 $280 \sim 310\text{mmol/L}$。细胞内液的主要阳离子是钾离子，血清钾浓度的正常值是 $3.5 \sim 5.5\text{mmol/L}$。

水、电解质代谢紊乱与疾病有着密切而广泛的联系，它既可作为病因引起疾病的发生，又可作为基本病理过程存在于许多疾病过程中，还会诱发酸碱平衡紊乱、缺氧、休克和 DIC 等许多病理过程，从而使原发病的病情加重，甚至会危及生命。因此，正确掌握水、电解质代谢紊乱的发生机制、演变规律和纠正的措施，对疾病的防治至关重要。

第一节　水、钠代谢紊乱

临床上根据体液容量及分布的变化将水、钠代谢障碍分为脱水、水中毒及水肿。水摄入过多水或排出减少可引起水中毒。

一、脱水

脱水（dehydration）指体液容量的明显减少。按细胞外液的渗透压不同分为高渗性脱水、低渗性脱水和等渗性脱水三种类型。

（一）高渗性脱水

高渗性脱水（hypertonic dehydration）的主要特征是失水多于失钠，血清钠浓度 $>150\text{mmol/L}$，血浆

笔记

渗透压>310mmol/L。

1. 原因和机制

（1）**单纯失水**：任何原因引起的过度通气都可使呼吸道黏膜的不感蒸发加强以致大量失水（通过呼吸蒸发的水为纯水）。

（2）**低渗液的丢失**：其原因常见于，①胃肠道失水：呕吐和腹泻时可能丧失含钠量低的消化液；②经皮肤失水：汗为低渗液，大汗时每小时可丢失水分800ml左右，发热或甲状腺功能亢进时通过皮肤的不感蒸发每日可失水数升；③经肾失水：中枢性尿崩症时因ADH产生和释放不足，或肾性尿崩症时因远曲小管和集合管对ADH的反应缺乏，均导致肾脏排出大量水分，其中只含很少量的钠；④反复静脉内输注甘露醇、尿素、高渗葡萄糖等时，可因肾小管液渗透压增高而引起渗透性利尿，排水多于排钠。

（3）**饮水不足**：常见原因为，①水源断绝，如沙漠迷路；②不能饮水，如频繁呕吐、昏迷和极度衰弱的病人；③渴感障碍，如中枢神经系统损害、严重疾病或年老体弱的病人可因渴感丧失而造成摄水减少。

临床上，高渗性脱水的原因常是综合性的，如婴幼儿腹泻引起的高渗性脱水，除了丢失肠液、摄入水不足外，还与发热、出汗和呼吸增快等因素有关。

2. 对机体的影响

（1）**口渴**：因失水多于失钠，细胞外液渗透压增高，刺激口渴中枢（除外渴感障碍者），患者有口渴的感觉。

（2）**细胞脱水**：由于细胞外液渗透压增高，可使水分从渗透压相对较低的细胞内向细胞外转移而引起细胞脱水。因而高渗性脱水时细胞内、外液都减少。

（3）**尿的变化**：①尿量少、比重高：细胞外液渗透压增高刺激下丘脑渗透压感受器而使ADH释放增多，肾重吸收水增多，导致尿量减少而比重增高（除外尿崩症）。②尿钠浓度先高后低：早期或轻症患者，由于血容量减少不明显，醛固酮分泌不增多，故尿中仍有钠排出，其浓度还可因水重吸收增多而增高；晚期和重症患者，可因血容量减少、醛固酮分泌增多而致尿钠含量减少。

（4）**中枢神经系统功能障碍**：由于细胞外液渗透压增高使脑细胞脱水引起嗜睡、抽搐、昏迷，甚至死亡。脑体积因脱水而显著缩小时，硬脑膜与脑皮质之间的血管受到牵拉，可导致静脉破裂而出现局部脑出血或蛛网膜下隙出血。

（5）**脱水热**：脱水严重的病例，尤其是小儿，由于从皮肤蒸发的水分减少，散热受到影响，因而可发生脱水热。

3. 防治原则 积极防治原发病。补充水分，不能口服者静脉给予5%～10%葡萄糖溶液。应当注意，高渗性脱水患者也有钠的丢失，还应补充一定量的含钠溶液，以免发生细胞外液低渗。

（二）低渗性脱水

低渗性脱水（hypotonic dehydration）的主要特征是失钠多于失水，血清钠浓度<130mmol/L，血浆渗透压<280mmol/L。

1. 原因和机制

（1）**大量消化液丢失而只补充水**：这是最常见的原因。大多是因呕吐、腹泻，部分是因胃、肠吸引术丢失体液而只补充水分或输注葡萄糖溶液。

（2）**经皮肤失水只补充水**：常见原因为：①大汗后只补充水：汗虽为低渗液，但大量出汗也可伴有明显的钠丢失（每小时可丢失30～40mmol的钠），若只补充水分则可造成细胞外液低渗；②大面积烧伤只补充水：大量体液丢失若只注重补水亦可发生低渗性脱水。

（3）**肾性失钠**：常见原因为：①水肿患者连续使用排钠性利尿药，如噻嗪类、呋塞米（速尿）及利尿酸等；②急性肾衰竭多尿期；③Addison病，因醛固酮分泌减少，肾小管对钠重吸收减少。对上述经肾失钠的病人，如果只补充水分而忽略了补钠，就可能引起低渗性脱水。

2. 对机体的影响

（1）**无口渴**：体液低渗状态而使口渴中枢的兴奋性降低。

（2）**低血容量性休克**：低渗性脱水患者的细胞外液容量和血容量明显减少，导致心输出量降低、血压下降，易发生低血容量性休克。

（3）尿变化：主要变化：①重者尿量减少：低渗性脱水的早期无明显尿量减少，严重的低渗性脱水病人，尿量可明显减少；②尿钠浓度减少：由于细胞外液（尤其血容量）减少以及血钠浓度降低，可导致醛固酮分泌增多，使肾小管对 Na^+ 重吸收增加，尿钠减少。

（4）脱水征：由于血容量减少、血液浓缩和血浆胶体渗透压增大，毛细血管有效滤过压降低，组织液生成减少，同时促使一部分组织间液向血管内转移，所以组织间液的减少比血浆的减少更明显。病人可出现皮肤弹性减退甚至丧失、眼窝凹陷、婴儿囟门凹陷和体重下降等脱水征。

（5）中枢神经系统功能障碍：由于细胞外液低渗，水分进入细胞内液增多，导致脑神经细胞水肿，严重者可出现意识障碍、烦躁、昏迷以及颅内压增高等表现。

3．防治原则　应针对病因和发病机制进行防治，主要包括：①积极防治原发病。②根据病情及时补充 NaCl 溶液，以恢复细胞外液的容量和渗透压。对轻度患者，一般给予生理盐水即可。对重症低渗性脱水可给予高渗盐水。③如患者发生休克，要按抗休克的处理方法积极抢救。

（三）等渗性脱水

等渗性脱水（isotonic dehydration）的主要特征是水钠成比例丢失，血清钠浓度维持在 130～150mmol/L，血浆渗透压保持在 280～310mmol/L。

1．原因和机制

（1）大面积烧伤：烧伤时创面血浆大量渗出引起等渗性体液丢失。

（2）小肠液丢失：从十二指肠到回盲部的所有小肠分泌液以及胆汁和胰液的钠浓度都在 120～140mmol/L 之间。因此，小肠炎所致的腹泻、小肠瘘、小肠梗阻等可引起等渗体液的丢失。

（3）大量抽放胸水、腹水。

2．对机体的影响　细胞外液容量虽减少，但渗透压在正常范围内，故细胞内外液之间维持了水的平衡，细胞内液容量无明显变化。血容量减少可通过醛固酮和 ADH 的增多而使肾对钠、水的重吸收增加，因而细胞外液得到一定的补充，同时尿钠含量减少，尿比重增高。如血容量减少迅速而严重，患者也可发生休克，若不予及时处理，则可通过不感蒸发继续丧失水分而转变为高渗性脱水；若只补充水分而不补钠盐，则又可转变为低渗性脱水。

3．防治原则　防治原发病，输注渗透压偏低的氯化钠溶液。

临床上，区别三种类型的脱水对治疗效果具有决定性意义（表6-1）。

表 6-1　三型脱水的比较

	高渗性脱水	低渗性脱水	等渗性脱水
发病机制	水摄入不足或丢失过多	体液丢失而单纯补水	水和钠等比例丢失
特点	细胞外液高渗 细胞内、外液均丢失	细胞外液低渗 细胞外液丢失为主，细胞内液增多	细胞外液等渗
表现和影响	口渴、尿少、脱水热、脑细胞脱水	脱水体征、休克、脑细胞水肿	口渴、尿少、脱水体征、休克等症状均不明显
血清钠	>150mmol/L	<130mmol/L	130～150mmol/L
血浆渗透压	>310mmol/L	<280mmol/L	280～310mmol/L
尿钠	减少	减少	明显减少
治疗	补水为主，适当补钠	补生理盐水或3%氯化钠	补低渗氯化钠

知识拓展

脱水热

脱水热是指机体（尤其是小儿）在严重脱水后，由于从皮肤蒸发的水分减少，使机体散热受到影响，从而导致体温升高的现象。

婴幼儿发生脱水热与以下原因有关：神经系统发育尚不成熟；体温调节中枢发育不完善；汗腺没有完全发育，机体主要靠物理对流散热，不能通过出汗排出体内的热量。尤其在炎热的夏季、室内温度过高、婴幼儿被包裹严实的情况下，如果较长时间没有补充足够的水分更易发生脱水热。如果具备发生脱水热的外界因素，婴幼儿出现不明原因的发热，体温高达 40℃以上、烦躁不安、口唇干燥、尿少、面色发红等提示可能存在脱水热。预防和治疗：要注意避免环境温度过热，注意补充水分，降低室内温度。

二、水肿

水肿（swelling）是指过多液体在组织间隙或体腔中积聚。过多的液体积聚在体腔则称为积水或积液，如胸腔积液（胸水）、心包积液、腹腔积液（腹水）和脑积水等。按水肿波及的范围可分为全身性和局部性，全身性水肿按原因可分为心源性水肿、肾性水肿、肝性水肿和营养不良性水肿等；局部性水肿按原因可分为淤血性水肿、炎性水肿和淋巴性水肿等。

（一）水肿的发病机制

正常人体的血浆与组织间液通过微血管壁不断地进行交换，维持着动态平衡，同时体内外的液体也在进行交换并维持动态平衡。正是由于这两大平衡的存在，维持了机体体液总量和组织间液总量的相对恒定。如果这两个平衡失调，使组织间液生成增多和（或）钠水潴留，就会导致水肿的发生。

1. 血管内外液体交换平衡失调——组织液生成多于回流

正常情况下，组织间液和血浆之间的动态平衡主要受有效流体静压、有效胶体渗透压、淋巴回流三个因素的影响（图6-1）。上述任何因素失调，使组织液积聚过多，都可导致水肿发生。

图 6-1　血管内外液体交换示意图
"→"代表体液流动方向

（1）毛细血管流体静压增高：毛细血管流体静压增高导致有效流体静压增大，引起组织液生成增多，超过淋巴回流的代偿能力时便可引起水肿。毛细血管流体静压增高的原因主要是静脉回流受阻，使静脉压增高。常见的病因有：①右心衰竭引起全身体循环静脉压升高，导致全身性水肿；②左心衰竭引起肺静脉压增高，主要导致肺水肿；③肝硬化致门静脉高压，导致腹腔器官血液回流受阻，引起腹水；④静脉堵塞或受压，如静脉血栓形成、肿瘤或外力压迫血管等都可阻碍静脉回流，引起局部水肿。

（2）**血浆胶体渗透压降低**：血浆胶体渗透压的大小主要取决于血浆白蛋白的含量，其含量减少时，血浆胶体渗透压下降，组织液生成增加，引起水肿。血浆白蛋白含量下降的常见病因有：①蛋白质摄入不足，见于禁食、胃肠消化吸收功能严重障碍的病人；②白蛋白合成减少，见于长期慢性肝病的病人，如肝硬化；③蛋白质丢失过多，如肾病综合征病人大量蛋白质随尿排出；④蛋白质消耗过度，如恶性肿瘤、结核病等慢性消耗性疾病。

（3）**微血管壁通透性增高**：微血管壁由血管内皮细胞、细胞间连接及基底膜构成。正常情况下，水分、晶体分子及极少量小分子蛋白质可自由通过，所以血浆胶体渗透压远远大于组织液胶体渗透压。当微血管壁通透性增高时，血浆白蛋白滤出增多，会使血浆胶体渗透压降低而组织液胶体渗透压增高，从而使有效胶体渗透压减小，平均实际滤过压增大，引起组织液生成增多，发生水肿。常见的病因有：①炎症时产生的炎性介质，如组胺、5-羟色胺等可扩张毛细血管，使微血管壁通透性增高；②组织缺血、缺氧及再灌注时，产生的大量酸性物质、氧自由基等均可损伤微血管壁；③烧伤、毒性物质进入体内可直接损伤毛细血管壁。

（4）**淋巴回流受阻**：此时富含蛋白质的组织液积聚在组织间隙，这种水肿称为"**淋巴性水肿**"。如果水肿液长期不能吸收，积聚的蛋白质可刺激周围纤维组织增生，导致组织肥厚。如，丝虫病时阻塞淋巴管引起阴囊、下肢等部位的水肿，称为"**象皮肿**"；恶性肿瘤细胞转移到淋巴结并阻塞淋巴管引起局部组织水肿；手术摘除淋巴结可致局部组织水肿等。淋巴性水肿为**非凹陷性水肿**。

2. **体内外液体交换失衡——钠、水潴留**

体内外液体的交换平衡保持着体液容量的相对恒定，这主要依赖于肾对钠、水排泄的调节。肾对钠、水的排泄取决于肾小球滤过率（GFR）和肾小管、集合管的重吸收功能，如果 GFR 减少和（或）肾小管、集合管重吸收增多，导致球-管平衡失调，就会引起钠、水潴留和全身性水肿（图6-2）。

图6-2 球-管失衡基本形式示意图

（二）水肿的特点

1. **水肿液的性状** 组织间液是从血浆滤出的，含有血浆全部晶体成分。根据水肿液中所含蛋白质含量的多少可将水肿液分为漏出液和渗出液，后者蛋白含量高，见于炎性水肿和淋巴性水肿。

2. **水肿的皮肤特点** 皮下水肿是水肿的重要体征。水肿的皮肤特点主要有：皮肤肿胀、光亮、弹性差、皱纹变浅，用手指按压会出现凹陷，称**凹陷性水肿或显性水肿**。全身水肿病人在出现凹陷性水肿之前已有组织间液增多，甚至可达原体重的10%，这种情况称**隐性水肿**。隐性水肿阶段之所以没有出现皮肤凹陷是因为在组织间隙分布着凝胶网状物，其化学成分为透明质酸、胶原及黏多糖等，对液体有强大的吸附能力和膨胀性，只有当液体积聚超过凝胶网状物吸附能力时，才游离出来形成游离的液体。游离液体在组织间隙有移动性,用手按压皮肤,游离液体从按压点向周围散开,形成凹陷。

3. 全身性水肿的分布特点 心源性水肿、肾性水肿和肝性水肿是最常见的三种全身性水肿,首发水肿部位各不相同。

(1)心源性水肿首先出现在低垂部位:如下肢,这是因为毛细血管的流体静压与重力有关,与心脏水平面垂直距离越远的部位,毛细血管的流体静压越高。

(2)肾性水肿最先出现在眼睑、面部:这是因为水肿液的积聚与组织结构的特点有关,结构疏松、伸展度大的组织容易积聚水肿液,因肾性水肿与重力无关,所以首先出现在眼睑和面部。

(3)肝性水肿先腹水:肝硬化时主要由于增生的结缔组织压迫肝内静脉,导致门静脉回流受阻而引起腹水。后期由于肝细胞合成白蛋白显著减少以及醛固酮增多可发生全身水肿。

肝硬化腹水的形成机制

腹水的出现常提示肝硬化已属失代偿期。大量腹水会使腹内压力增高形成脐疝及膈抬高,从而出现心悸和呼吸困难。腹水的形成主要与下列因素有关:①门静脉压力增高:超过 2.94kPa 时,门静脉系统的毛细血管流体静脉压增高,毛细血管的渗透性也增加,组织液回吸收减少,液体漏入腹腔;②血浆胶体渗透压降低:肝合成白蛋白功能降低,当血浆白蛋白低于 25~30g/L 时血浆外渗;③肝淋巴液生成过多:肝静脉回流受阻,肝窦淤血,血浆自肝窦渗透到窦旁间隙产生大量的肝淋巴液,超出了胸导管的输送能力,淋巴液自肝包膜表面和肝门淋巴管壁溢出形成腹水;④肾脏因素:失代偿期,患者的有效循环血量与肾血流量减少、肾小球滤过率下降及近端肾小管钠重吸收增高。

(三)水肿对机体的影响

1. 细胞营养障碍 组织间隙液体积聚增多加大了细胞与毛细血管之间的距离,使细胞获得营养障碍。

2. 水肿对器官组织功能的影响 取决于水肿发生的部位、程度和速度。急性水肿引起的功能障碍比慢性水肿严重,若为生命活动的重要器官发生水肿,则可造成更为严重的后果。如,脑水肿可引起颅内压增高,脑疝形成,压迫脑干血管供血,造成患者的快速死亡;喉头水肿引起窒息。

第二节 钾代谢紊乱

钾是体内重要的阳离子之一,它参与细胞的新陈代谢、维持细胞的静息膜电位、调节体液的渗透压和酸碱平衡。正常人体钾含量约为 50~55mmol/kg,其中 90% 存在于细胞内液,1.4% 存在于细胞外液,血清钾浓度为 3.5~5.5mmol/L。正常膳食中含有较丰富的钾,可满足人体需要。进入体内的 K^+,90% 经肾从尿中排出。肾排钾的特点是"**多吃多排、少吃少排、不吃也排**"。在疾病过程中,多种原因可引起钾平衡失调导致钾代谢紊乱,分为低钾血症和高钾血症。

一、低钾血症

血清钾浓度低于 3.5mmol/L 称为**低钾血症**(hypokalemia)。

(一)原因和机制

1. 钾摄入减少 在正常饮食情况下,一般不会发生低钾血症。消化道梗阻、昏迷、手术后较长时间禁食的患者,因不能进食而引起钾摄入减少。

2. 钾排出过多

(1)经胃肠道失钾:这是小儿失钾最主要的原因,常见于严重腹泻、呕吐等伴有大量消化液丢失的患者。腹泻时粪便中 K^+ 的浓度可达 30~50mmol/L。

(2)经肾失钾:这是成人失钾最主要的原因。如呋塞米、噻嗪类等髓袢利尿药的长期连续使用、远端肾小管性酸中毒、原发性和继发性醛固酮增多症。另外，碱中毒时肾小管上皮细胞排 H^+ 减少，故 Na^+-K^+ 交换加强，尿排钾增多。

（3）经皮肤失钾：在高温环境中进行重体力劳动时，大量出汗亦可导致钾的丢失。

3. 细胞外钾向细胞内转移

（1）**碱中毒**：细胞内 H^+ 移至细胞外起代偿作用，同时细胞外 K^+ 进入细胞。

（2）**过量胰岛素**：用大剂量胰岛素治疗糖尿病酮症酸中毒时，血清钾随葡萄糖进入细胞以合成糖原。

（3）**低钾性周期性瘫痪**：发作时细胞外钾向细胞内转移，是一种家族性疾病。

（二）对机体的影响

1. 对骨骼肌的影响　低钾血症时 $[K^+]i/[K^+]e$（$[K^+]i$ 为细胞内钾浓度，$[K^+]e$ 为细胞外钾浓度）的比值增大，因而肌细胞静息电位负值增大。静息电位（Em）与阈电位（Et）的距离增大，细胞兴奋性降低，严重时不能兴奋，细胞处于超极化阻滞状态。临床上可出现肌肉无力，以下肢肌肉最为明显，继而可发生弛缓性麻痹，严重者可发生呼吸肌麻痹，这是低钾血症患者的主要死亡原因之一。

2. 对心脏的影响

（1）对心肌电生理影响：**兴奋性增高，自律性增高，传导性降低，收缩性增强。**

（2）心电图变化：代表复极化 2 期的 ST 段压低；相当于复极化 3 期的 T 波低平和 u 波增高；相当于心室动作电位的 Q-T 间期延长；严重低钾时还可以见到 P 波增高、P-Q 间期延长、QRS 波群增宽（图 6-3）。

图 6-3　细胞外液钾浓度对心肌细胞动作电位和心电图的影响

3. 对肾的影响　主要表现为尿浓缩功能障碍而出现多尿和低比重尿，其发生机制在于：

（1）远曲小管和集合管对 ADH 的反应性不足。

（2）低钾血症时髓袢升支对 NaCl 的重吸收不足，导致髓质渗透压梯度的形成发生障碍。

4. 对胃肠的影响　低钾可引起胃肠运动减弱，出现腹胀、肠鸣音减弱或消失，严重者可发生麻痹性肠梗阻。

5. 对酸碱平衡的影响　低钾血症可引起代谢性碱中毒，同时发生反常性酸性尿。

（三）防治原则

1. 防治原发病　去除失钾的原因，如停用排钾利尿药等。

2. 补钾　如果低钾血症较重者（血清钾低于 2.5～3.0mmol/L）或临床表现显著者应及时补钾。补钾最好口服，只有当情况危急或不能口服时才可静脉补钾。静脉补钾应掌握"见尿补钾"的原则，只有当每日尿量在 500ml 以上才考虑静脉补钾。

3．其他　纠正水和其他电解质代谢紊乱。

病例导学

男性患儿，2 岁。腹泻 2d，每天 6～7 次，水样便；呕吐 4 次，不能进食。伴有口渴、尿少、腹胀。查体：精神萎靡，皮肤弹性减退，两眼凹陷，前囟下陷，心跳快而弱，腹胀、肠鸣音减弱，膝跳反射迟钝，四肢发凉。实验室检查：血钾 3.2mmol/L，血钠 125mmol/L。

问题：

请分析其水、电解质平衡紊乱的类型并说明诊断依据。

二、高钾血症

血清钾浓度高于 5.5mmol/L 称为**高钾血症**（hyperkalemia）。

（一）原因和机制

1．钾潴留　常见原因为：①钾输入过多：见于静脉内过多过快地输入钾盐或输入大量库存血；②肾排钾减少：这是引起高钾血症的最主要原因，常见于急性和慢性肾衰竭引起的肾排钾减少。另外，间质性肾炎患者、醛固酮缺乏、保钾利尿药（安体舒通、氨苯蝶啶）的大量使用也可导致肾排钾减少而引起高钾血症。

2．细胞内钾释出过多　常见原因为：①酸中毒：酸中毒时细胞外液的 H^+ 进入细胞而细胞内的 K^+ 释出至细胞外；②缺氧：缺氧时细胞内 ATP 生成不足，细胞膜上 Na^+-K^+ 泵运转发生障碍，钠离子潴留于细胞内，细胞外液中的 K^+ 则不易进入细胞；③溶血：重度溶血如血型不合输血时，红细胞的破坏使大量 K^+ 进入血浆；④严重创伤：特别是挤压综合征伴有肌肉组织的大量损伤，损伤的组织可释出大量的 K^+。

（二）对机体的影响

1．对心脏的影响　常见表现为：①对心肌电生理影响：轻度高钾血症（血清钾 5.5～7mmol/L）时，心肌兴奋性增高；急性重度高钾血症（血清钾 7～9mmol/L）时，**心肌兴奋性、自律性和传导性降低，收缩性减弱**，可引起心律失常，严重时可发生心脏传导阻滞或心室纤颤，是高钾血症最主要的死因。②心电图变化：由于传导性降低，心房去极化的 P 波压低或消失；代表房室传导的 P-R 间期延长；相当于心室去极化的 R 波降低；相当于心室内传导的 QRS 波增宽；由于复极化 3 期钾外流加速，相当于复极化 3 期的 T 波高耸；相当于心室动作电位的 Q-T 间期轻度缩短（见图 6-3）。

2．对骨骼肌的影响　轻度高钾血症时，细胞外液钾浓度的增高使 $[K^+]i/[K^+]e$ 的比值减小，静息期细胞内 K^+ 外流减少，因而静息电位负值减小，与阈电位的距离减小，引起兴奋所需的阈刺激也较小，即肌肉的兴奋性增高。临床上可出现肢体感觉异常、刺痛、肌肉震颤等症状。在严重高钾血症时，骨骼肌细胞的静息电位过小，因而快钠通道失活，细胞处于去极化阻滞状态而不能被兴奋。临床上可出现肌肉无力甚至麻痹。肌肉症状常先出现于四肢，然后向躯干发展，重可波及呼吸肌。

3．对酸碱平衡的影响　高钾血症可引起代谢性酸中毒，同时发生反常性碱性尿。

（三）防治原则

1．防治原发疾病　去除引起高钾血症的原因。

2．降低血钾　有两种方式：①使钾向细胞内转移：葡萄糖和胰岛素同时静脉内注射，可使细胞外钾向细胞内转移；②使钾排出体外：阳离子交换树脂聚苯乙烯磺酸钠经口服或灌肠应用后，能在胃肠道内进行 Na^+-K^+ 交换而促进体钾排出。对于严重高钾血症患者，可用腹膜透析或血液透析来移除体内过多的钾。

3．注射钙剂和钠盐　拮抗高钾血症的心肌毒性作用。

4．其他　纠正其他电解质代谢紊乱。

视频：为什么酸中毒引起高钾血症

本章小结

脱水指体液容量明显减少，依据钠、水丢失后细胞外液渗透压的改变情况分为三型。高渗性脱水：失水多于失钠，血清钠高于正常，因细胞外高渗，使细胞水向细胞外转移，故细胞外液减少不明显，因此，循环血量减少的表现在严重时才出现。低渗性脱水：往往是大量体液丢失后只补水未补钠造成的，失钠多于缺水，血清钠低于正常，因细胞外低渗，细胞外液进一步向细胞内转移，使细胞外液及循环血量减少非常明显，因此，容易发生休克。等渗性脱水：水和钠成比例丧失，血清钠仍在正常范围，细胞外液的钠也可保持正常。

水肿是指过多液体在组织间隙或体腔中积聚。水肿的两大发病机制为血管内外液体交换失衡和体内外液体交换失衡。前者由于毛细血管流体静压升高、血浆胶体渗透压降低、微血管通透性增高和淋巴回流受阻而导致组织液生成大于回流，后者由于 GFR 降低和肾小管重吸收增多而导致钠水潴留。

钾平衡失调导致钾代谢紊乱，分为低钾血症和高钾血症，二者均对心脏产生严重影响，必须及时救治。低钾血症静脉补钾时应特别注意"**见尿补钾**、**滴速要慢**"。

病例讨论

男性患儿，2 岁，腹泻 2d 入院。每天 6~7 次，水样便，呕吐 3 次，呕吐物为所食牛奶，不能进食。伴有口渴、尿少、腹胀。

体格检查：精神萎靡，体温 37℃，血压 86/50mmHg（11.5/6.67kPa），皮肤弹性减退，两眼凹陷，前囟下陷，心跳快而弱，肺无异常所见。腹胀，肠鸣音减弱，腹壁反射消失，膝跳反射迟钝，四肢发凉。

化验检查：血清 K^+ 3.1mmol/L，Na^+ 140mmol/L。

（翟同钧）

病例讨论

扫一扫，测一测

思考题

1. 比较三种类型脱水的特征、原因和机制。
2. 简述高钾血症和低钾血症对心肌细胞电生理的影响及其机制。

笔记

第七章　酸碱平衡紊乱

学习目标

1. 掌握各种单纯型酸碱平衡紊乱的概念、代偿调节特点、原因及对机体的影响。
2. 熟悉各种单纯型酸碱平衡紊乱的主要血气分析的变化。
3. 了解混合型酸碱平衡紊乱的类型及特点。
4. 根据实验室检查结果和临床表现，具有初步分析酸碱平衡紊乱类型的能力。
5. 针对酸碱平衡紊乱的病因开展健康教育，能与相关临床医生进行专业交流。

生理情况下，机体通过处理酸碱物质的含量和比例，以维持体液 pH 相对稳定的过程称为**酸碱平衡**（acid-base balance）。机体对酸碱负荷具有强大的缓冲能力和调节能力。在某些病因的作用下，因酸碱异常或调节机制障碍而导致体液酸碱稳定性破坏，称为**酸碱平衡紊乱**（acid-base disturbance）。正常人体细胞外液的 pH 为 7.35～7.45，平均值为 7.40，是一个变动范围很窄的弱碱性环境。机体是个平衡器，pH 恒定决定了内环境的稳定。

第一节　酸碱平衡及其调节

一、体液酸碱物质的来源

凡能释放出 H^+ 的化学物质称为酸（acid）。如 HCl、H_2CO_3。凡能接受 H^+ 的化学物质称为碱（base），如 OH^-、HCO_3^-。

（一）酸性物质的来源

1. 固定酸（fixed acid）　经肾随尿排出的酸，称为固定酸。正常成人每日由固定酸释放出的 H^+ 约为 50～100mmol，固定酸是通过肾脏的排泄进行调节的。体内的固定酸主要来源于糖、脂肪和蛋白质的分解代谢过程。如糖酵解产生丙酮酸和乳酸；脂肪代谢产生 β-羟丁酸和乙酰乙酸；含硫氨基酸（蛋氨酸、胱氨酸）代谢产生硫酸等。另外，机体有时还会摄入一些酸性食物，包括酸性药物，如氯化铵、水杨酸等。

2. 挥发酸（volatile acid）　碳酸形成 CO_2，经肺排出体外，称为挥发酸。糖、脂肪和蛋白质在体内分解，经氧化生成大量的 CO_2 和 H_2O，两者在碳酸酐酶的催化作用下生成 H_2CO_3。H_2CO_3 可释出 H^+，这是机体在代谢过程中产生最多的酸性物质。成人在安静状态下每天可产生 300～400L 的 CO_2，即每天约产生 15mol 的 H^+，成为体内酸性物质的主要来源。运动和代谢率增加时，CO_2 和 H^+ 的生成量还会增加。

（二）碱性物质的来源

体液中碱性物质主要来源于食物中的蔬菜、瓜果。其中含有苹果酸盐、柠檬酸盐和草酸盐等有机酸盐。经体内代谢产生一些碱性盐。此外，氨基酸脱氨基也可产生碱性的氨等。

二、机体对酸碱平衡的调节

在正常生命活动中，机体不断地摄取和生成酸性或碱性物质，但血液的 pH 值却维持在一个相对恒定的范围内，动脉血 pH 值 7.35～7.45，平均 7.40。这有赖于机体的缓冲系统以及肺和肾对酸碱平衡的调节，从而维持血液酸碱度的稳定。

（一）血液缓冲系统

1. 血液缓冲系统的组成　血液中有 5 种缓冲对，其组成与分布见表 7-1。

表 7-1　血液中各缓冲系统的组成与分布

缓冲体系	缓冲体系的组成	占全血缓冲系统的比例
HCO_3^- 缓冲对	$H_2CO_3 \rightleftharpoons HCO_3^- + H^+$	53%（血浆 35%，红细胞 18%）
HbO_2 及 Hb	$HHbO_2/HHb \rightleftharpoons HbO_2^-/Hb^- + H^+$	35%
磷酸盐	$H_2PO_4^- \rightleftharpoons HPO_4^{2-} + H^+$	5%
血浆蛋白	$HPr \rightleftharpoons Pr^- + H^+$	7%

2. 血液缓冲系统的作用　通过接受 H^+ 或释放 H^+，将强酸或强碱转变成弱酸或弱碱，以减轻 pH 变动的程度。

（二）呼吸的调节作用

肺通过改变 CO_2 的排出量来调节血浆碳酸浓度，从而维持 $NaHCO_3/H_2CO_3$ 的浓度比在 20∶1，以保持血浆 pH 的相对恒定。

（三）肾对酸碱平衡的调节作用

肾通过排泄固定酸以维持血浆 $NaHCO_3$ 的浓度，从而对酸碱平衡进行调节。其主要的作用机制是：肾小管上皮细胞在不断分泌 H^+ 的同时，将肾小球滤过的 $NaHCO_3$ 重吸收入血，防止细胞外液 $NaHCO_3$ 的丢失。如仍不足以维持细胞外液 $NaHCO_3$ 的浓度，则通过磷酸盐的酸化和分泌 NH_4^+ 生成新的 $NaHCO_3$，以补充机体的消耗，从而维持血液 HCO_3^- 浓度的相对恒定。肾的调节作用强大，但发挥作用慢，因此，只对慢性酸碱平衡紊乱有调节作用。肾脏通过调节血浆中 HCO_3^- 的量，对代谢性和呼吸性酸碱平衡紊乱均可发挥作用。

图片：肾脏泌氢-磷酸盐酸化-泌氨

（四）细胞对酸碱平衡的调节作用

首先是通过细胞内外的离子交换来实现的，如 H^+-K^+、H^+-Na^+、Na^+-K^+ 交换等。当细胞外液 H^+ 增加时，H^+ 可顺浓度梯度差弥散进入细胞内，细胞内 K^+ 则移出至细胞外以维持电中性，所以酸中毒时往往会伴有高血钾；碱中毒时，会伴有低血钾。这是急性呼吸性酸、碱中毒时的主要代偿方式。

上述四方面的调节因素共同维持体内的酸碱平衡，但在作用时间和强度上有所不同。血液缓冲系统反应迅速，但缓冲作用不能持久；肺的调节作用效能最大，也很迅速，缓冲作用于 30min 时达最高峰，但不能缓冲固定酸；细胞的缓冲能力较强，但约 3～4h 后才发挥作用；肾脏的调节作用效率高，但反应更慢，常在酸碱平衡紊乱发生后 12～24h 才发挥作用，3～5d 达高峰，作用持久，对排出固定酸及保留 HCO_3^- 有重要作用。

第二节　酸碱平衡紊乱的分类与检测指标

一、酸碱平衡紊乱的分类

1. 根据血液 pH 高低分类　pH 升高称为碱中毒，pH 降低称为酸中毒。
2. 根据血浆 HCO_3^- 和 H_2CO_3 的含量变化分类　血浆 HCO_3^- 含量主要受代谢性因素的影响，HCO_3^-

浓度原发性降低或增高引起的酸碱平衡紊乱称为代谢性酸中毒或代谢性碱中毒；而 H_2CO_3 含量主要受呼吸性因素的影响，由于 H_2CO_3 浓度原发性增高或降低引起的酸碱平衡紊乱称为呼吸性酸中毒或呼吸性碱中毒。

3.根据发生酸碱平衡紊乱时 pH 是否正常分类　血液 pH 在正常范围，称为代偿性酸或碱中毒；如果血液 pH 在异常范围，则称为失代偿性酸或碱中毒。

4.临床分类　分为单纯型酸碱平衡紊乱和混合型酸碱平衡紊乱。

二、常用检测指标

1.pH　为 H^+ 浓度的负对数值。正常值为 7.35～7.45，平均值为 7.4。根据 Henderson-Hasselbalch 方程，血液 pH 值计算如下：

$$pH = pKa + lg[HCO_3^-]/[H_2CO_3]$$

按照该公式，pKa 为常量（6.1），pH 值主要取决于血液中 $[HCO_3^-]/[H_2CO_3]$ 的比值，即使两者绝对值发生变化，只要比值维持 20:1，$lg[HCO_3^-]/[H_2CO_3] = 1.3$，pH 值即可维持在正常范围。

pH 降低为失代偿性酸中毒，pH 升高为失代偿性碱中毒。pH 在正常范围内，可有三种情况：①机体未发生任何酸碱紊乱；②代偿性酸碱平衡紊乱；③混合型酸碱平衡紊乱，相互抵消。

2.$PaCO_2$　动脉血二氧化碳分压（$PaCO_2$）指物理溶解于动脉血浆中的 CO_2 分子所产生的张力。正常范围为 33～46mmHg，平均值为 40mmHg。原发性 $PaCO_2$ 增多表示有 CO_2 潴留，见于呼吸性酸中毒；原发性 $PaCO_2$ 降低表示肺通气过度，见于呼吸性碱中毒。由于机体的代偿调节，代谢性酸中毒时 $PaCO_2$ 可继发性降低，代谢性碱中毒时 $PaCO_2$ 可继发性升高。

3.SB 与 AB　标准碳酸氢盐（SB）指全血在标准状态下（即温度为 38℃，$PaCO_2$ 为 40mmHg，血氧饱和度为 100%）测得的血浆 HCO_3^- 含量。实际碳酸氢盐（AB）指隔绝空气的条件下，在实际体温、血氧饱和度、$PaCO_2$ 条件下测得的血浆 HCO_3^- 浓度。SB 正常范围为 22～27mmol/L，平均值为 24mmol/L。正常人 SB 等于 AB。AB 与 SB 均升高表明有代谢性碱中毒，AB 与 SB 均降低表明有代谢性酸中毒。AB 与 SB 的差值反映了呼吸因素对酸碱平衡的影响。如果 SB 正常而 AB>SB，说明有 CO_2 潴留，见于呼吸性酸中毒。如果 SB 正常而 AB<SB，说明 CO_2 排出过多，见于呼吸性碱中毒。

4.缓冲碱（BB）　是指血液中一切具有缓冲作用的阴离子的总和。全血缓冲碱包括 HCO_3^-、HbO_2^-、Hb^-、Pr^- 等，正常范围为 44～52mmol/L，平均值为 48mmol/L。缓冲碱是反映代谢因素的指标，代谢性酸中毒时 BB 降低；代谢性碱中毒时 BB 增加。在慢性呼吸性酸碱平衡紊乱时，BB 可代偿性升高或降低。

5.碱剩余（BE）　是指在标准状态下，将 1 升全血或血浆滴定到 pH = 7.4 所需要的碱或酸的量（mmol/L）。BE 正常值为 0±3mmol/L。若用酸滴定使血液 pH 达到 7.4，则表示被测血液碱过多，BE 用正值；若用碱滴定使血液 pH 达到 7.4，则表示被测血液酸过多，BE 用负值。BE 不受呼吸因素的影响，是反映代谢因素的指标，代谢性酸中毒时，BE 负值增大；代谢性碱中毒时，BE 正值增大。

6.阴离子间隙（AG）　是指血浆中未测定阴离子量（UA）与未测定阳离子量（UC）的差值，即 AG = UA − UC。Na^+ 占血浆阳离子总量的 90%，称为可测定阳离子。HCO_3^- 和 Cl^- 占血浆阴离子总量的 85%，称为可测定阴离子。正常时血浆中阴离子与阳离子总量相当，均为 151mmol/L，从而维持电荷平衡。

即：$Na^+ + UC = HCO_3^- + Cl^- + UA$，$UA − UC = Na^+ − (HCO_3^- + Cl^-)$，而（UA + UC）为 AG，故 AG = $Na^+ − (HCO_3^- + Cl^-) = 140 − (24 + 104) = 12mmol/L$，波动范围是 12±2mmol/L。

AG 实质上是反映血浆中固定酸含量的指标，当 HPO_4^{2-}、SO_4^{2-} 和有机酸阴离子增加时，AG 增大。因而 AG 可用于区分代谢性酸中毒的类型和诊断混合型酸碱平衡紊乱。

第三节　单纯型酸碱平衡紊乱

一、代谢性酸中毒

代谢性酸中毒（metabolic acidosis）是指细胞外液 H^+ 增加和（或）血浆中 HCO_3^- 原发性减少、pH

呈降低趋势为特征的酸碱平衡紊乱。根据 AG 的变化又可将其分为 AG 增大型（血氯正常型）代谢性酸中毒与 AG 正常型（高血氯型）代谢性酸中毒。

（一）原因与机制

1. AG 增大型（increased anion gap）代谢性酸中毒 其特点是血中固定酸增加，AG 增大，血浆 HCO_3^- 浓度减少，血氯含量正常。

（1）固定酸摄入过多：如水杨酸中毒，因大量摄入阿司匹林（乙酰水杨酸），经缓冲导致 HCO_3^- 浓度下降，水杨酸根潴留，引起酸中毒。

（2）固定酸产生过多：主要见于：①乳酸酸中毒：见于休克、心力衰竭和各种原因的缺氧等，由于组织细胞缺氧，无氧酵解增加导致乳酸增多，引起乳酸酸中毒；②酮症酸中毒：如糖尿病、严重饥饿及酒精中毒时，因糖的利用减少，脂肪分解加速，产生过多的酮体（其中 β-羟丁酸和乙酰乙酸为酸性物质），血液中酮体含量增加引起酮症酸中毒。

（3）肾排泄固定酸减少：急性和慢性肾衰竭晚期，GFR 降低到正常值的 25% 以下，机体在代谢过程中生成的 HPO_4^{2-}、SO_4^{2-} 等不能充分由尿排出，使血中固定酸增加。

2. AG 正常型（normal anion gap）代谢性酸中毒 其特点是 AG 正常，血浆 HCO_3^- 浓度减少，血氯含量增加。

（1）消化道丢失 HCO_3^-：胰液、肠液和胆汁中碳酸氢盐的含量均高于血浆，严重腹泻、小肠及胆道瘘、肠吸引术等均可引起 $NaHCO_3$ 大量丢失。

（2）肾小管性酸中毒（renal tubular acidosis, RTA）：是一类肾小管排酸障碍性疾病。

（3）高钾血症：K^+ 进入细胞内，H^+ 转移至细胞外，引起细胞外酸中毒。

（二）机体的代偿调节

1. 血浆的缓冲作用 代谢性酸中毒时，增多的 H^+ 可立即与血浆缓冲系统中的 HCO_3^- 结合，生成 H_2CO_3，可由肺排出。

2. 肺的调节 肺的代偿反应迅速，在数分钟内可使肺通气量明显增加，排出增多的 CO_2，$PaCO_2$ 代偿性降低。

3. 细胞调节 细胞外液中增多的 H^+ 与细胞内 K^+ 交换，以达到细胞缓冲酸的作用。

4. 肾脏的代偿 肾代偿启动慢，3～5d 发挥最大效应，通过肾小管分泌 H^+、NH_4^+、重吸收 HCO_3^- 和磷酸盐酸化作用，发挥排酸保碱的代偿功能。

（三）常用指标的变化趋势

血浆 pH 正常（代偿性）或下降（失代偿性）。其他指标的原发性变化有 SB、AB、BB 降低，BE 负值增大；继发性变化有 $PaCO_2$ 降低，AB < SB。

（四）对机体的影响

急性代谢性酸中毒主要引起心血管系统、中枢神经系统功能障碍，而慢性代谢性酸中毒还可以导致骨骼改变等。

1. 对心血管系统的影响

（1）心律失常：酸中毒使细胞内 K^+ 外移，加之肾小管上皮细胞分泌 H^+ 增加，而排出 K^+ 减少，故血钾升高。高血钾可引起心律失常，严重时可发生心脏传导阻滞或心室纤颤。

（2）心肌收缩力降低：主要因为：①H^+ 使心肌细胞能量代谢障碍，ATP 减少；②H^+ 可减少心肌细胞 Ca^{2+} 内流；③H^+ 减少肌质网 Ca^{2+} 释放和竞争性抑制 Ca^{2+} 与肌钙蛋白结合，使心肌收缩力减弱。

（3）心血管系统对儿茶酚胺的反应性降低：酸中毒可以使血管平滑肌对儿茶酚胺的反应性降低，引起血管扩张、血压下降。尤其是毛细血管前括约肌扩张，真毛细血管网大量开放，微循环淤血，回心血量减少，血压降低。

2. 中枢神经系统 H^+ 增多抑制生物氧化酶类的活性，使氧化磷酸化过程减弱，ATP 生成减少；酸中毒使脑内谷氨酸脱羧酶活性增高，抑制性神经递质 γ-氨基丁酸生成增多。因而患者表现为反应迟钝、嗜睡，严重者可出现昏迷。

3. 骨骼系统 慢性代谢性酸中毒（慢性肾衰），由于骨骼中的钙盐反复溶解释放，影响了骨骼的发育。小儿出现延迟生长，肾性佝偻病，甚至纤维性骨炎；成人可引起骨软化症、骨质疏松等。

视频：代酸对心血管系统的影响

视频：反常性碱性尿

4. 高钾血症　由于细胞内外 K^+-H^+ 交换（H^+ 进入细胞，细胞内 K^+ 外移）和肾脏分泌 H^+ 增加、K^+ 减少，可导致高钾血症。

在高钾性酸中毒时，由于肾小管上皮细胞缺乏 H^+，使 H^+-Na^+ 交换减弱、K^+-Na^+ 交换增强，尿液中排出 H^+ 减少，尿呈碱性，称为**反常性碱性尿**。

纠正酸中毒与低钙血症

脱水和酸中毒时，由于脱水使血液浓缩，酸中毒时钙较多地脱离骨骼，血中游离钙比较多，故低钙血症的表现多不明显。而当输液后血钙被稀释，酸中毒被纠正后，钙沉着于骨骼，血钙明显降低，离子钙减少。当血钙降低至 1.75mmol/L 以下时，即出现低钙血症，可有手足抽搐的表现。

（五）防治原则

1. 预防和治疗原发病　如纠正水和电解质紊乱，恢复有效循环血量和改善肾功能。

2. 碱性药物的应用　轻症代谢性酸中毒患者可口服碳酸氢钠片，严重的代谢性酸中毒患者可给予一定量的碱性药物对症治疗。碳酸氢钠因直接补充血浆缓冲碱，作用迅速，为临床治疗所常用。

某糖尿病患者，实验室检查：血 pH 7.30，$PaCO_2$ 31mmHg，SB 16mmol/L，Na^+ 140mmol/L，Cl^- 104mmol/L。

问题：

请分析其酸碱平衡紊乱的类型并说明依据。

二、呼吸性酸中毒

呼吸性酸中毒（respiratory acidosis）是指血浆 H_2CO_3 原发性升高，pH 值降低为特征的酸碱平衡紊乱。

（一）原因和机制

1. CO_2 排出减少　各种原因引起的肺通气功能障碍，导致体内 CO_2 潴留是引起呼吸性酸中毒最主要的原因。主要见于：①呼吸中枢抑制，如颅脑损伤、脑炎等；②呼吸肌麻痹，如急性脊髓灰质炎、重症肌无力、重症低钾血症等；③呼吸道阻塞，如喉头痉挛或水肿、气管异物等；④胸廓和肺的顺应性降低，见于胸部创伤、气胸、肺炎、肺水肿、肺气肿等。

2. CO_2 吸入过多　较为少见，在通气不良的环境中，如坑道、山洞内、矿井塌陷等意外事故。

（二）机体的代偿调节

呼吸性酸中毒发生的主要环节是肺通气功能障碍，故呼吸系统难以发挥代偿作用。

1. 细胞内外离子交换和细胞内缓冲　是急性呼吸性酸中毒时的主要代偿方式。①潴留的 CO_2 迅速弥散入红细胞，与 H_2O 生成 H_2CO_3，进一步解离成 H^+ 和 HCO_3^-，H^+ 被 Hb^- 所缓冲，HCO_3^- 与血浆中 Cl^- 交换释放入血，使血浆 HCO_3^- 升高；②CO_2 在血浆中转变成 H_2CO_3，使血浆 HCO_3^- 浓度升高，具有一定的代偿作用。

2. 肾脏的代偿　是慢性呼吸性酸中毒（一般指 CO_2 潴留 24h 以上）的主要代偿方式。$PaCO_2$ 升高和 H^+ 浓度增加可刺激肾小管上皮细胞的碳酸酐酶和谷氨酰胺酶活性，表现为分泌 H^+、NH_4^+ 和重吸收 HCO_3^- 增加，H^+ 随尿排出，血浆 HCO_3^- 浓度代偿性增加。

（三）常用指标的变化趋势

呼吸性酸中毒时，$PaCO_2$ 升高，失代偿后 pH 降低，通过肾脏等代偿后代谢性指标 AB、SB、BB 均继发性增高，BE 正值增大，AB>SB。

图片：急性呼吸性酸中毒细胞的代偿

笔记

急性呼吸性酸中毒时，$PaCO_2$ 每升高 10mmHg，HCO_3^- 可代偿性升高 1mmol/L，往往为失代偿性的；慢性呼吸性酸中毒时，$PaCO_2$ 每升高 10mmHg，HCO_3^- 可代偿性升高 3.5mmol/L，往往为代偿性的。

（四）对机体的影响

呼吸性酸中毒对心血管系统的影响与代谢性酸中毒相似（心肌收缩力降低、血管扩张和心律失常），尤其是急性 CO_2 潴留对中枢神经系统的影响往往比代谢性酸中毒更为明显。早期表现为头痛、视物模糊、疲乏无力；进一步发展可出现精神错乱、震颤、谵妄或嗜睡等；当 $PaCO_2$ 达到 80mmHg 以上时，可发生"CO_2 麻醉"。这是因为：①由于 CO_2 为脂溶性，易通过血 - 脑屏障，而 H_2CO_3 则为水溶性，通过血 - 脑屏障极为缓慢，结果是脑脊液 pH 降低更为明显；② CO_2 潴留可使脑血管明显扩张，脑血流量增加，引起颅内压和脑脊液压力增高。

二氧化碳麻醉

吸入气中的二氧化碳增加时，肺泡气的二氧化碳分压随之升高，动脉血的二氧化碳分压也升高，因而呼吸加深、加快，肺通气量增加。肺通气增加可使二氧化碳排出增加，使肺泡气和动脉血二氧化碳分压接近正常水平。但当吸入气的二氧化碳分压增加超过 80mmHg 时，肺通气量不能相应增加，使肺泡气和动脉血二氧化碳分压显著升高，患者可表现为呼吸困难、头痛、头昏甚至昏迷等。其机制是 CO_2 增多，脑脊液中的 H^+ 浓度增加，影响脑细胞代谢，降低脑细胞兴奋性；CO_2 如果继续升高，皮质下层受抑制，会使中枢活动受抑制而处于麻醉状态。

（五）防治原则

1. 治疗原发病 改善肺通气，排出呼吸道异物，控制感染，解除支气管平滑肌痉挛，使用呼吸中枢兴奋药以及正确使用人工呼吸机等。

2. 慎重补碱 对 pH 明显降低的患者，可适当给予碱性药物。但呼吸性酸中毒患者补碱应更慎重，因为 HCO_3^- 与 H^+ 结合后生成的 H_2CO_3 必须经肺排出体外，在通气功能障碍时，CO_2 不能及时排出，甚至可能引起 $PaCO_2$ 更高。应在保证足够通气的前提下少量补碱。

病例导学

某肺源性心脏病患者，入院时呈昏睡状态，血气分析及电解质测定结果如下：pH 7.26，$PaCO_2$ 65.5mmHg，HCO_3^- 37.8mmol/L，Cl^- 92mmol/L，Na^+ 142mmol/L。

问题：

该患者有何种酸碱平衡紊乱和电解质紊乱？分析病人昏睡的机制。

三、代谢性碱中毒

代谢性碱中毒（metabolic alkalosis）是指细胞外液 H^+ 减少和（或）血浆 HCO_3^- 原发性增多、pH 呈增高趋势为特征的酸碱平衡紊乱。

（一）原因与机制

1. H^+ 丢失过多

（1）经消化道丢失：见于频繁呕吐或胃液引流时，含丰富 HCl 的胃液大量丢失。引起低氯低钾性碱中毒。

（2）经肾丢失：主要见于：①利尿剂的使用：如噻嗪类、速尿可以抑制肾髓袢升支对 Cl^-、Na^+ 的重吸收，使到达远曲小管的 NaCl 含量升高，H^+-Na^+ 交换增强，促进远曲小管和集合管细胞分泌 H^+ 和 K^+，以加强对 $NaHCO_3$ 的重吸收，Cl^- 以氯化铵形式随尿排出，引起低氯性碱中毒；②肾上腺皮质激素过多：原发性或继发性醛固酮增多，促使肾远曲小管和集合管对 Na^+ 和水重吸收，促进 H^+ 和 K^+ 分泌，使 $NaHCO_3$ 重吸收增加，导致低钾性代谢性碱中毒。

2. 碱性物质摄入过多　常为医源性，见于溃疡病或酸中毒治疗中，口服或输入过量 $NaHCO_3$ 可引起代谢性碱中毒。摄入乳酸钠、乙酸钠、柠檬酸钠等有机酸盐，其在体内氧化可产生碳酸氢钠，1 升库存血中所含的柠檬酸钠约可产生 $30mmol$ HCO_3^-，故大量输入库存血，尤其是在肾的排泄能力减退时，可引起代谢性碱中毒。

3. 低钾性碱中毒　低钾血症时，细胞内 K^+ 外移以补充低血 K^+，细胞外液 H^+ 进入细胞，导致细胞外碱中毒和细胞内酸中毒。同时，因肾小管上皮细胞缺钾，使 K^+-Na^+ 交换减弱，H^+-Na^+ 交换增强，H^+ 排出增多，HCO_3^- 重吸收增多，造成低钾性碱中毒。

（二）机体的代偿调节

1. 血浆的缓冲作用　血液中碱性成分远多于酸性成分，故血液对碱中毒的缓冲能力较弱。

2. 肺的调节　血浆 H^+ 浓度降低可抑制呼吸中枢，肺泡通气量降低，$PaCO_2$ 代偿性升高，使 $NaHCO_3$/H_2CO_3 的浓度比接近 $20:1$。

3. 细胞内外离子交换　细胞外液 H^+ 浓度降低，H^+ 出细胞，K^+ 入细胞，使血 K^+ 浓度降低，故碱中毒常伴有低血钾。

4. 肾脏的代偿　血浆 H^+ 降低和 pH 升高，抑制肾小管上皮细胞内碳酸酐酶与谷氨酰胺酶活性，肾分泌 H^+、NH_4^+ 和重吸收 HCO_3^- 减少，从而使血浆 HCO_3^- 浓度降低。由于随尿排出的 H^+ 减少而 HCO_3^- 增加，尿液呈碱性。

（三）常用指标的变化趋势

血 pH 正常或升高，分别为代偿性或失代偿性代谢性碱中毒。原发性改变是 SB、AB、BB 均升高，AB > SB，BE 正值增大；$PaCO_2$ 继发性升高。

（四）对机体的影响

轻度代谢性碱中毒患者除呼吸变浅变慢，一般无明显症状，但严重代谢性碱中毒则可引起机体多种功能代谢变化。

1. 中枢神经系统兴奋　碱中毒时，因 pH 值增高，谷氨酸脱羧酶活性降低而 γ- 氨基丁酸转氨酶活性增强，使 γ- 氨基丁酸生成减少而分解增强，γ- 氨基丁酸对中枢神经系统的抑制作用减弱。故患者出现烦躁不安、精神错乱、谵妄、意识障碍等中枢神经系统兴奋症状。

2. 血红蛋白氧离曲线左移　血浆 pH 值升高，血红蛋白氧离曲线左移，在相同氧分压下血氧饱和度增加，使血红蛋白与 O_2 的亲和力增强，血红蛋白结合的 O_2 不易释放，造成组织供氧不足。

3. 神经肌肉应激性增高　正常情况下，血钙是以游离钙与结合钙两种形式存在的，pH 可影响两者之间的相互转变。Ca^{2+} 能稳定细胞膜电位，对神经肌肉细胞的应激性有抑制作用。急性代谢性碱中毒时，血钙总量可无变化，但游离钙减少，神经肌肉应激性增高，表现为面部和肢体肌肉抽动、腱反射亢进及手足搐搦等。但如果代谢性碱中毒患者同时伴有严重的低钾血症，可掩盖碱中毒兴奋神经肌肉的影响，出现肌肉软弱无力、麻痹等症状。

4. 低钾血症　**碱中毒引起低钾的机制：** ①细胞外液 H^+ 浓度降低，H^+ 出细胞，K^+ 入细胞，导致血钾降低；②同时肾小管上皮细胞内 H^+ 减少，H^+-Na^+ 交换减弱，而 K^+-Na^+ 交换增强，故肾排出 K^+ 增加导致低钾血症。

在低钾性碱中毒时，因肾小管上皮细胞缺钾使 K^+-Na^+ 交换减少，H^+-Na^+ 交换增强，尿液中 H^+ 增多，尿呈酸性，称为**反常性酸性尿**。

（五）防治原则

1. 治疗原发病　积极去除引起代谢性碱中毒的原因及维持因素。

2. 输生理盐水　生理盐水含 Cl^- 量高于血浆，通过扩充血容量和补充 Cl^- 使过多的 HCO_3^- 从肾排泄，起到缓解代谢性碱中毒的作用，此为盐水反应性。但有的患者给予生理盐水后不能缓解代谢性碱中毒，此为盐水抵抗性。

3. 给予含氯药物　严重的代谢性碱中毒患者可给予弱酸性或酸性药物，如盐酸稀释液（$0.1mmol/L$ HCl）静脉缓注。亦可给予 KCl、NaCl、盐酸赖氨酸和盐酸精氨酸等，通过补氯加速 HCO_3^- 的排出。

4. 纠正水、电解质紊乱　虽然盐水可以恢复血浆 HCO_3^- 浓度和补充 Cl^-，但并不能改善缺钾状态。伴有重度缺钾患者，应注意补充 K^+。对游离钙减少的患者也可补充 $CaCl_2$。

图片：反常
性酸性尿

笔记

四、呼吸性碱中毒

呼吸性碱中毒（respiratory alkalosis）是指血浆 H_2CO_3 浓度原发性减少、pH 呈升高趋势为特征的酸碱平衡紊乱。

（一）原因和机制

各种原因引起肺通气过度都可导致 CO_2 排出过多，引起呼吸性碱中毒。如低氧血症（肺水肿、肺炎等）、中枢神经系统疾患（如脑血管病、脑炎、脑外伤及脑肿瘤等）或精神障碍（癔症）、药物及化学物质（如水杨酸、氨）、机体代谢旺盛（如高热、甲亢）、刺激呼吸中枢、呼吸机使用不当造成通气量过大等。

（二）机体的代偿调节

呼吸性碱中毒时，虽然 $PaCO_2$ 降低对呼吸中枢有抑制作用，但只要刺激肺通气过度的原因持续存在，肺的代偿调节作用就不明显。

1. 细胞内外离子交换和细胞内缓冲　是急性呼吸性碱中毒的主要代偿方式。血浆 H_2CO_3 迅速降低，HCO_3^- 浓度相对升高。H^+ 出细胞，与细胞外液中 HCO_3^- 结合形成 H_2CO_3，使血浆 HCO_3^- 浓度有所下降，H_2CO_3 浓度有所回升。此外，血浆 HCO_3^- 进入红细胞，与红细胞内 H^+ 生成 H_2CO_3，再以 CO_2 形式逸出红细胞，以提高 $PaCO_2$，在 HCO_3^- 进入红细胞时，有等量 Cl^- 出红细胞进入血浆，故血 Cl^- 浓度可增高。但上述代偿作用极为有限。

2. 肾脏的代偿　急性呼吸性碱中毒时，肾来不及发挥代偿调节作用。慢性呼吸性碱中毒时，肾充分发挥其调节能力，表现为肾小管上皮细胞泌 H^+ 减少，泌 NH_4^+ 减少，重吸收 HCO_3^- 减少，尿液呈碱性。

（三）常用指标的变化趋势

$PaCO_2$ 原发性降低，pH 值升高，AB < SB；由于肾脏代偿性排出 HCO_3^-，代谢性指标 AB、SB、BB 均继发性降低，BE 负值加大。

$PaCO_2$ 每降低 10mmHg，血浆 HCO_3^- 只代偿降低 2mmol/L，急性呼吸性碱中毒常为失代偿性。

（四）对机体的影响

呼吸性碱中毒对机体的影响与代谢性碱中毒相似，亦可引起感觉异常、意识障碍、抽搐、低钾血症及组织缺氧。但急性呼吸性碱中毒引起的中枢神经系统功能障碍往往比代谢性碱中毒更明显，这除与碱中毒对脑细胞的损伤有关外，还与脑血流量减少有关。$PaCO_2$ 降低可使脑血管收缩，脑血流量减少。

（五）防治原则

首先应积极治疗原发病和去除引起通气过度的原因，大多数呼吸性碱中毒可自行缓解。对发病原因不易很快去除或者呼吸性碱中毒比较严重者，可用纸袋罩于患者口鼻，令其再吸入呼出的气体（含 CO_2 较多），或让患者吸入含 5% CO_2 的混合气体，以提高血浆 H_2CO_3 浓度。对精神性通气过度患者可用镇静剂。

下面对各种单纯型酸碱平衡紊乱常用酸碱指标的变化及离子变化进行总结（表 7-2）。

图片：急性呼吸性碱中毒细胞的代偿

表 7-2　四种单纯型酸碱平衡紊乱的血浆酸碱指标和离子变化

	pH	$PaCO_2$	AB	SB	BB	BE	Cl^-	K^+
代谢性酸中毒	↓（−）	↓	↓	↓	↓	↓	↑（−）	↑
呼吸性酸中毒								
急性	↓	↑	↑（−）	↑（−）	（−）	（−）	↓	↓
慢性	↓（−）	↑	↑	↑	↑	↑	↓	↓
代谢性碱中毒	↑（−）	↑	↑	↑	↑	↑	↓	↓
呼吸性碱中毒								
急性	↑	↓	↓（−）	↓（−）	（−）	（−）	↑	↓
慢性	↑（−）	↓	↓	↓	↓	↓	↑	↓

↑：升高　↓：降低　（−）：无变化

第四节　混合型酸碱平衡紊乱

同一患者有两种或两种以上单纯型酸碱平衡紊乱并存,称为混合型酸碱平衡紊乱。可分为双重型酸碱平衡紊乱和三重型酸碱平衡紊乱。

双重型酸碱平衡紊乱可以有不同的组合形式,通常把两种酸中毒或两种碱中毒合并存在,其 pH 向同一方向移动的情况称为酸碱一致型或相加性酸碱平衡紊乱,如代谢性酸中毒合并呼吸性酸中毒。如果是一种酸中毒与一种碱中毒合并存在,其 pH 向相反的方向移动时,称为酸碱混合型或相消性酸碱平衡紊乱,如代谢性酸中毒合并呼吸性碱中毒。但在同一病人体内,呼吸性酸中毒和呼吸性碱中毒不会同时发生,即不可能同时发生 CO_2 过多又过少,因而不会出现四重混合型酸碱平衡紊乱。

三重型酸碱平衡紊乱有两种类型:呼吸性酸中毒合并 AG 增高型代谢性酸中毒和代谢性碱中毒;呼吸性碱中毒合并 AG 增高型代谢性酸中毒和代谢性碱中毒。

本章小结

机体有一整套调节酸碱平衡的机制,使血液 pH 恒定在 7.35~7.45 之间。依赖于血液内的缓冲体系、肺和肾等脏器的调节作用,使血液 pH 维持在正常范围。体内酸性或碱性物质过多,超出机体的调节能力,或者肺和肾功能障碍,均可使血浆中 HCO_3^- 与 H_2CO_3 浓度及其比值的变化超出正常范围而导致酸碱平衡紊乱。

根据血液 pH 的高低,<7.35 为酸中毒,>7.45 为碱中毒。HCO_3^- 浓度主要受代谢因素的影响而原发性降低或者增高的,称代谢性酸中毒或者碱中毒;H_2CO_3 浓度主要受呼吸性因素的影响而原发性增高或者降低的,称呼吸性酸中毒或者碱中毒。在单纯型酸中毒或者碱中毒时,由于机体的调节,虽然体内的 HCO_3^-/H_2CO_3 值已经发生变化,但 pH 仍在正常范围之内,称为代偿性酸中毒或者碱中毒。如果 pH 异常,则称为失代偿性酸中毒或者碱中毒。

酸碱平衡紊乱主要分为四种单纯型和混合型:代谢性酸中毒根据 AG 值又可分为 AG 增大型和 AG 正常型;呼吸性酸中毒按病程可分为急性和慢性;代谢性碱中毒根据给予生理盐水后能否缓解可分为盐水反应性和盐水抵抗性;呼吸性碱中毒按病程可分为急性和慢性。混合型酸碱平衡紊乱可分为双重性和三重性,还可细分为酸碱一致性和酸碱混合性。

病例讨论

患者,男性,41 岁,呕吐、不能进食水 4d。有胃溃疡,服用抗酸药治疗。体检:重病容。血压 100/60mmHg,心率 90 次/min,皮肤干燥、弹性差,腱反射减弱。ECG:T 波低平,ST 段降低。

化验:[Na^+]145mmol/L,[Cl^-]92mmol/L,[K^+]2.6mmol/L,[HCO_3^-]34mmol/L。

诊断为幽门梗阻,抽出 3L 胃内容物。

(商战平)

扫一扫,测一测

思考题

1. 引起代谢性酸中毒和呼吸性酸中毒的病因分别有哪些，治疗原则有何不同？
2. 血钾浓度与酸碱失衡有何关系？血钾变化为始因时，尿 pH 如何变化？
3. 剧烈呕吐易引起何种酸碱平衡紊乱？请分析其发生机制。

笔记

学习目标

1. 掌握：缺氧的概念及各类型缺氧的原因、发病机制。
2. 熟悉：不同类型缺氧的血氧指标改变及皮肤、黏膜的变化特征，缺氧对机体的影响。
3. 了解：氧疗及氧中毒的病理生理基础。
4. 能够根据血氧指标对患者缺氧类型进行初步判断。
5. 能够解释氧疗的原则和注意事项；能够指导患者配合治疗。

　　氧是生命活动的必需物质，正常成年人在静息状态下需氧量约为 250ml/min，剧烈运动时可增加数倍，而体内贮存的氧仅有 1500ml 左右。因此，一旦呼吸、心跳停止，数分钟内就可因缺乏氧而死亡。

　　由于组织**供氧不足**或**用氧障碍**引起机体功能、代谢和形态结构异常变化的病理过程，称为**缺氧**（hypoxia）。缺氧是造成细胞损伤的常见原因，也是临床上最常见的基本病理过程之一，常用血氧指标反映组织供氧和耗氧量的情况。

第一节　常用血氧指标

　　血氧分压（partial pressure of oxygen，PO_2）为物理溶解于血液中的氧所产生的**张力**。正常人动脉血氧分压（PaO_2）约为 100mmHg，其高低主要取决于吸入气体的氧分压和外呼吸的功能状态；静脉血氧分压（PvO_2）约为 40mmHg，反映组织摄氧和利用氧的能力。

　　血氧容量（oxygen binding capacity，CO_2max）为 100ml 血液中的血红蛋白在氧分压为 150mmHg，温度为 38℃时的**最大带氧量**，取决于血红蛋白的质（与氧结合的能力）和量。1g 血红蛋白可结合 1.34ml 氧，正常成人 Hb 为 15g/dl，血氧容量正常值约为 20ml/dl，反映了血液携带氧的能力。

　　血氧含量（oxygen content，CO_2）指 100ml 血液的**实际含氧量**，包括血红蛋白结合氧和物理溶解氧，溶解氧量仅有 0.3ml/dl，可忽略不计。血氧含量取决于血氧分压和血氧容量。正常动脉血氧含量（CaO_2）约为 19ml/dl；静脉血氧含量（CvO_2）约为 14ml/dl。动 - 静脉血氧含量差反映组织细胞的摄氧能力。

　　血氧饱和度（oxygen saturation，SO_2）指血液中结合氧的血红蛋白占总血红蛋白的**百分比**，SO_2=（血氧含量 − 溶解氧量）/ 血氧容量×100%。正常动脉血氧饱和度（SaO_2）为 95%～98%，静脉血氧饱和度（SvO_2）为 70%～75%。氧合血红蛋白解离曲线（氧离曲线）说明血氧饱和度主要取决于血氧分压（图 8-1）。P_{50} 是 SO_2 为 50% 时的氧分压，反映血红蛋白与氧的**亲和力**，正常值为 26～27mmHg。当红细胞内 2，3- 二磷酸甘油酸（2，3-DPG）增多、酸中毒、CO_2 增多及血温增高时，血红蛋白与氧的亲和力降低，氧离曲线右移，P_{50} 增大，释放氧增加；反之则左移，P_{50} 减小。

图 8-1　氧合血红蛋白解离曲线及其影响因素

第二节　缺氧的类型

氧在体内的代谢环节可概括为"肺部摄取氧 - 血液携带氧 - 循环运输氧 - 组织利用氧",任何一环节出现障碍均可引起缺氧。根据原因及血氧特点可把单纯性缺氧分为四种类型。

病例导学

某男性,45 岁,平素身体健康,初次到达海拔 4000m 高原地带,感头晕、头痛、乏力、胸闷、心悸、呼吸困难。查体: T 37.1℃, P 110 次 /min, R 30 次 /min, Bp 120/85mmHg。精神状态差,口唇青紫。心、肺检查未见异常, PaO_2 50mmHg。经吸氧、卧床休息后症状缓解、口唇青紫消失。

问题:
1. 患者属于什么类型的缺氧?
2. 诊断依据是什么?

一、低张性缺氧

低张性缺氧(hypotonic hypoxia)以 PaO_2 降低,血氧含量减少,造成组织供氧不足为基本特征,又称**乏氧性缺氧**(hypoxic hypoxia)。

(一)原因与机制

1. 大气性缺氧　多见于海拔 3000m 以上的高原、高空或通气不良的矿井和坑道,由于吸入气 PO_2 降低,导致组织供氧不足。

2. 呼吸性缺氧　肺通气功能障碍可引起肺泡气 PO_2 降低;肺换气功能障碍使经肺泡扩散到血液中的氧减少,导致 PaO_2 降低和血氧含量降低。

3. 静脉血分流入动脉　常见于**右向左分流**的先天性心脏病,如室间隔或房间隔缺损伴有肺动脉高压或狭窄,未经氧合的静脉血掺入左心的动脉血,导致 PaO_2 和血氧含量降低。

(二)血氧变化特点

低张性缺氧时进入血液的氧减少或者静脉血掺杂入动脉,因此 PaO_2 降低,进而血氧饱和度降低和血氧含量减少,组织利用的氧量减少,动 - 静脉血氧含量差亦减少。但慢性缺氧时,由于组织利用氧的能力代偿性增强,动 - 静脉血氧含量差也可变化不明显,血氧容量正常或因血红蛋白的代偿性增加而增加。

正常情况下,毛细血管中脱氧血红蛋白的浓度约为 2.6g/dl。低张性缺氧时,脱氧血红蛋白增多。当毛细血管中**脱氧血红蛋白**的浓度超过 5g/dl 时,皮肤、黏膜呈青紫色,称为**发绀**(cyanosis)。

文档:不同海拔高度的大气压、吸入气氧分压与肺泡气氧分压

病例导学

　　患儿，女，4 岁，腹泻 3d 伴头痛，收治入院。母亲曾给患儿用过次硝酸铋。查体：T 37.6℃，P 130 次 /min，R 30 次 /min，Bp 80/55mmHg。精神状态差，皮肤深度紫绀。有呼吸困难，心、肺检查未见异常。腹部弥漫性压痛，肠鸣音亢进。吸氧后，患儿呼吸逐渐平稳，但仍明显发绀。PaO_2 100mmHg。在此刻患儿排出黑色稀便，经过进一步血液分析才确定了"特异疗法"，经 4h 紫绀消失，患儿恢复正常。

　　问题：

　　1. 患儿属于什么类型的缺氧？

　　2. 吸氧不能使紫绀消失，说明什么？

　　3. 文中的"特异疗法"可能是什么？

二、血液性缺氧

　　血液性缺氧（hemic hypoxia）是由于血红蛋白含量减少或性质发生改变，导致血液携带的氧减少，血氧含量降低，或血红蛋白结合的氧不易释出所引起的缺氧。由于此时物理溶解的氧量不变，PaO_2 正常，故又称**等张性缺氧**（isotonic hypoxia）。

（一）病因与机制

　　1. **贫血**　严重贫血时血红蛋白含量减少，血液携氧量降低，组织细胞供氧不足，又称为**贫血性缺氧**。

　　2. **一氧化碳中毒**　一氧化碳（carbon monoxide，CO）是含碳化合物未完全燃烧产生的窒息性气体，可与血红蛋白结合成为**碳氧血红蛋白**（HbCO），其结合速率仅是氧与血红蛋白结合速率的 1/10，但 HbCO 的解离速度却为 HbO_2 的 1/2100，因此，CO 与血红蛋白的亲和力是氧的 210 倍。当吸入气中含 0.1% 的 CO 时，约 50% 的血红蛋白与 CO 形成 HbCO 而失去携带氧的能力。另外，CO 通过增强血红蛋白与 O_2 的亲和力以及抑制红细胞内糖酵解，使 2,3-DPG 生成减少，引起氧离曲线左移，使血红蛋白中已结合的氧释放减少，进一步加重组织缺氧。

　　3. **高铁血红蛋白血症**　血红蛋白中的 Fe^{2+} 在氧化剂的催化下被氧化成 Fe^{3+}，形成**高铁血红蛋白**，Fe^{3+} 与羟基牢固结合而失去携带氧的能力。正常高铁血红蛋白含量仅占血红蛋白总量的 1%～2%。因此，机体出现较多氧化剂时，如食用大量含硝酸盐的腌菜或腐败的蔬菜后，硝酸盐在肠道被细菌还原为亚硝酸盐，亚硝酸盐可使大量血红蛋白氧化成高铁血红蛋白而失去携带氧的能力；当血红蛋白分子的四个 Fe^{2+} 有一部分被氧化成 Fe^{3+} 后，剩余的 Fe^{2+} 虽能结合氧，但与 O_2 的亲和力增强，不易与氧解离，导致氧离曲线左移，向细胞释放氧减少。

　　4. **血红蛋白与氧的亲和力异常增高**　某些因素可增加血红蛋白和氧的亲和力，使氧离曲线左移，氧不易释放，从而引起组织缺氧。如输入大量库存血时，血中 2,3-DPG 含量低，氧离曲线左移，血红蛋白释放氧减少，使组织缺氧。

（二）血氧变化的特点

　　单纯血液性缺氧时，呼吸功能正常，故 PaO_2 及血氧饱和度正常。贫血患者血红蛋白含量降低，CO 中毒的患者血液中 HbCO 增加，血氧容量和血氧含量均降低。但 CO 中毒时血红蛋白总量并未减少，血液在体外用氧充分饱和后，血红蛋白结合的 CO 为 O_2 取代，体外测得的血氧容量是正常的。贫血患者尽管 PaO_2、SaO_2 正常，但毛细血管床中的平均血氧分压较低，弥散到组织细胞的氧减少，动 - 静脉血氧含量差低于正常。CO 中毒和高铁血红蛋白血症时，由于动脉血氧含量明显减少和血红蛋白与氧的亲和力增加，结合的氧不易释放，动 - 静脉血氧含量差也低于正常。

　　严重贫血的患者皮肤、黏膜呈苍白色，其脱氧血红蛋白也不易达到 5g/dl，所以不会出现发绀。碳氧血红蛋白颜色鲜红，故 CO 中毒的患者皮肤、黏膜呈现樱桃红色。高铁血红蛋白呈棕褐色，患者皮肤和黏膜呈咖啡色或类似发绀。因进食引起的高铁血红蛋白血症，皮肤和黏膜出现咖啡色或类似发绀的颜色，又称为**肠源性紫绀**（enterogenous cyanosis）。

三、循环性缺氧

循环性缺氧（circulatory hypoxia）是指循环障碍使组织供氧减少所引起的缺氧，又称为**低动力性缺氧**（hypohypoxia）。

视频：血液
性缺氧

（一）病因与机制

1. 组织缺血　由于动脉血压降低或动脉阻塞造成的组织灌注量不足称为**缺血性缺氧**（ischemic hypoxia）。例如，休克和心力衰竭患者可出现全身组织供血不足；动脉血栓形成、动脉炎或动脉粥样硬化造成的动脉阻塞可引起所供血的局部器官和组织缺血性缺氧。

2. 组织淤血　静脉血液回流障碍引起的组织缺氧称为**淤血性缺氧**（congestive hypoxia）。休克引起全身广泛的毛细血管床淤血，而静脉血栓形成或静脉炎可引起局部静脉回流障碍，造成局部组织淤血性缺氧。

（二）血氧变化的特点

单纯循环性缺氧，PaO_2、血氧容量、动脉血氧含量和血氧饱和度均正常。缺血或淤血造成的血流缓慢使血液流经毛细血管时间延长，细胞从单位容量血液中摄取的氧量增多，造成静脉血氧含量降低，动 - 静脉血氧含量差增大。但由于供应组织的血液总量降低，弥散到组织细胞的总氧量仍不能满足细胞的需要而发生缺氧。

缺血性缺氧的患者，因供应组织的血量不足，皮肤可苍白。淤血性缺氧的患者，血液淤滞在毛细血管床出现了更多的脱氧血红蛋白，可出现发绀。

四、组织性缺氧

正常情况下，细胞内 80%～90% 的氧在线粒体内参与氧化磷酸化反应，并产生能量。其余的氧在羟化酶和加氧酶等的催化下，参与细胞核、内质网和高尔基体的生物合成、物质降解和解毒反应。在组织供氧正常的情况下，因细胞不能有效地利用氧而导致的缺氧称为**组织性缺氧**（histogenous hypoxia）或**氧利用障碍性缺氧**（dysoxidative hypoxia）。

（一）病因与机制

1. 组织中毒　任何原因引起细胞氧化磷酸化障碍都会导致组织细胞利用氧能力降低。如 HCN、KCN、NaCN 和 NH_4CN 等各种氰化物，可经消化道、呼吸道或皮肤进入人体，分解出 CN^-，并可迅速与氧化型细胞色素氧化酶的 Fe^{3+} 结合，生成**氰化高铁细胞色素氧化酶**，使呼吸链的电子传递无法进行，以致内呼吸中断，组织不能利用氧生成能量，也称**组织中毒性缺氧**（histotoxic hypoxia）。砷化物、硫化物、甲醛等药物也能抑制呼吸链的酶类而影响氧化磷酸化过程。

2. 线粒体损伤　细菌毒素、严重缺氧、钙超载、大剂量放射线照射和高压氧等均可导致线粒体功能障碍或结构损伤，引起细胞内呼吸障碍。

3. 呼吸酶合成减少　维生素 B_1 是丙酮酸脱氢酶的辅酶成分，脚气病患者可因丙酮酸氧化脱羧障碍影响细胞有氧氧化过程。维生素 B_2 是黄素酶的辅酶成分，维生素 PP 是辅酶 I 和辅酶 II 的组成成分，均参与氧化还原反应。这些维生素严重缺乏可影响氧化磷酸化过程。

（二）血氧变化的特点

组织性缺氧时，PaO_2、动脉血氧含量和血氧饱和度均正常。由于细胞生物氧化过程受损，不能充分利用氧，故静脉血氧分压和血氧含量均高于正常，动 - 静脉血氧含量差减小。由于组织用氧障碍，毛细血管中**氧合血红蛋白**增多，故组织性缺氧患者肤色可呈鲜红色或玫瑰红色。

> **知识拓展**
>
> ### 缺氧与发绀
>
> 缺氧常有发绀，但并非均会出现发绀，如严重贫血引起的血液性缺氧，因血红蛋白量少，缺氧时脱氧血红蛋白很难达到 5g/dl，故不出现发绀；又如 CO 中毒引起血液性缺氧，形成的碳氧血红蛋白呈樱桃红色也难见发绀。发绀常常是缺氧的表现，但发绀患者不一定都有缺氧，如真性红细胞增多症的患者很容易出现发绀，但往往无缺氧。

临床上更常见的是混合性缺氧,如左心衰竭时出现肺循环淤血,既可以因肺功能障碍引起乏氧性缺氧,又可因心输出量减少出现循环性缺氧。因此,要结合病情具体全面分析。现将各型缺氧的血氧变化及皮肤、黏膜的改变特点归纳见表8-1。

表 8-1　各型缺氧的血氧变化及皮肤、黏膜的改变特点

缺氧类型	PaO_2	SaO_2	血氧容量	CaO_2	动 - 静脉氧含量差	皮肤、黏膜颜色
乏氧性缺氧	↓	↓	N 或 ↑	↓	↓ 或 N	发绀
血液性缺氧	N	N	↓ 或 N	↓ 或 N	↓	贫血:苍白 CO 中毒:樱桃红色 高铁 Hb 血症:咖啡色
循环性缺氧	N	N	N	N	↑	苍白或发绀
组织性缺氧	N	N	N	N	N	玫瑰红色或鲜红色

↓ 降低　↑ 升高　N 正常

文档:不同类型缺氧的原因和发生机制

第三节　缺氧对机体的影响

缺氧可引起机体一系列的功能和代谢变化,其结果主要取决于缺氧的原因、发生的速度、程度、持续时间以及机体的功能代谢状态。轻度缺氧以激发机体的代偿反应为主,而重度缺氧则可造成机体的功能障碍和代谢障碍。急性缺氧时机体往往来不及充分发挥代偿作用,以损伤表现为主;而慢性缺氧时机体的代偿反应和缺氧的损伤作用并存。

不同类型的缺氧所引起的变化既有共性,又各具特性。下面以乏氧性缺氧为例说明缺氧对机体的影响。

一、呼吸系统的变化

(一)代偿性反应

PaO_2 低于 60mmHg 时可刺激颈动脉体和主动脉体的外周化学感受器,反射性地引起呼吸加深、加快。呼吸运动增强的代偿意义在于:①增加肺泡通气量和肺泡气 PO_2,使全肺有效通气量增加,从而增加 PaO_2 和 SaO_2;②胸廓运动增强使胸腔负压增大,促进静脉回流,回心血量增多,使肺血流量和心输出量增加,有利于血液对氧的摄取和运输,进而提高组织供氧量。

肺通气量变化与乏氧性缺氧持续时间和程度有关。如初到4000m高原的人,因大气压低,使 PaO_2 仅为 50mmHg 左右,在化学感受器的作用下,肺通气量立即增加,但通气增强的同时,CO_2 也被大量呼出,出现急性呼吸性碱中毒,脑脊液 pH 值偏碱性,对呼吸中枢产生抑制,抵消了外周化学感受器的兴奋呼吸作用,故通气量增加仅比在海平面高65%。2～3d 后,肾脏开始发挥作用,代偿性地排出 HCO_3^-,脑脊液内 pH 逐渐恢复正常,此时缺氧兴奋呼吸的作用凸显,肺通气量明显升高,可增加至海平面的5～7倍。但长期缺氧可使外周化学感受器对缺氧的敏感性降低,肺通气量又回落,如久居高原者其肺通气量仅比海平面高15%,这也具有一定的代偿意义。但因为肺通气量每增加 1L,呼吸肌耗氧增加 0.5ml,长期呼吸运动增强可加剧机体氧的供求矛盾,这显然对机体不利。减弱肺通气反应可降低机体耗氧量。肺通气量的增加是对急性缺氧最重要的代偿反应。

血液性缺氧、循环性缺氧和组织性缺氧的患者如果不合并 PaO_2 降低,呼吸系统的代偿不明显。

(二)失代偿反应

1. 高原肺水肿　少数人快速登上 3000m 以上高原后,1～4d 内可发生**高原性肺水肿**,表现为头痛、胸闷、咳嗽、呼吸困难、咳粉红色泡沫痰、皮肤黏膜发绀等,寒冷、劳累、肺部感染、过量吸烟饮酒、精神紧张等都可能诱发高原肺水肿。其发病机制可能与下列因素有关:①缺氧使外周血管收缩,回心血量增加和肺血流量增多,液体易外漏;②缺氧性肺动脉收缩可导致肺动脉高压,肺毛细血管内压增加,血浆、蛋白及红细胞容易漏出;③缺氧直接或间接导致肺泡 - 毛细血管膜通透性增加;④缺氧时肺泡上皮主动转运和清除肺泡内液体的能力发生障碍。以上原因共同引起肺水肿。

2. 中枢性呼吸衰竭 严重的缺氧（$PaO_2 < 30mmHg$）对呼吸中枢的直接抑制作用超过 PaO_2 降低对外周化学感受器的兴奋作用，发生**中枢性呼吸衰竭**，表现为呼吸抑制、呼吸频率和节律不规则。

二、循环系统的变化

（一）代偿性反应

1. 心输出量增加 乏氧性缺氧时心输出量增加，可提高组织的供氧量，对急性缺氧有一定的代偿意义。心输出量增加主要是通过：①心率加快：PaO_2 降低兴奋外周化学感受器以及呼吸运动增强，刺激肺的牵张感受器等，反射性地兴奋交感神经；②心肌收缩力增强：PaO_2 降低引起交感神经兴奋，儿茶酚胺释放增多，作用于心肌细胞 β- 肾上腺素能受体，使心肌收缩力增强；③回心血量增多：心脏收缩活动增强和胸廓运动幅度增大促使回心血量增加，心输出量也增多。

2. 血流重新分布 急性缺氧时，交感神经兴奋引起血管收缩，但由于不同组织器官血管受体分布不同，因此，对缺氧的反应性也不同。皮肤、内脏、骨骼肌和肾脏血管 α- 受体密度较高，血管收缩明显，血流减少；而心和脑的血管 α- 受体密度较低，且主要受乳酸、腺苷和 PGI_2 等代谢产物影响而出现血管扩张，血流量增多。血液的重新分布有利于保证生命重要器官的氧的供应。

3. 肺动脉收缩 当肺泡气 PO_2 降低时，可引起肺小动脉收缩，使血流转向通气充分的肺泡，这是肺循环独有的生理现象，称为**缺氧性肺血管收缩**（hypoxic pulmonary vasoconstriction, HPV）。急性缺氧引起的肺动脉收缩机制与下列因素有关：①交感神经的作用：肺动脉 α- 受体密度较高，交感神经兴奋时肺小动脉收缩；②体液因素作用：缺氧时肺血管内皮细胞、肺泡巨噬细胞、肥大细胞等产生多种血管活性物质，其中包括血管紧张素Ⅱ（AngⅡ）、内皮素（endothelin, ET）和血栓素 A_2（TXA_2）等缩血管物质以及 NO 和 PGI_2 等扩血管物质。缺氧时以缩血管物质增多占优势，使肺小动脉收缩；③缺氧对肺动脉平滑肌的直接作用：缺氧使 K^+ 外流减少，Ca^{2+} 内流增加，引起肺动脉收缩。

4. 毛细血管增生 长期缺氧可使机体多种组织细胞内**缺氧诱导因子 -1**（hypoxia inducible factor-1, HIF-1）增加，诱导细胞产生血管内皮生长因子（VEGF）增多，促使缺氧组织内毛细血管增生，密度增加，尤其是心、脑和骨骼肌的毛细血管增生明显。氧从血管内向组织细胞弥散的距离缩短，从而增加了对组织的供氧量。

（二）失代偿反应

1. 肺动脉高压 长期慢性缺氧使肺小动脉持续收缩，导致肺循环阻力增加。除上述缩血管物质增多和交感神经兴奋外，血管平滑肌细胞和成纤维细胞的肥大和增生，血管壁胶原纤维和弹性纤维增多，使动脉壁增厚变硬，顺应性降低，形成持久的缺氧性肺动脉高压，可增加右心室后负荷，导致右心肥大，发生右心衰竭。

2. 心肌舒缩功能降低 严重的缺氧可使心肌能量代谢障碍，心肌细胞变性、坏死和凋亡，引起心肌舒缩功能降低。

3. 心律失常 严重缺氧可引起窦性心动过缓、期前收缩，甚至发生心室纤颤。严重的 PO_2 降低可经颈动脉体反射性地兴奋迷走神经，导致窦性心动过缓。而缺氧时细胞内 K^+ 减少，Na^+ 增多，使静息电位降低、心肌兴奋性和自律性增高、传导性减低，易发生异位心律和传导阻滞。

4. 回心血量减少 严重缺氧可直接抑制呼吸中枢，使胸廓运动减弱，回心血量减少。缺氧时细胞生成大量乳酸和腺苷等扩血管物质，使血液淤滞于外周血管，回心血量减少，降低心输出量，将进一步减少组织的供氧量。

三、血液系统的变化

（一）代偿性反应

1. 红细胞和血红蛋白增多 慢性缺氧时红细胞增多主要是由于肾生成和释放**促红细胞生成素**（erythropoietin, EPO）增加。久居高原者红细胞和 Hb 数量明显高于平原地区的居民，红细胞可达 6×10^{12}/L，Hb 可达 21g/dl。红细胞增多可升高血氧容量和动脉血氧含量，提高血液的携氧能力，增加组织供氧。

2. 氧解离曲线右移 2,3-DPG 是红细胞内糖酵解过程的中间产物，是一种不能透出红细胞膜的有机酸，它的增多可使红细胞内 pH 降低，通过 Bohr 效应及 2,3-DPG 与脱氧血红蛋白结合，使血红蛋

101

白与氧的亲和力降低，氧离曲线右移，增加向组织释放氧。缺氧时 2,3-DPG 增多是由于：①氧合血红蛋白减少，脱氧血红蛋白增多，后者可结合 2,3-DPG（图 8-2），因此，红细胞内游离的 2,3-DPG 减少，使糖酵解加强，2,3-DPG 的生成增多。②缺氧时过度通气所致呼吸性碱中毒以及脱氧血红蛋白偏碱性，使 pH 升高，可使糖酵解增强，促使 2,3-DPG 合成增加和分解减少。

当 PaO_2 在 80mmHg 以上时，因处于氧解离曲线的平坦部分，血红蛋白与氧的亲和力降低，有利于向组织供氧，具有代偿意义；但当 PaO_2 降至 60mmHg 以下时，因处于氧解离曲线陡直部分，血红蛋白与氧的亲和力降低则会影响肺泡毛细血管中血液和氧的结合，使动脉血氧饱和度下降，从而失去代偿意义。

图 8-2　2,3-DPG 与 Hb 分子中央结合的孔穴示意图

Bohr 效应

1904 年丹麦科学家 Christian Bohr 发现 pH 值或 H^+ 浓度和 PCO_2 变化对血红蛋白结合氧的能力有影响：血液 pH 值降低或 PCO_2 升高，使 Hb 对 O_2 的亲和力降低，在任意 PO_2 下 Hb 氧饱和度均降低，氧解离曲线右移，反之，pH 值升高或 PCO_2 降低，则 Hb 对 O_2 的亲和力增加，在任意 PO_2 下 Hb 氧饱和度均增加，氧解离曲线左移。pH 对 Hb 氧亲和力的这种影响称为 Bohr 效应。

（二）失代偿反应

血液中红细胞过度增加，引起血液黏稠度增高，血流阻力显著增加，心脏的后负荷增大，是缺氧诱发心力衰竭的原因之一。

四、中枢神经系统的变化

脑的重量仅为体重的 2%～3%，但脑血流量约占心输出量的 15%，耗氧量占机体总耗氧量的 23%。脑的能量来源主要依靠葡萄糖有氧氧化，而脑内氧和葡萄糖的储备量很少，因此，对缺氧极为敏感。急性缺氧可出现头痛，情绪激动，思维力、记忆力、判断力降低或丧失以及运动不协调，严重者可出现抽搐、昏迷，甚至死亡。慢性缺氧时症状比较缓和，表现有注意力不集中、易疲劳、嗜睡及精神抑郁等症状。缺氧引起中枢神经系统功能障碍的主要原因是脑细胞水肿、坏死，脑间质水肿及颅内压升高。

第四节　氧疗与氧中毒

缺氧的主要治疗原则是病因治疗和纠正缺氧。可根据缺氧的临床表现，如皮肤黏膜颜色，呼吸、循环及中枢神经系统的改变和血气分析等，来判断缺氧的类型及原因，并及时针对病因进行治疗。纠正缺氧的基本方法是**氧疗**，但需要预防吸入气氧分压过高而引起的**氧中毒**。

文档：缺氧时组织细胞的变化

一、氧疗

吸氧是治疗缺氧的主要方法,对各种类型的缺氧均有一定疗效,以乏氧性缺氧氧疗效果最佳。吸氧能提高肺泡气 PO_2,促进氧在肺中的弥散和交换,提高 PaO_2 和血氧饱和度,增加动脉血氧含量。高原肺水肿患者吸入纯氧具有特殊的疗效,吸氧后数小时至数日,肺水肿症状可显著缓解,肺部体征随之消失。对由右至左分流的患者,因吸入的氧无法与流入左心的静脉血起氧合作用,一般吸氧对改善缺氧的作用较小。

血液性缺氧、循环性缺氧和组织性缺氧的共同特点是 PaO_2 和动脉血氧饱和度正常。吸入高浓度氧可以提高 PaO_2,主要通过增加血液中物理溶解的氧量,从而改善组织供氧。对 CO 中毒患者,PaO_2 增高后,氧可与 CO 竞争与血红蛋白结合,从而加速 CO 从血红蛋白解离,具有很好的疗效。

二、氧中毒

氧疗时应控制吸氧的压力和时间,防止发生氧中毒,一旦发生应立即停止吸氧。氧中毒的发生主要取决于吸入气氧分压而不是氧浓度,其发生机制尚不完全清楚,一般认为与氧自由基的产生及其毒性作用有关。在高气压环境以及长时间、高流量吸入纯氧容易发生氧中毒。根据表现不同,氧中毒可分为肺型、脑型和眼型氧中毒。

(一)肺型氧中毒

肺型氧中毒的主要临床特征是胸骨后疼痛、咳嗽、呼吸困难、肺活量降低、PaO_2 降低。肺部有炎性细胞浸润、充血、水肿、出血及肺不张。一般发生于吸入 1 个大气压的氧 8h 以后,故又称为慢性氧中毒。

(二)脑型氧中毒

脑型氧中毒的主要临床特征是视觉和听觉障碍、恶心、抽搐、晕厥等神经症状,严重者可出现昏迷、死亡。高压氧疗时,应注意区别脑型氧中毒和缺氧性脑病,前者患者抽搐时是清醒的,后者患者抽搐时是昏迷的。脑型氧中毒在吸入高压氧(2~3 个大气压以上)短时间内发生,故又称为急性氧中毒。

(三)眼型氧中毒

新生儿尤其是出生体重低的早产儿,长时间吸入高浓度氧可引起视网膜广泛的血管阻塞、成纤维组织浸润、晶体后纤维增生、视网膜萎缩,严重者可致盲。

本章小结

因组织供氧不足或用氧障碍,引起机体功能、代谢和形态结构异常变化的病理过程,称为缺氧。氧的获取和利用包括外呼吸、气体运输和内呼吸几个环节。各种原因使其中任一环节出现障碍都可能引起缺氧。临床上根据缺氧的原因和血氧指标变化特点,将缺氧分为乏氧性、血液性、循环性和组织性四种类型。缺氧对机体的影响与其原因、发生速度、程度、持续时间以及机体耐受性有关。轻度缺氧仅出现代偿性反应,严重缺氧可导致组织代谢障碍甚至死亡。缺氧的防治原则包括病因学防治和氧疗。氧疗的效果因缺氧的原因、类型而不同。吸入气氧分压过高可引起细胞损害和器官功能障碍称为氧中毒,其发生机制与活性氧自由基有关。

病例讨论

患者,男性,33 岁,农民。于当日清晨 5 时为煤炉添煤时,昏倒在室内,1h 后被发现,急诊入院。患者既往体健。查体:T 37℃,R 24 次/min,P 110 次/min,Bp 100/70mmHg。神志不清,口唇呈樱桃红色。其他未见异常。实验室检查:PaO_2 95mmHg,Hb 150g/L,CO_2max 正常,HbCO 30%。入院后立即抢救,不久渐醒。

病例讨论

(郝 雷)

扫一扫，测一测

思考题

1. 阐述缺氧的概念及分类。每种类型缺氧各有什么血氧变化及皮肤黏膜的改变？
2. 煤气中毒会引起什么类型的缺氧？机制是什么？
3. 缺氧和发绀的关系是什么？

笔记

第九章　发　热

09章课件

　　人和高等动物都具有相对稳定的体温以维持正常的生命活动。机体具有完善的体温调节系统，使正常成人的体温维持在 37℃左右，昼夜间体温呈现周期性波动，但幅度一般不超过 1℃，女性平均体温比男性平均体温略高 0.2℃。

第一节　发热概述

　　发热（fever）是由致热原的作用使体温**调定点**（set point，SP）上移而引起的调节性体温升高，一般超过正常体温 0.5℃即称为发热。根据调定点理论，发热时体温调节功能正常，但由于调定点上移，体温在高水平上进行调节，故发热为主动性的调节性体温升高。

　　体温调节的高级中枢位于**视前区下丘脑前部**（POAH），而延髓、脊髓等部位（OVLT）也对体温信息有一定程度的整合功能，被认为是体温调节的次级中枢所在。另外，大脑皮质也参与体温的调节。调定点理论认为体温调节类似于恒温器的调节，体温调节围绕调定点来调节体温，在体温偏离调定点时，体温控制系统可通过效应器的**产热**和**散热**把温度维持在调定点水平。调定点的上移引起调节性体温升高。

0901

文档：正常体温的调节系统

笔记

发热时体温升高,但并不是所有的体温升高都属于发热。人体体温升高可以分为生理性和病理性体温升高两类(图 9-1)。①生理性体温升高:如剧烈运动、女性月经前期、妊娠期及心理性应激等,此时体温升高不对机体产生危害,也无需治疗,随着生理过程结束体温恢复正常。②病理性体温升高:包括两种情况,多数是**调节性体温升高**,即为发热;少数是因体温调节障碍(如体温调节中枢损伤)、散热障碍(如皮肤鱼鳞病、先天性汗腺缺乏、环境高温所致的中暑等)或产热异常(如甲状腺功能亢进)而产生,体温调节机构无法将体温控制在与调定点相适应的水平上,其本质不同于发热,是**被动性体温升高**,称为**过热**(hyperthermia)。

中暑的发生

中暑是在高温影响下体温调节功能紊乱,烈日曝晒或在高温环境重体力劳动所致的一组急症。中暑一般发生在气温超过 34℃时。在同样的气温条件下,相对湿度增高更易引起中暑。中暑的患者除体温升高外,可有全身疲乏、四肢无力、头昏、胸闷、心悸及恶心、呕吐等不适症状,甚至可出现中暑衰竭或中暑痉挛,引起严重后果。

发热不是独立的疾病,而是很多疾病共有的病理过程和临床表现。由于发热常出现于许多疾病的早期且容易被患者察觉,临床上常把发热看作是许多疾病的重要信号。通常把伴有发热表现的疾病称为**发热性疾病**,大多数发热性疾病的体温升高与体内病变存在着一定的依赖关系。因此,了解发热的特点对判断病情、诊断疾病、评估疗效和预后,都具有重要的参考意义。

图 9-1　体温升高的分类

第二节　发热的病因与发病机制

发热主要是由发热激活物所引起的。发热的机制,目前以"调定点"学说来解释,发热的基本环节已基本明确。

一、发热的病因

(一)发热激活物

发热激活物(pyrogenic activator)是指能直接或间接激活内生致热原细胞产生和释放**内生致热原**(endogenous pyrogen,EP)的物质(又称内生致热原诱导物),包括外源性发热激活物和体内产生的发热激活物。

1. 外源性发热激活物　主要是各种病原微生物和寄生虫及其代谢产物等。

(1)细菌及其毒素:主要有:①革兰氏阳性细菌:此类细菌感染是最常见的发热原因。如葡萄球菌、链球菌、肺炎球菌等;②革兰氏阴性细菌:大肠杆菌、伤寒杆菌、脑膜炎球菌等;③分枝杆菌:典型菌群为结核杆菌。

(2)病毒:常见的有流感病毒、麻疹病毒、腮腺炎病毒、风疹病毒等。

(3)真菌:如白色念珠菌感染所致的鹅口疮、肺炎、脑膜炎,新型隐球菌所致的慢性脑膜炎等均伴随发热。

(4)螺旋体:常见的有钩端螺旋体、回归热螺旋体和梅毒螺旋体等。

文档:
内毒素

（5）疟原虫：人体感染疟原虫后，其潜隐子进入红细胞并发育成裂殖子，当红细胞破裂时，大量裂殖子和代谢产物（疟色素等）释放入血液，引起高热。

2. 体内产物 体内产生的发热激活物多数是非感染性因素，主要包括：①抗原 - 抗体复合物；②致热性类固醇；③致炎刺激物；④组织损伤和坏死。

（二）内生致热原

产内生致热原细胞在发热激活物的作用下，产生和释放能引起体温升高的物质，称之为内生致热原。内生致热原是由能够产生和释放内生致热原的细胞如单核细胞、巨噬细胞、内皮细胞、淋巴细胞以及肿瘤细胞等，在发热激活物的作用下产生和释放的，目前已明确的内生致热原包括：

（1）白细胞介素 -1：早期发现的内生致热原主要是**白细胞介素 -1**（interleukin-1，IL-1）。IL-1 是在发热激活物的作用下，由单核细胞、巨噬细胞、肿瘤细胞等释放的多肽类物质。

（2）肿瘤坏死因子：**肿瘤坏死因子**（tumor necrosis factor，TNF）是重要的内生致热原之一，与 IL-1 具有相似的生物活性和致热活性。葡萄球菌、链球菌、内毒素等可诱导巨噬细胞、淋巴细胞等分泌 TNF。

（3）干扰素：**干扰素**（interferon，IFN）是一种低分子量的抗病毒、抗肿瘤的糖蛋白，在病毒等因素作用下，由淋巴细胞或致敏淋巴细胞产生。

另外，IL-6、巨噬细胞炎症蛋白 -1 也是内生致热原之一。而 IL-8 和内皮素等也被认为与发热有一定的关系，但仍需进一步深入的研究加以证实。内生致热原的产生和释放过程是一个复杂的调控过程，需要细胞信息传递和基因表达调控的参与。

文档：内生致热原的产生和释放过程

二、发热的发病机制

通过体温"调定点"学说阐明发热的发病机制。

（一）体温调节中枢

体温调节中枢位于 POAH，该区含有温度敏感神经元，主导体温正向调节，为**正调节中枢**；而中杏仁核、腹中隔和弓状核等脑区则对发热时的体温产生负向调节，限制体温过度升高，为**负调节中枢**。体温调节还涉及中枢神经系统的其他多个部位，如大脑皮质、脑干等。正、负调节相互作用的结果决定调定点上移的水平以及发热的幅度和时程（图 9-2）。

图 9-2 正、负调节因素共同控制体温调定点

（二）致热信号传入中枢的途径

内生致热原是大分子蛋白质，一般不易透过血-脑屏障。目前认为内生致热原进入脑内引起体温调节中枢"调定点"上移的可能途径有：①内生致热原通过血-脑屏障转运入脑；②内生致热原通过终板血管器的有孔毛细血管入脑；③通过迷走神经传递致热信号入脑。

（三）发热中枢调节介质

无论以何种方式入脑，内生致热原本身并不是直接引起"调定点"上移的物质。它可能是首先作用于体温调节中枢，引起发热中枢体温调节介质的释放，继而引起调定点的改变。发热中枢体温调节介质可分为**正调节介质**和**负调节介质**两类。

1. **正调节介质** 是一类介导体温"调定点"上移的物质，包括前列腺素 E（PGE）、Na^+/Ca^{2+} 比值、环磷酸腺苷（cAMP）、促肾上腺皮质激素释放素（CRH）、一氧化氮等。在发热的过程中，上述正调节介质水平升高。动物实验脑室中给予正调节介质可以引起实验动物体温升高，阻断或降低正调节介质则可以解热。

2. **负调节介质** 是一类对抗体温升高或降低体温的物质，主要包括精氨酸加压素、黑色素细胞刺激素及膜联蛋白 A1 和 IL-10 等。这些负调节介质具有明显的解热作用。正是由于这些介质的存在，使各种感染性疾病引起的发热极少超过 41℃。这种发热时体温升高被限定在一定范围的现象称为**热限**（febrile ceiling）。这是机体的自我保护功能和自稳调节机制，对防止体温过度升高而导致对组织器官的损伤具有保护意义。

患者，男性，18 岁，长时间淋雨后受凉，感头晕、呼吸急促、周身不适。自测体温 40℃，期间出现肌肉紧张性收缩、鸡皮疙瘩、面色苍白、手脚冰凉现象，自觉寒冷加盖棉被。数小时后出现自觉酷热。

问题：
1. 病例中患者出现肌肉紧张性收缩、鸡皮疙瘩、面色苍白、手脚冰凉、自觉寒冷的机制是什么？
2. 上述现象见于发热的哪个时相？

（四）体温调定点与发热时相

调定点的正常值在 37℃ 左右。当体温偏离调定点时，将通过反馈系统将偏差信息输送到体温控制系统综合处理，然后对效应器发出调节信号（散热或发热），使身体的中心温度维持在与调定点相适应的水平。

发热时，来自体内外的发热激活物作用于产内生致热原细胞，产生和释放内生致热原，内生致热原经血液到达颅内 POAH 和 OVLT 附近，引起中枢发热介质的释放，作用于相应的神经元后引起调定点上移。此时调定点高于中心温度，体温调节中枢出现产热和散热的调整，最终使体温升高到与调定点相适应的水平。发热持续一定时间后，随着负调节机制的激活，负调节介质限制调定点的上移和体温的上升，使体温调控至正常水平。这就是典型的发热过程，可大致分为三个时相。

温度感受器

温度感受器分为外周和中枢两类。外周温度感受器分布于全身皮肤、黏膜和腹腔内脏等部位；中枢温度感受器分布于脊髓、延髓、脑干网状结构和下丘脑等部位。温度感受器的作用是将感受到的温度刺激转变为相应的电信号，传入中枢进行整合。

1. **体温上升期（寒战期）** 发热的开始阶段，体温调定点上移，正调节占优势，使原来正常的体温变成"冷刺激"，体温调节中枢对"冷刺激"产生反应，出现皮肤血管收缩、血流减少（减少机体散热）、寒战及代谢增强（增加机体产热）等，使体温升高。**寒战**是骨骼肌不随意的节律性收缩，由于是伸肌

文档：发热的发病机制

和屈肌同时收缩,肢体不发生伸屈运动,但产热率比正常增加4~5倍。本期的热代谢特点是产热大于散热,体温上升。临床表现为畏寒、皮肤颜色苍白、寒战以及由于交感神经兴奋收缩立毛肌而出现鸡皮疙瘩。

2. 高温持续期(高峰期) 当体温升高到与上移的调定点相适应时,体温调节中枢的"冷刺激"逐渐消失,寒战停止并出现散热。本期的热代谢特点为产热和散热在高水平上保持相对平衡。机体散热有所加强,皮肤血管由收缩转为扩张,血流增多,皮肤温度升高使水分随皮肤蒸发增多。患者临床表现为自觉酷热、皮肤潮红以及皮肤、口唇干燥。

3. 体温下降期(退热期) 经历高温持续期后,随着发热激活物被清除,内生致热原及增多的介质被清除或降解,"调定点"恢复到正常水平,这时体温与"调定点"相比是一个"热刺激",体温调节中枢对"热刺激"产生反应,发出增加散热(皮肤血管扩张)和减少产热的指令,使体温降低,恢复到与正常体温调定点相适应的水平。本期的热代谢特点是散热多于产热,体温下降。病人汗腺分泌增加,可大量出汗,皮肤潮湿,严重者可导致脱水。

视频:发热
的时相

第三节　发热时代谢与功能的变化

除了各原发病所引起的各种改变以外,发热时的体温升高、内生致热原以及体温调节效应可引起一系列代谢和功能变化。

一、物质代谢变化

体温每升高1℃,基础代谢率提高13%,糖、蛋白质和脂肪的消耗增多,同时也会出现水、电解质及维生素的代谢变化。

(一)营养物质代谢变化

发热时糖的分解代谢加强,糖原储备减少,脂肪分解代谢也明显加强,加上发热病人食欲下降,营养摄入不足,机体会动员脂肪储备。蛋白质分解加强,尿氮比正常人增加2~3倍。无氧酵解增加,乳酸的产量大增,这也是发热患者出现肌肉酸痛的原因之一。

(二)水、电解质及维生素代谢变化

在发热的体温上升过程中,由于肾血流量减少,尿量也明显减少,Na^+、Cl^-排出减少,但到了退热期又由于尿量恢复而大量排出。各种维生素的消耗也增多,高温持续期时经由皮肤和呼吸道蒸发的水分增加及退热期的出汗可导致水的大量丢失,严重者可引起脱水。因此,发热患者应及时补充水、电解质、维生素和其他营养物质。

二、功能代谢变化

主要发生于中枢神经系统、循环系统、消化系统、呼吸系统和免疫系统等。

(一)中枢神经系统功能变化

发热时会出现一系列中枢神经系统表现,如头痛、头晕等,高热(40~41℃)时,还可出现烦躁、谵妄、幻觉等,引起这些症状可能与发热使中枢神经系统兴奋性增高有关。小儿(6个月~4岁)高热比较容易引起全身或局部肌肉抽搐,即**热惊厥**,可能与小儿中枢神经系统尚未发育成熟有关。若持续高热,中枢神经系统可由兴奋转变为抑制,继而出现淡漠、嗜睡、昏迷等,可能与IL-1的作用有关。

(二)循环系统功能变化

发热患者心率加快,体温每上升1℃,心率约增加18次/min,儿童可增加得更快。发热时心率加快与血温对窦房结的刺激、交感神经兴奋和代谢增强等有关。心率加快在一定范围内可增加心输出量,从而加强组织细胞的血液供给,利于机体高代谢的需要;但也增加了心脏的负荷,特别是发热激活物直接引起心肌损伤时,或心脏有潜在病变的人,容易诱发心力衰竭,应特别注意。另外,升温期(寒战),心率加快和外周血管的收缩可使血压轻度升高;高温持续期和退热期外周血管舒张,血压可轻度下降。

（三）消化功能的变化

发热时消化液分泌减少,各种消化酶活性降低,产生食欲减退、口干、胃肠蠕动减慢、腹胀、便秘等临床表现。其原因可能与交感神经兴奋、副交感神经抑制、水分蒸发以及致热因子如 IL-1 和 TNF 等有关。

（四）呼吸功能的变化

发热时,血温增高及高代谢产生的酸性物质使呼吸中枢对 CO_2 的敏感性增加,同时代谢加强,CO_2 生成增多,可共同促使呼吸加深、加快,有利于热量从呼吸道散发。

（五）免疫系统的变化

内生致热原本身就是一些免疫因子,如 IL-1、TNF、IL-6、INF 等可刺激 T、B 淋巴细胞和自然杀伤细胞等免疫细胞增殖和活性增强,提高吞噬、杀菌和抗病毒能力。总体上讲,发热可以提高机体的免疫功能,表现为一种防御作用;另一方面,发热本身也可抑制细菌生长,如肺炎球菌、淋球菌和梅毒螺旋体等。但是持续高热可造成免疫系统功能下降,淋巴细胞和巨噬细胞等功能降低,使杀菌和抗病毒能力减弱。

急性期反应是机体在细菌感染和组织损伤时所出现的一系列急性时相的反应。内生致热原在诱导发热的同时,也引起急性期反应。急性期反应主要表现为一些蛋白质合成增多、血浆微量元素浓度改变、外周血白细胞计数增加及热休克蛋白表达增强等,是一种非特异性的整体防御反应。

第四节 发热的生物学意义与治疗原则

一、发热的生物学意义

发热的生物学意义表现在对机体的防御作用和伤害作用两方面。防御作用是提高机体的抗感染能力。不利或伤害作用表现在组织细胞的高代谢加重器官负担,如心脏负荷增加,诱发心力衰竭;引起多器官组织细胞损伤;引起小儿惊厥而导致脑损伤,妊娠妇女高热易引起胎儿发育不良等。

二、治疗原则

（一）病因治疗

对于发热激活物明确的发热,给予针对发热激活物的治疗,如针对细菌使用抗生素,可以达到清除发热激活物的效果,但应避免抗生素滥用。

（二）发热的处理

1. 一般性发热 即体温不过高的发热（<40℃）,又不伴有其他严重疾病者,可不急于解热。特别是原因不明或存在潜在病灶的患者,除了发热以外,其他临床征象不明显（如传染病早期）,若过早予以解热,会掩盖病情,降低机体本身的免疫防御能力,造成原发病灶扩散和延误诊断,加重病情和延误治疗。因此,对于一般发热的病例,主要应针对物质代谢和水电解质代谢情况,补充足够的营养物质、维生素和水等。

2. 应及时解热的情况 下列情况中,发热能够加重病情或促进疾病的发生发展,甚至威胁生命,应及时解热。

（1）高热（体温 >40℃）病例:尤其是达到41℃以上者,中枢神经细胞和心脏可能受到较大的影响。因此,对于高热病例,无论有无明显的原发病,都应尽早解热。尤其是小儿高热,容易诱发惊厥,更应及早预防。

（2）心脏病患者:发热时心率增快,心肌收缩力增强,心脏负担增加,易诱发心力衰竭。因此,对心脏病患者及有潜在的心肌损害者也须及早解热。

（3）妊娠期妇女:妊娠早期妇女如有发热或人工过热（洗桑拿浴）有致畸胎的危险;妊娠中、晚期,循环血量增多,心脏负担加重,发热会进一步增加心脏负担,容易诱发心衰。

（4）恶性肿瘤患者:持续性发热并且食欲较差会加重自身营养物质的消耗,导致病情进一步恶化。因此,恶性肿瘤患者发热,要及时解热。

三、常用的解热措施

（一）药物解热

1. 水杨酸盐类　解热机制可能是阻断中枢体温调节介质合成,如PGE。

2. 类固醇解热药　如糖皮质激素,解热机制可能是抑制内生致热原的合成和释放,抑制免疫反应和炎症反应。

3. 中药　清热解毒中草药也有很好的解热作用,可适当选用。

（二）物理降温

对高热或病情危急患者,可采用物理方法辅助降温。常用的方法有冰帽或冰袋冷敷头部、在四肢大血管处用温水或酒精擦浴以促进散热。

本章小结

病理性体温升高分为发热和过热。发热是指在致热原作用下,体温调节中枢的调定点上移而引起的调节性体温升高(超过正常值0.5℃)。发热激活物作用于产致热原细胞,使其产生和释放内生致热原。内生致热原作用于下丘脑体温调节中枢,在中枢发热介质的介导下,使体温调定点上移,引起机体产热增加和散热减少,从而引起发热。发热时体温调节功能仍正常,但由于调定点上移,体温调节在高水平上进行。发热在临床上通常经历体温上升期、高温持续期和体温下降期三个时相。发热是多种疾病所共有的病理过程和临床表现,机体会出现一系列功能代谢变化。针对发热发病学的基本环节,采取适当的解热措施。

病例讨论

病例讨论

患儿,男,15个月。1d前出现发热,咳嗽、无痰。查体:T 39.5℃、P 120次/min、R 30次/min。患儿神志清楚,双颊部潮红、口唇干燥,咽部明显充血、双侧扁桃体I度肿大,双肺呼吸音粗,未闻及湿啰音。实验室检查:白细胞计数 $14.3 \times 10^9/L$,淋巴细胞18%,中性粒细胞81%。

（郝　雷）

扫一扫,测一测

思考题

1. 发热与过热有何异同?

2. 阐述发热的时相及每一时相的特点、临床表现。

3. 发热的治疗原则是什么?

第十章　休　克

学习目标

1. 掌握：休克的概念；休克代偿期的代偿意义；休克失代偿期对机体的影响。
2. 熟悉：休克的病因、分类及发生机制；休克时各器官功能代谢的变化。
3. 了解：休克的防治原则。
4. 能分析休克的症状和体征，初步具有判断分期和预后的能力。
5. 能针对休克给患者及其家属讲解诊疗问题和注意事项。

　　休克（shock）是临床常见的危重急症。目前认为休克是多病因、多发病环节、多种体液因子参与，以**微循环功能紊乱**、**组织细胞灌注不足**为主要特征，并可能引起多器官功能障碍甚至衰竭等严重后果的复杂的全身调节紊乱性病理过程。

病例导学

文档：对休
克的认识

　　患者，男性，34岁，建筑施工时不慎从2楼坠落，急送医院。体检：面色苍白，脉搏细弱、快，四肢冷、出汗，右侧肢体有多处片状淤血和局部血肿。血压65/40mmHg，呼吸122次/min，体温36.9℃。
　　问题：
　　1. 该病人是否为休克？
　　2. 如果是休克，属于哪种类型休克？属于哪一期休克？
　　3. 此期休克的组织细胞变化特点是什么？

第一节　休克的病因与分类

　　在临床上，很多疾病会引起休克，不同的疾病导致休克的机制也不相同，可以按照病因和始动环节对休克进行分类。

一、休克的病因

　　引起休克的病因很多，常见的有：
　　1. **失血和失液**　常见于外伤大出血、上消化道大出血、肝脾破裂致腹腔内出血及产后大出血等。在短时间内，当失血量超过机体总血量的 **20%～25%** 时，即可发生失血性休克（hemorrhagic shock）。失液见于剧烈呕吐、腹泻和大量出汗等原因引起的大量体液丢失。

2．创伤　严重的创伤可因失血和疼痛等引起创伤性休克（traumatic shock）。

3．烧伤　大面积烧伤时，可因血浆大量丢失及疼痛引起烧伤性休克（burn shock），若合并感染可发展为败血症休克。

4．严重感染　细菌、病毒和立克次体等病原微生物感染均可引起感染性休克（infectious shock），以革兰氏阴性细菌感染引起的休克为常见，约占感染性休克的70%～80%。细菌内毒素在此型休克中具有重要作用，故又称为内毒素性休克（endotoxic shock）。重症感染性休克常伴有败血症，故又称为败血症性休克。

5．心脏和大血管病变　急性心肌炎、大面积急性心肌梗死、严重心律失常等心脏病变和肺栓塞、心脏压塞等影响静脉回流和心脏射血的病变均可引起心输出量急剧减少而发生休克。

6．过敏　过敏体质的人在应用药物、血清制剂或疫苗等引发严重的 I 型超敏反应时，肥大细胞释放大量的组胺和缓激肽，可引起小血管扩张和毛细血管壁通透性增高，致使有效循环血量不足而引起过敏性休克（anaphylactic shock）。

7．神经刺激　剧烈的疼痛刺激、高位脊髓损伤和中枢镇静药物过量等可引起神经源性休克（neurogenic shock）。

二、休克的分类

（一）按病因分类

这是目前临床常用的分类方法，分为低血容量性休克（包括失血性和失液性休克）、创伤性休克、烧伤性休克、感染性休克、心源性休克、过敏性休克和神经源性休克等。

（二）按休克发生的始动环节分类

1．**低血容量性休克**（hypovolemic shock）　是指血容量减少引起的休克。常见原因有失血、失液和烧伤。由于循环血量减少，导致血压下降，使重要器官和外周组织微循环的灌流压降低，灌流量减少。临床可见中心静脉压、心输出量和动脉血压降低，总外周阻力增高。

2．**心源性休克**（cardiogenic shock）　是指急性心脏泵血功能衰竭引起心输出量急剧减少，使有效循环血量不足而导致的休克。常见原因为心肌源性（如心肌梗死、心肌病和心律失常等），也可为非心肌源性（如急性心脏压塞、气胸和肺动脉高压等）。

3．**血管源性休克**（vasogenic shock）　是指由于血管活性物质的作用，小血管扩张，血管床容积扩大，导致血液分布异常，大量血液淤滞在舒张的小血管内，使有效循环血量减少所引起的休克，如过敏性休克和神经源性休克。

第二节　休克的发生机制

休克的发生是多病因、多发病环节和多种体液因子参与的复杂的全身调节紊乱性病理过程。以微循环变化和细胞分子损伤为主要发生机制。

一、微循环机制

以**失血性休克**为例，休克的发展过程根据微循环的变化大致可分为三个时期（图10-1）。

（一）休克代偿期

休克代偿期（compensatory stage of shock）是休克发展过程的早期阶段，也称休克早期、微循环缺血期，主要病理生理变化是**组织缺血性缺氧**和代偿作用。

1．**组织缺血性缺氧**　当有效循环血量减少等休克病因作用于机体时，首先导致交感－肾上腺髓质系统兴奋，儿茶酚胺大量释放入血，使毛细血管前阻力增加，真毛细血管网关闭，血流量减少，血流速度减慢；交感－肾上腺髓质系统兴奋，刺激β受体，血液流经直捷通路或经开放的动－静脉吻合支回流而直接进入微静脉。两方面共同作用，致使**微循环少灌少流，灌少于流**，组织发生缺血性缺氧。微循环障碍学说称该期为**缺血性缺氧期**（ischemic anoxia phase）。

除儿茶酚胺外，休克时体内还可产生其他缩血管物质，如血管紧张素 II、血管升压素和血栓素 A_2 等。

视频：休克的微循环特点

图 10-1 休克各期微循环变化示意图

2. 本期的代偿意义   上述的皮肤、内脏小血管明显收缩，使组织处于严重的缺血缺氧状态，但对整体却有一定的抗损伤或代偿意义。主要表现在以下几个方面：

（1）**血液重分布有利于心脑血液供应**：由于不同器官对儿茶酚胺的反应性不同，皮肤、腹腔内脏和肾脏血管的 α 受体密度高，对儿茶酚胺的敏感性高，因而明显收缩；而冠状动脉和脑血管无明显变化，使有限的血液资源得到重新分布，优先保证重要生命器官心、脑的血液供应。

（2）儿茶酚胺等缩血管物质大量释放时，微静脉、小静脉及肝脾血库收缩，迅速而短暂地增加了回心血量，起到了"**自身输血**"的作用。

（3）由于微动脉、后微动脉、毛细血管前括约肌对儿茶酚胺敏感性高，使毛细血管前阻力高于后阻力，毛细血管流体静压降低，较多的组织间液进入毛细血管，使回心血量增加，起到"**自身输液**"的作用。

（4）交感 - 肾上腺髓质系统兴奋：心率加快，心肌收缩力增强和外周血管阻力升高均有利于动脉血压的调节和维持（图 10-2）。

3. 临床表现   患者表现为面色苍白、四肢湿冷、脉搏细速和尿量减少；由于脑血流正常，患者神志清楚，由于应激可出现烦躁不安（图 10-3）；血压可骤降，也可略降，甚至正常；脉压减小比血压下降更具有早期诊断意义。

此期是休克的可逆期，也是临床上实施抢救的最好时期，如能及时消除病因，积极治疗，恢复有效循环血量，休克很快扭转，否则病情可发展至休克进展期。

（二）休克进展期

休克进展期（progressive stage of shock）是休克的可逆性失代偿期，也称休克中期、微循环淤血期，主要病理生理学变化是**组织淤血性缺氧**和**失代偿**。

图 10-2 微循环缺血期的主要机制及其代偿意义

图 10-3 微循环缺血期的主要临床表现

1. **组织淤血性缺氧** 随着休克代偿期的进一步发展，内脏微血管的自律运动现象首先消失，微动脉、后微动脉、毛细血管前括约肌对儿茶酚胺的反应性明显降低而扩张，微静脉持续收缩，致使毛细血管前阻力小于后阻力，**微循环多灌少流、灌大于流**，毛细血管血液淤滞，组织细胞严重淤血性缺氧。微循环障碍学说称该期为**淤血性缺氧期**（stagnant anoxia phase）。同时，微血管壁通透性增高，血浆外渗，血流速度缓慢，组织缺氧加剧。

2. 组织淤血性缺氧的机制 长时间缺血缺氧引起的酸中毒和多种扩血管活性物质的释放是导致休克代偿期的重要原因。

（1）**酸中毒**：缺氧导致细胞无氧酵解增强，乳酸堆积引起代谢性酸中毒，从而导致血管平滑肌对儿茶酚胺的反应性降低而扩张。

（2）**局部扩血管代谢产物的作用**：长时间缺血缺氧和酸中毒刺激肥大细胞释放组胺增多，ATP 分解腺苷堆积,激肽系统激活使激肽类物质产生增多等,可引起血管平滑肌舒张和毛细血管扩张。此外,细胞破坏时释出 K^+ 增多,K^+ 外流增加可使 Ca^{2+} 通道抑制,Ca^{2+} 内流减少,引起血管收缩性降低。

(3)**血液流变学的改变**:由于血流速度缓慢,大量血浆外渗,导致血液黏滞性增高等血液流变学的变化,造成血流受阻,毛细血管后阻力增加,进一步加重微循环障碍。黏滞并激活的白细胞可释放氧自由基和溶酶体酶,导致血管内皮细胞和其他组织细胞损伤。

(4)**内毒素等的作用**:革兰氏阴性菌感染,内毒素直接入血引起感染性休克;出血和创伤发生的非感染性休克可引起胃肠道功能紊乱、肠道菌群失调,发生肠源性内毒素血症。内毒素和其他毒素可通过激活巨噬细胞、NO 生成增多等途径引起血管扩张,导致持续性低血压。

3. **失代偿改变**

(1)由于内脏毛细血管血流淤滞,毛细血管流体静压升高以及组胺、激肽和前列腺素等的作用引起毛细血管通透性增高,不仅组织液进入毛细血管的"自身输液"停止,而且促使血浆渗出到组织间隙。

(2)由于酸性代谢产物和溶酶体水解产物等的作用,血浆外渗导致血液浓缩。大量的毛细血管开放及血管床容量增加,回心血量减少,"自身输血"停止。

(3)回心血量减少和血压持续性下降使交感 - 肾上腺髓质系统更加兴奋,血液灌流量进一步下降,组织缺氧更加严重,形成恶性循环。由于血液浓缩,促使红细胞聚集,导致有效循环血量进一步减少。

4. **临床表现** 患者血压进行性下降,心搏无力、心音低钝,神志淡漠甚至昏迷,少尿甚至无尿,皮肤发绀,可出现花斑(图 10-4)。

图 10-4 微循环淤血期的主要临床表现

此期仍处于"可逆性"阶段,只要得到及时正确的救治,患者可康复,否则病情持续恶化进入休克难治期。

(三)休克难治期

休克难治期(refractory stage of shock)是休克发展的晚期阶段,亦称休克晚期、微循环衰竭期,主要病理生理学变化是**微循环衰竭**和**弥散性血管内凝血**(disseminated intravascular coagulation, DIC)。

1. **微循环衰竭** 微循环淤滞进一步加重,微血管对血管活性物质失去反应,呈麻痹性扩张状态。**微循环血流停止,处于不灌不流状态**,组织严重缺氧。

2. **合并 DIC** 由于血液进一步浓缩,血流速度缓慢,血液处于高凝状态;缺氧、酸中毒及内毒素损伤血管内皮细胞可激活内源性凝血系统;烧伤、创伤性休克等,组织因子释放入血,加上内毒素的作用,激活外源性凝血系统;血小板活化因子、TXA_2 等,可促进血小板聚集,加速 DIC 形成(图 10-5)。

3. **临床表现** 患者血压进行性下降,且给予升压药难以恢复。脉搏细速,中心静脉压降低;由于白细胞嵌塞、血管内皮肿胀以及微血栓堵塞,即使大量输血、补液,血压回升后,有时仍不能恢复毛细血管血流,称为毛细血管**无复流现象**(no-reflow phenomenon),这也是休克难治的原因之一;由于组织严重淤血和并发 DIC,导致细胞变性甚至死亡,使心、脑、肾、肺和肠等重要器官发生功能障碍甚至衰竭。

图片:休克晚期临床表现及机制

图 10-5 微循环衰竭期微血管麻痹性扩张的机制

休克的分期只概括了休克发展过程的一般规律（表 10-1），不同类型休克由于病因不同也不是都依次经历上述三期的变化。如过敏性休克多始于休克进展期，一些重症感染性休克和严重烧伤性休克，可能很快就进入休克难治期。

表 10-1　休克各期的主要临床特点

	休克代偿期	休克进展期	休克难治期
皮肤黏膜	面色苍白、四肢湿冷	发绀、花斑	瘀斑
血压	正常或降低，脉压变小	进行性下降	进行性下降
脉搏	细速	细弱	极弱
尿量	减少	少尿、无尿	无尿
神志	清楚，烦躁不安	淡漠、昏迷	模糊、昏迷

二、细胞分子机制

休克的原始动因可以直接损伤细胞，引起细胞的代谢、功能障碍和结构破坏。细胞损伤是器官功能障碍的基础。

1. 细胞损伤

（1）细胞膜损伤：细胞膜是休克时最早发生损伤的部位。缺氧、ATP 减少、高钾、酸中毒、溶酶体酶释放、自由基引起膜的脂质过氧化、炎症介质和细胞因子都会导致细胞膜的损伤，出现离子泵功能障碍，水、Na^+ 和 Ca^{2+} 内流，细胞内水肿和跨膜电位明显下降。

（2）线粒体损伤：休克初期线粒体 ATP 合成减少，细胞能量生成不足以致功能障碍。休克后期线粒体发生肿胀、致密结构和嵴消失等形态改变，钙盐沉积，最后崩解破坏。线粒体损伤后，能量物质进一步减少，导致细胞死亡。

（3）溶酶体损伤：休克时缺血缺氧和酸中毒导致溶酶体肿胀、空泡形成并释放溶酶体酶。溶酶体酶的主要危害是水解蛋白质引起细胞自溶，溶酶体酶进入血液循环后损伤血管内皮细胞、消化基底膜，并可激活激肽系统与纤溶系统，促进组胺等炎症介质的释放。因此，溶酶体酶的大量释放加重了休克时微循环障碍,导致组织细胞损伤和多器官功能障碍,在休克发生发展和病情恶化中起着重要作用(图10-6)。

(4)细胞死亡:休克时细胞死亡是细胞损伤的最终结果,包括凋亡与坏死两种形式。细胞凋亡和坏死是休克时器官功能障碍或衰竭的病理基础。

图 10-6 休克时细胞损伤的示意图

2. 细胞代谢障碍

(1)物质代谢变化:休克时细胞内最早发生的代谢变化是从优先利用脂肪酸转向利用葡萄糖供能,代谢变化总的趋势为耗氧减少、糖酵解加强、脂肪和蛋白分解增加和合成减少。表现为一过性的高血糖和尿糖,血中游离脂肪酸和酮体增多,氨基酸水平升高,尿氮排出增多,出现负氮平衡。

(2)能量不足:休克时由于 ATP 产生减少,使细胞膜 Na^+-K^+ 泵转运失灵,Na^+ 进入细胞内,K^+ 则外逸,导致细胞水肿,血钾升高。

(3)代谢性酸中毒:由于组织的严重缺氧,无氧酵解增强,乳酸生成增多,超过了肝脏代谢能力,造成代谢性酸中毒。再加上微循环障碍和肾功能损伤,酸性代谢产物不能被及时清除,也促进了酸中毒的发生。

第三节 休克时各主要器官系统功能的变化

休克发生后,机体的各主要器官系统的功能都要出现病理生理变化,一般来说,早期为代偿性变化,晚期逐渐演变为失代偿性变化。

1. 肺功能的变化 休克早期,创伤、出血和感染等刺激呼吸中枢,使呼吸增强,甚至通气过度,可引起低碳酸血症和呼吸性碱中毒。如果休克持续时间久,肺功能可出现障碍,轻者为急性肺损伤,重者可导致呼吸膜损伤,肺组织出现淤血、水肿、出血、局限性肺不张、血栓形成以及肺泡内透明膜形成等病理变化,称为**急性呼吸窘迫综合征**(acute respiratory distress syndrome,ARDS)。上述病理变化可导致严重的肺泡通气与血流比例失调和弥散障碍,临床上出现进行性低氧血症和呼吸困难,进而导致急性呼吸衰竭甚至死亡。

2. 肾功能的变化 休克时肾脏最易最早受到损伤,各种类型休克常伴有急性肾衰竭。休克早期,交感肾上腺髓质系统强烈兴奋,导致肾血管收缩,肾灌流量不足,GFR 降低,而发生功能性肾衰竭。及时恢复有效循环血量,肾血流得以恢复,肾功能即可恢复。但若肾小管持续缺血缺氧或由于毒素的作用而发生坏死,则会发生**器质性肾衰竭**,除严重少尿外,有明显的氮质血症、高钾血症和酸中毒。由于肾小管上皮细胞坏死,重吸收功能障碍,尿液不能浓缩,尿渗透压和比重都较低。此时,即使肾血流恢复,也不能在较短时间内恢复肾功能,要待上皮细胞再生后方能恢复。肾功能的严重障碍加重了内环境紊乱,使休克进一步恶化,甚至可因严重的急性肾衰竭而死亡。

图片:
休克肺

3. 心功能的变化 除心源性休克外，在其他类型休克的早期，由于机体的代偿能够维持冠状动脉血流量，因此，心泵功能一般无明显变化。但是，随着休克过程的发展，将会出现不同程度的心泵功能障碍，甚至发生**心力衰竭**。其主要机制有：①动脉血压降低和心率加快导致心室舒张期缩短，使冠状动脉血流量减少，心肌供血不足；②心率加快和心肌收缩力加强，使心肌耗氧量增加，进一步加重了心肌缺氧；③休克时伴发的酸中毒和高钾血症，可抑制心肌收缩功能；④心肌抑制因子使心肌收缩力减弱；⑤心肌内 DIC 导致心内膜下出血和局灶性坏死；⑥细菌毒素特别是内毒素，通过内源性介质抑制心肌收缩。

4. 脑功能障碍 在休克早期，由于血液重新分布和自身调节，保证了脑的血液供应，患者仅有应激引起的烦躁不安。随着休克的发展，血压进行性下降和 DIC 出现，脑组织出现严重的缺血、缺氧，患者表现为神志淡漠甚至昏迷。严重者可出现脑水肿和颅内压升高，甚至形成脑疝，导致死亡。

5. 消化道和肝功能障碍 休克早期胃肠道因血管痉挛而缺血、缺氧，继之发生淤血、微血栓形成和出血，使肠黏膜水肿，消化腺分泌减少，胃肠运动减弱，甚至黏膜糜烂形成应激性溃疡。肠黏膜屏障功能减弱，肠道内细菌毒素经肠黏膜大量吸收入血，发生**肠源性内毒素血症**。

肝缺血、淤血以及肝内微血栓形成而发生肝功能障碍，血中大量乳酸不能被转化为葡萄糖或糖原，加重酸中毒。同时肝脏单核 - 巨噬细胞系统功能降低，不能清除体内毒素，也成为休克时肠源性内毒素血症的另一个重要原因。因凝血因子合成减少可出现凝血功能障碍。

休克肺

休克晚期，在患者尿量、血压、脉搏平稳以后，常发生急性呼吸衰竭，表现为进行性低氧血症和呼吸困难，称为**休克肺**。休克肺属急性呼吸窘迫综合征的范畴。休克肺的主要形态学特征是：间质性肺水肿，局部肺不张，充血出血，微血栓及肺泡内透明膜形成。其病理生理学变化的特征是：气体弥散障碍和通气 - 血流比值失调，动脉血氧分压降低。发病的中心环节是急性弥漫性肺泡毛细血管膜损伤。休克肺约占休克死亡人数的30%。

6. 多器官功能障碍综合征 多器官功能障碍综合征（multiple organ dysfunction syndrome，MODS）是指在严重创伤、感染和休克时，原本无器官功能障碍的患者同时或在短时间内相继出现**两个或两个以上器官**系统的功能障碍，以致机体内环境的稳定必须依靠临床干预才能维持的综合征。**MODS 是休克难治和致死的重要原因**。在各类休克中，感染性休克时多器官功能衰竭发生率最高。MODS 的发病机制比较复杂，可能与多种病理因素有关，如全身炎症反应失控、促炎 - 抗炎介质平衡紊乱、器官微循环灌注障碍、高代谢状态和缺血再灌注损伤等。

多器官功能障碍综合征名称的起源

1973 年 Tiluey 等报道了一组腹主动脉破裂手术病例，术后发生了肾衰、脓毒血症、胃肠道出血及心力衰竭等症状，据此他提出相继发生的系统衰竭的概念。1975 年 Baue 对抢救中心死亡的部分病例进行了尸解，发现不少患者都存在多个器官衰竭的证据。提出了**多器官衰竭**（multiple organ failure，MOF）的概念。1976 年 Border 提出**多系统器官衰竭**（multiple system organ failure，MSOF）的概念，将血液、消化等系统病变包括进来。由于有的器官损伤早期只有功能障碍，没有衰竭，为了方便临床早期诊治，1991 年美国胸科和危重医学会建议改用多器官功能障碍综合征（multiple organ dysfunction syndrome，MODS）来取代多器官衰竭。

第四节 休克防治的病理生理学基础

休克的防治应在去除病因的前提下采取综合措施，以支持生命器官的血液灌流、防治细胞损害和最大限度地保护各器官系统的功能。

文档：心肺复苏术操作流程

图片：心肺复苏术按压部位

一、病因学治疗

积极防治引起休克的原发病，去除休克的原始动因，如止血、镇痛、输血、输液、控制感染、防止和治疗败血症等。

二、发病学治疗

1. 补充血容量 各种原因引起的休克均不同程度地存在着血容量绝对或相对不足。除心源性休克外，补充血容量是提高心输出量和改善组织灌流的根本措施，输液原则是"**需多少，补多少**"。特别在低血容量性休克进展期，血浆外渗，补液量应大于失液量。补液要及时和尽早，必须正确计算补液的总量，量需而入。如果输液过多过快可导致肺水肿。动态观察静脉充盈度、尿量、血压和脉搏等指标，有条件的可监测肺动脉楔压和中心静脉压，以指导输液。

2. 纠正酸中毒 休克过程中缺血缺氧可导致代谢性酸中毒，酸中毒能抑制心肌收缩，破坏生物膜，引起高钾血症，促进 DIC 形成，而且直接影响血管活性药物的疗效，故必须及时纠正。

3. 应用血管活性药物 选用血管活性药物的目的是**提高微循环的血液灌流量**，应在纠正酸中毒的基础上使用。一般情况下，休克早期宜选择性地舒张微血管，以缓解微血管因过度代偿而出现的强烈收缩。由于扩血管药可使血压一过性降低，故必须在充分扩容的基础上使用。休克后期可选用缩血管药，特别对肌性小静脉或微静脉起轻度选择性收缩作用，以防止容量血管过度扩张。对于特殊类型的休克，如**过敏性休克和神经源性休克，使用缩血管药是最佳选择**。

4. 防治细胞损伤 对细胞功能的保护应予足够重视。休克时细胞损伤有的是原发的，有的是继发于微循环障碍。因此，去除休克病因，改善微循环是防止细胞损伤的根本措施。此外，还可用细胞膜稳定剂、能量合剂、自由基清除剂等保护细胞功能，防治细胞损伤。

5. 防止多器官功能障碍和衰竭 应积极预防 DIC 和缺血 - 再灌注损伤，必要时可使用细胞保护剂、小分子抗氧化剂和自由基清除剂。如一旦发生 MODS，除采取一般的治疗措施外，还应针对不同器官功能障碍采取不同的治疗措施。如出现急性心力衰竭，除减少和停止补液外，还应及时强心、利尿，并适当降低心脏的前后负荷；如出现 ARDS，则进行人工辅助呼吸，正压给氧，改善呼吸功能；如发生急性肾衰竭，应及早利尿、透析，以防止发生多器官功能衰竭。

本章小结

休克是以组织微循环血液灌流严重障碍为特征的急性全身性病理过程。

休克的发生发展过程分为三个阶段。在休克代偿期，交感 - 肾上腺髓质系统兴奋，腹腔内脏和皮肤小血管收缩，组织缺血缺氧，但机体可通过自身输血、自身输液等代偿，从而保证心脑的血液供应，增加回心血量，维持动脉血压；休克进展期的酸中毒使血管扩张、血液淤滞，回心血量和心输出量显著减少，机体处于越来越严重的低灌流状态；进一步发展到休克难治期，极易发生DIC 及多器官功能障碍综合征。并非所有的休克都会发生 DIC，但休克一旦出现 DIC 后病情必然更为严重，故为休克难治期。血压是休克病人病情的重要指标，但关键指标是微循环状态。临床上防治休克应在去除病因的前提下采取综合措施，以支持生命器官的血液灌流、防治细胞损伤和最大限度地保护各器官系统的功能。防治休克的关键是改善微循环。

病例讨论

患者，男性，65 岁，因交通事故受伤 1h 就诊。神志淡漠，X 线片骨盆线形骨折，腹部有移动性浊音，腹腔穿刺抽出血液，血压 60/40mmHg，脉搏 140 次 /min，立即快速输血，行剖腹探查见肝脏破裂，腹腔积血及血凝块共约 2500ml，施肝修补术。术中血压一度为零，给予快速输液

笔记

及输全血 2000ml。术后输入 5% 碳酸氢钠溶液,给予静脉注射呋塞米等治疗,4h 后血压回升到 90/60mmHg,尿量开始增多,次日患者病情稳定。

试分析患者发生休克的类型和机制,除输血输液外为何给予碳酸氢钠?

(翟同钧)

扫一扫,测一测

思考题

1. 休克进展期微循环变化的特点及其机制是什么?休克为什么常并发DIC?
2. 为什么在治疗休克的同时必须纠正酸中毒?

第十一章　弥散性血管内凝血

学习目标

1. 掌握：DIC 的概念、病因与发病机制；DIC 的分期与临床表现。
2. 熟悉：DIC 的诱发与促进因素；DIC 的分型。
3. 了解：DIC 的防治原则。
4. 能根据患者的症状和体征判断 DIC 的分期和预后。
5. 能给患者或家属解释 DIC 的病情、实验室检查意义和注意事项。

　　弥散性血管内凝血（disseminated intravascular coagulation，DIC）是指在一些致病因素的作用下，大量促凝物质入血，凝血因子和血小板被激活，引起微血管内微血栓广泛形成，继发纤维蛋白溶解功能亢进的病理过程。临床表现为出血、器官功能障碍、休克和贫血等。

　　DIC 是临床常见的基本病理过程，发生率约占同期住院病人的 1/1000，而死亡率高达 50%～60%。在 DIC 的发病过程中，不同时期的损伤机制和用药原则不同，甚至相反，使得 DIC 病人的临床诊治变得复杂和困难。

病例导学

　　某女，32 岁，孕 39+ 周，下腹痛待产 4h 入院。妊娠 7 个月产前检查，诊断"妊娠高血压综合征"。体格检查：T 37.2℃，R 22 次 /min，P 90 次 /min，BP 160/100mmHg。进入第二产程不久，孕妇在用力分娩时感气促，不久产出一女婴。产妇气促加重，呼吸 28 次 /min，心悸明显，心率 125 次 /min，产道大出血，出血量达 1000ml 以上，不凝。血压 90/60mmHg。实验室检查：RBC 1.45×10^{12}/L，Hb 60g/L，WBC 11.0×10^9/L，PLT 50×10^9/L。尿蛋白（++）、颗粒管型（+）。凝血酶原时间 24s，凝血酶时间 20s，纤维蛋白原定量 0.95g/L。血浆鱼精蛋白副凝实验（3P 实验）（+++）、外周血红细胞碎片 >6%、D- 二聚体实验（++）。见注射部位有血肿、瘀斑。抽血检验血中有羊水成分及胎盘组织细胞。

　　问题：
　　1. 请分析患者出血的原因。
　　2. 患者发生了何种基本病理过程？发生机制是什么？

第一节 病因与发病机制

正常情况下血液在循环系统内流动,当血管受损时,在局部迅速形成血凝块,及时止血。**凝血系统**激活的同时,**抗凝系统**和**纤溶系统**也被激活,三者相互平衡,既保证及时止血,使凝血范围局限在受损局部,又能对血凝块进行及时的清除,以保持全身正常的血流状态(图11-1)。

图 11-1 凝血系统、抗凝血系统、纤溶系统间动态平衡
注:"+"表示激活,"−"表示抑制

一、病因

引起DIC的病因很多(表11-1),其中最常见的是感染性疾病。

表 11-1 DIC 的常见病因

疾病类型	比例	常见疾病
感染性疾病	31%～43%	内毒素血症、败血症、细菌、病毒、真菌感染等
恶性肿瘤	24%～34%	消化系统、泌尿生殖系统等恶性肿瘤及白血病等
病理产科	4%～12%	胎盘早期剥离、宫内死胎、羊水栓塞、子宫破裂等
创伤及手术	1%～5%	严重软组织创伤、挤压综合征、大面积烧伤及大手术等
医源性 DIC	4%～8%	药物、医疗操作、肿瘤治疗及输液等
其他	15%	非感染性心内膜炎、呼吸衰竭、酮症酸中毒及CO中毒等

二、发病机制

DIC的本质是广泛的凝血激活、微血栓形成而引起的凝血功能紊乱(图11-2)。

1. 血管内皮细胞损伤,启动内源性凝血系统 细菌、内毒素、病毒、缺氧和酸中毒等均可损伤**血管内皮细胞**(vascular endothelial cell,VEC),暴露基底膜胶原纤维,胶原和内毒素均为表面带负电的物质,接触激活凝血因子Ⅻ,启动**内源性凝血系统**。另外,凝血因子Ⅻ在激肽释放酶、纤溶酶或胰蛋白酶等可溶性蛋白水解酶的作用下被激活,反过来,Ⅻa又激活激肽释放酶原变为激肽释放酶,后者可使因子Ⅻ进一步活化,从而加速内源性凝血系统的反应。激肽释放酶还可相继激活激肽、补体和纤溶系统,进一步促使DIC发展。

2. 组织因子释放,启动外源性凝血系统 在严重创伤、烧伤、大手术、恶性肿瘤时,损伤和坏死组织可释放组织因子(tissue factor,TF),启动**外源性凝血系统**。产生的凝血酶又可反馈激活凝血因子Ⅶ等因子,扩大凝血反应,引起DIC。

3. 血细胞破坏,血小板被激活 主要见于:①红细胞大量破坏:异型输血、恶性疟疾等可引起大量红细胞破坏,释放大量的ADP和红细胞素,ADP可激活血小板,而红细胞素有TF样作用,从而促进凝血;②白细胞的破坏或激活:内毒素、肿瘤坏死因子等可使中性粒细胞合成和释放大量的组织因子,另外,急性早幼粒细胞性白血病患者在化疗、放疗时白细胞大量破坏,也可释放组织因子样物质,

微课:凝血
激活过程

图 11-2 DIC 发生发展的机制及对机体的影响

促进 DIC 的发生；③血小板被激活：内毒素、免疫复合物、凝血酶等均可激活血小板，除引起血小板直接聚集形成血小板血栓外，还可以释放多种血小板因子（如：PF3、PF4）和其他促凝物质（如：TXA$_2$、ADP 和 5-HT 等），从而促进 DIC 的形成。

4. 其他促凝物质入血 羊水栓塞时，羊水中大量的 TF 类物质可以直接激活外源性凝血途径；蜂毒、蛇毒及胰蛋白酶大量入血，可以直接激活凝血酶原，促进凝血酶生成，引起 DIC。

随着对 DIC 发病机制的研究进展，目前认为，各种原发因素通过凝血与抗凝血平衡的不同环节发挥作用，其中起关键作用的是外源性凝血途径。在严重创伤、败血症等引起的 DIC 过程中，全身炎症反应综合征所引起的炎症介质、细胞因子泛滥是凝血亢进、抗凝与纤溶损伤的主要原因。

第二节 诱发与促进因素

在 DIC 的发病中除了各种病因外，还有很多因素可以诱发 DIC，并对进展速度和严重程度产生影响，在临床工作中应高度重视。

一、单核-巨噬细胞系统功能受损

单核-巨噬细胞系统（mononuclear phagocyte system，MPS）可以吞噬、清除循环血液中的凝血酶、纤维蛋白原及内毒素等促凝物质。当该系统功能严重障碍或吞噬了大量坏死组织、细菌等造成功能被"封闭"时，易促发 DIC。如全身性 Shwartzman 反应时，由于第一次注入小剂量内毒素，使 MPS 功能被"封闭"，第二次注入内毒素时则易诱发 DIC。

二、肝功能严重障碍

肝脏正常情况下可以对肠道来源的毒物、药物和细菌内毒素等进行处理，同时肝脏还是体内主要抗凝物质（如蛋白 C、抗凝血酶-Ⅲ 及纤溶酶原等）的合成场所，另外还有产生多种凝血因子（凝血酶原、纤维蛋白原、凝血因子Ⅴ、Ⅷ、Ⅸ、Ⅹ因子等）和灭活活化的凝血因子等作用。肝功能严重障碍时，一方面可引起凝血、抗凝和纤溶失调；另一方面毒素、病毒和某些药物不能被处理，既可损害肝细胞，加重肝功能障碍，又可激活凝血因子，促进 DIC 的发生。

三、血液高凝状态

某些生理或病理条件下，血液的凝固性增高，容易引起血栓形成。如妊娠第 3 周开始，孕妇血液中血小板和某些凝血因子增多，而血液中抗凝物质及纤溶酶原激活物减少，使血液渐趋高凝状态，至妊娠末期达到高峰，因此，胎盘早剥、羊水栓塞等产科意外易导致 DIC 的发生。

酸中毒可损伤血管内皮细胞，使凝血因子的酶活性升高、肝素的抗凝活性减弱，还可促进血小板的聚集，引起血液高凝状态，促进 DIC 的发生、发展。

四、微循环障碍

局部微循环障碍可以造成缺血、血液淤滞、血液黏稠度增高等改变而启动凝血反应；另一方面低灌流状态造成活化的凝血因子和纤溶产物清除不足，也可促进 DIC 的发生。休克除了造成全身性微循环障碍外，还可以通过应激、免疫和炎症反应等进一步激活凝血。

五、其他因素

糖尿病患者，或临床上不恰当应用纤溶抑制剂等，导致纤溶系统活性过低而造成血液黏稠度增高。另外，应激、交感 - 肾上腺髓质系统强烈兴奋也可成为 DIC 的发生因素。

第三节 分期与分型

一、分期

DIC 是一个动态进展过程，不同阶段的病理变化和凝血特点不同甚至相反，因此，对 DIC 分期的正确认识有利于临床采取正确及时的诊疗措施。典型的过程一般分为三期：高凝期、消耗性低凝期和继发性纤溶亢进期（表 11-2）。

表 11-2 DIC 的分期及实验室检查

	高凝期	消耗性低凝期	继发性纤溶亢进期
发生机制	促凝物质入血凝血酶被广泛激活	凝血因子和血小板大量消耗，继发性纤溶功能增强	激活纤溶酶原，生成大量纤维蛋白降解产物
临床特点	血液高凝状态微血栓广泛形成	血液低凝状态，出血倾向	明显出血症状、休克和器官功能衰竭
实验室检查	血小板黏附性增加凝血时间缩短	血小板计数、血浆纤维蛋白原定量减少，出血时间、凝血时间延长	凝血酶原时间延长 > 25s，血浆鱼精蛋白副凝试验（3P）阳性、D- 二聚体检测阳性

急性型 DIC 病情进展迅速，高凝期多不明显。即使在较为典型的 DIC 发展过程中，三期之间也可有部分重叠或者交叉。

D-2 聚体检测

当机体发生凝血时，凝血酶使活化的纤维蛋白单体交联形成纤维蛋白多聚体，同时纤溶系统被激活。纤溶酶活化降解纤维蛋白形成各种碎片，称为**纤维蛋白降解产物**（fibrin degradation products，FDP）。其中两个交联的 D 片段称为 D-2 聚体，正常定量小于 $200\mu g/L$。D-2 聚体增高见于继发性纤维蛋白溶解功能亢进，如 DIC、溶栓治疗等，是体内凝血及纤溶活性增强的重要分子标志物。

二、分型

（一）根据 DIC 发生、发展的速度分型

1. **急性型** 常见于各种严重感染、异型输血、严重创伤和羊水栓塞等,约占 DIC 病人的 80%。多发生在数小时或 1~2d 内,主要表现为出血和休克,病情恶化迅速,分期不明显,实验室检查明显异常。

2. **亚急性型** 常见于恶性肿瘤转移、宫内死胎等患者,DIC 多在数天之内逐渐形成,临床表现介于急性型和慢性型之间。

3. **慢性型** 常见于结缔组织病、慢性溶血性贫血和恶性肿瘤等,病程长、发病缓慢,临床表现不明显,常以某脏器功能不全为主要表现。有时仅有实验室检查异常,尸检时才被证实患有慢性型 DIC。

（二）根据机体代偿情况分型

在 DIC 的发生、发展过程中,凝血因子和血小板被不断消耗,而肝脏和骨髓则不断生成凝血因子和血小板,起到一定代偿作用。根据机体代偿情况可把 DIC 分为失代偿型、代偿型和过度代偿型。

1. **失代偿型** 常见于急性型 DIC,患者体内凝血因子和血小板的消耗超过合成,机体来不及进行代偿。实验室检查可见纤维蛋白原、血小板等凝血物质明显减少,临床表现明显的出血和休克。

2. **代偿型** 常见于轻度或者慢性 DIC,凝血因子和血小板的消耗与生成能保持基本的动态平衡。实验室检查纤维蛋白定量和血小板计数可在正常范围内,但凝血和纤溶功能检查(如凝血因子激活标志物、FDP 等)多为阳性。临床表现不明显,或有轻度的出血和血栓形成征象。

3. **过度代偿型** 见于慢性 DIC 后期或急性 DIC 恢复期,患者凝血因子和血小板的生成超过消耗,实验室检查纤维蛋白原等凝血因子和血小板可暂时性升高,出血和栓塞症状逐步减轻或消失。

第四节 临床表现与防治原则

DIC 的临床表现可多种多样,但以**弥散性微血栓形成**和广泛性**出血**最为突出。DIC 的防治也以治疗原发病为主。

一、临床表现

DIC 的临床表现复杂、多样,由 DIC 单独引起的临床表现主要为出血、休克、多器官功能障碍和贫血。

1. **出血** 出血是 DIC 最常见也往往是最早被发现的表现,70%~80% 的 DIC 患者在发病早期存在出血现象。可出现多个部位的出血倾向,如皮肤瘀斑、牙龈和鼻出血、呕血和黑便、咯血、血尿和阴道出血等。DIC 的出血机制有:①凝血物质大量消耗:由于微血栓的广泛形成,消耗了大量血小板和凝血因子,超过了肝脏和骨髓的代偿补充能力,使血液进入低凝状态而引起出血;②继发性纤溶功能亢进:在微血栓的广泛形成过程中,因子Ⅺa、Ⅻa、凝血酶及激肽释放酶都可以活化纤溶酶原,使已形成的纤维蛋白被降解,同时活化的纤溶酶可以水解各种凝血因子,使凝血物质进一步减少,导致出血;③FDP 的形成:大量 FDP 的形成,一方面可阻止纤维蛋白单体聚合,拮抗凝血酶及抑制血小板聚集,使血液凝固性进一步降低,引起出血。另一方面它还可以增加血管通透性,加重血液渗出。

2. **休克** 严重创伤、烧伤或内毒素血症引起的 DIC 常伴发或引起**休克,休克也可伴发 DIC,两者互相影响**,使病情恶化。DIC 易引起微循环障碍与休克的原因包括:①微血栓广泛形成,使回心血量减少;②出血引起血容量进一步减少;③激肽系统和补体系统被激活,产生激肽、组胺等血管活性物质,使血管扩张、通透性增高,导致外周阻力下降;④FDP 能够增强组胺和激肽的作用;⑤DIC 时,心肌由于缺血、缺氧或受毒素作用,收缩力减弱,导致心排血量下降。这些因素均能使全身微循环障碍,促进休克的发生。

3. **多器官功能障碍** DIC 时由于微血栓广泛形成、微循环障碍,可导致器官缺血性功能障碍,甚至引起缺血性坏死。严重者常会同时或相继出现两种或两种以上器官功能障碍,形成多器官功能障碍综合征(MODS)。常见受累器官有肾、肺、脑、心、胃肠和内分泌腺等。其中肾脏最易受累,肾内血栓

可引起双侧肾皮质坏死,表现为少尿、蛋白尿、氮质血症等急性肾衰竭的表现;肺内栓塞可引起呼吸困难、肺出血等,导致呼吸衰竭;脑组织的多发局灶性坏死可引起谵妄、惊厥、嗜睡甚至昏迷。急性肾上腺皮质出血坏死,造成急性肾上腺功能衰竭,导致**沃 - 弗综合征**(Waterhouse-Friderichsen syndrome);垂体受累坏死,可导致**希恩综合征**(Sheehan syndrome)。

希恩综合征

　　产后大出血引起失血性休克或 DIC 时,垂体前叶细胞缺血坏死,最终导致垂体前叶及支配的靶器官所分泌的各种激素减少,引起靶器官功能过早退化的综合征。发生率占产后大出血及失血性休克患者的 25% 左右。其中最敏感的是促性腺激素的分泌减少,病人表现为乳汁分泌减少、闭经、第二性征减退等。

　　4. **微血管病性溶血性贫血**　DIC 时微血管内纤维蛋白丝形成,并交联成细网状。当红细胞流经由纤维蛋白丝构成的网孔时,会黏着或挂在纤维蛋白丝上,随着血流的不断冲击,造成红细胞破裂而引起**微血管病性溶血性贫血**(microangiopathic hemolytic anemia)(图 11-3)。患者外周血涂片中可发现一些呈新月形、盔形、葫芦形、星形、多角形、小球形等形态特殊红的细胞碎片,也称为**裂体细胞**(schistocyte)。当外周血中裂体细胞数 > 2% 时,有助于 DIC 的诊断(图 11-4)。

图 11-3　DIC 时红细胞碎片的形成机制图

图 11-4　DIC 血涂片中的裂体细胞

二、防治原则

　　1. 早期诊断、治疗　早诊断和早期合理治疗是提高 DIC 救治率的根本保证。

　　2. 防治原发病　积极治疗原发病可预防和迅速去除 DIC 的病因,这是防治 DIC、提高治愈率的重要措施。如有效地控制感染、切除肿瘤、产程监护和保肝治疗等。

　　3. 改善微循环　疏通被微血栓阻塞的微循环,改善器官的供血,在 DIC 的防治中具有重要作用。临床常采取扩充血容量、解除血管痉挛和溶栓等。

　　4. 重建凝血、抗凝和纤溶间的动态平衡　在 DIC 的高凝期可用低分子肝素抗凝治疗。消耗性低凝期和继发性纤溶亢进期不使用肝素,此时可输入血小板、新鲜冷冻血浆和冷沉淀等补充凝血因子。如患者进入继发性纤溶亢进期,可合理应用纤溶抑制剂。

本章小结

　　DIC是一种在某些致病因素作用下,大量促凝物质入血,凝血因子和血小板被激活,引起微血管内微血栓广泛形成,继发纤维蛋白溶解功能亢进的病理过程。弥漫性的血管内广泛凝血不但消耗了大量的凝血因子,并伴有血小板减少及继发性纤维蛋白溶解功能亢进,导致凝血障碍和出血倾向。典型的DIC可分为高凝期、消耗性低凝期和继发性纤溶亢进期三期。

　　DIC临床主要表现为出血、休克、多器官功能障碍、微血管病性溶血性贫血。出血是DIC最常见也是最早出现的临床症状,与凝血因子消耗和继发性纤溶亢进有关,一般止血药物治疗无效。DIC与休克互为因果,可形成恶性循环。

病例讨论

　　患者,男性,67岁,16年前上腹不适、疼痛及食欲不振,5年前上述症状加重,出现皮肤、巩膜黄染,症状反复。半年来,病人进行性消瘦,乏力,皮肤、巩膜黄染加深,下肢水肿,时有鼻和齿龈出血,常有便血。

　　3d前,患者大便时突觉头晕、乏力、冷汗,站立困难继而昏倒,急诊入院。入院检查:面色苍白,四肢厥冷,烦躁不安,神志尚清,心率134次/min,血压90/60mmHg,经止血药及三腔气囊管压迫治疗后停止出血,出血总量约1200ml。由于患者血型罕见而未能及时输血,仅进行了补液处理。患者病情进一步恶化,皮肤发凉加重、发绀,手背部皮肤出现花斑,患者神志淡漠,血压80/50mmHg,尿量减少。用去甲肾上腺素静脉缓慢滴注,病情未见好转,血压60/40mmHg,出现呼吸困难并不断加重,无尿,神志不清进而昏迷。皮肤黏膜出现斑、片状出血。

　　实验室检查:出、凝血时间延长,3P试验阳性,外周血涂片发现多量裂体红细胞。虽经吸氧及静滴血管活性药物及对症处理,但血压仍进行性下降,最终因抢救无效死亡。

　　尸体检查:皮肤及巩膜中度黄染,腹腔内有黄色澄清液体约1500ml。肝脏体积减小,质硬,表面及切面满布均匀一致的绿豆大小结节。食管下段黏膜静脉丛和痔静脉丛明显曲张。心脏微血管、肺泡壁毛细血管和肾血管细,可见少量微血栓。

（石　磊）

扫一扫,测一测

思考题

　　1. 为什么严重感染容易发生DIC?
　　2. 休克与DIC之间的相互关系及其机制是什么?

第十二章　心血管系统疾病

学习目标

1. **掌握**：动脉粥样硬化的基本病变，动脉粥样硬化引起心、脑、肾的病理变化及临床病理联系；高血压病的基本病变，高血压病引起脑、心、肾的病理变化和临床病理联系；风湿病的基本病变和风湿性心脏病的病理变化及临床病理联系；心瓣膜病的病因、主要类型、病理变化及临床病理联系；心功能不全的概念及其发病机制。

2. **熟悉**：动脉粥样硬化的病因和发病机制；心肌梗死的临床表现；高血压病的病因、发病机制；风湿病的病因、发病机制及风湿病心脏外病变；感染性心内膜炎的病因及临床病理联系；心功能不全的原因、诱因、代偿方式及意义，以及心功能不全时机体的主要功能和代谢变化。

3. **了解**：恶性高血压病的病变特点；心肌纤维化、心源性猝死的病因及临床表现；病毒性心肌炎的病变及临床病理联系；心功能不全的分类及防治原则。

4. 能识别动脉粥样硬化、缓进型高血压及风湿病的主要病理变化；能对心功能不全病例中出现的病理生理变化进行分析讨论。

5. 能对高血脂、高血糖和高血压患者进行健康教育；能运用心功能不全的知识指导心脏病患者预防心力衰竭的发生。

心血管系统疾病是对人类健康和生命构成极大威胁的一类疾病。世界范围内，在各类疾病的发病率和死亡率中，心血管疾病列在首位。在我国，心血管疾病在总死亡率中居第二位，仅次于恶性肿瘤。

第一节　动脉粥样硬化

动脉粥样硬化（atherosclerosis，AS）主要累及大、中动脉，以**动脉内膜脂质沉积**和**粥样斑块**形成为特征，导致管壁增厚变硬、管腔狭窄，引起组织器官的**缺血性病变**。特别是心、脑的动脉粥样硬化，严重时常危及生命。动脉粥样硬化是人类患病率最高的疾病之一，是一种**慢性动脉疾病**，始发于少儿时期，青年时期进展程度不一，通常在中年以后出现症状。

一、病因与发病机制

病因与发病机制目前尚不完全清楚，多因交杂、机制复杂。

（一）发病因素

已知有多种因素与 AS 发生关系密切，这些因素被视为危险因素。

1. 可控性危险因素　这些因素能够通过健康生活方式和药物进行人为控制。

（1）**高脂血症**：血浆**总胆固醇**和（或）**甘油三酯**升高是 AS 的**最主要危险因素**。血浆中的脂质是以

129

脂蛋白的形式转运的。其中,低密度脂蛋白(LDL)、极低密度脂蛋白(VLDL)是**促进 AS 发生**的脂蛋白,尤其是被修饰的氧化型 LDL(**OX-LDL**)是**最重要的促发因子**。这类"坏脂蛋白"会引起动脉内膜损伤,利于血浆脂蛋白渗入内膜,吸引血液单核细胞和动脉中膜平滑肌细胞(SMC)移入内膜、活化血小板等;而高密度脂蛋白(HDL)则是防止 AS 发生的脂蛋白,可通过胆固醇逆向转运机制清除动脉壁的胆固醇,还具有抗氧化作用以阻止 LDL 被氧化。可见,脂蛋白代谢紊乱与 AS 的发生极为密切,可谓"低(LDL)高危险、高(HDL)高益善",预防和治疗高脂血症对于防止 AS 的发生十分重要。

(2)**高血压**:高血压患者的 AS 发病率比正常人高 4 倍,而且**发病早**、病变**进展快**;而 AS 所致的动脉壁变硬以及管腔变窄又可引起血压升高,二者之间互相影响,互相促进。因此,降压治疗能减少或减轻 AS 的发生及发展。

(3)**继发高血脂**:糖尿病、肾病综合征和甲状腺功能减退症等疾病均可导致继发性高脂血症,尤以**糖尿病**为首。积极治疗这些疾病有助于预防 AS 的发生。

(4)**吸烟**:吸烟是冠心病的主要危险因素之一,而且是**心肌梗死**的**独立危险因素**。吸烟者的 AS 程度要比同龄不吸烟者严重得多,患病率和病变程度与吸烟量成正比。吸烟者年龄愈轻,对冠心病发病的影响愈大,并使心肌梗死的发病年龄大大提前,成为青年心肌梗死的第一危险因素。吸烟易使血浆 LDL 氧化为 OX-LDL,尼古丁和 CO 入血会引起动脉内皮细胞损伤,共同促进 AS 的发生及发展。

(5)**一般危险因素**:包括:①饮食:食入过多的动物脂肪(饱和脂肪酸)和高胆固醇食物(如动物内脏、蛋黄等)易使血脂升高,促进 AS 的发生;而食用植物油(不饱和脂肪酸)可预防 AS 的发生;②肥胖:肥胖者易患高脂血症、高血压病和糖尿病,常引发 AS;③行为:缺乏体力活动、心理负担重和工作压力大等均与 AS 的发生有关。基于以上因素,人们认为多数人的 AS 是一种"不良生活习惯病"。因此,不吸烟、注意合理饮食、坚持适量运动、维持适宜体重、保持良好心态和舒缓工作压力能有效预防 AS 的发生。

2. 不可控性危险因素

(1)**遗传**:AS 的发生有家族聚集倾向,提示遗传因素是本病的危险因素。目前发现基因可影响脂质的摄取和代谢,从而导致高脂血症的发生,如家族性高胆固醇血症,由于 LDL 受体基因的突变而使功能缺陷,导致血浆 LDL 水平极度升高。

(2)**年龄**:AS 的发病率随年龄的增长而增加。

(3)**性别**:女性绝经期前 AS 的发病率低于同龄男性,其 HDL 水平高于男性,LDL 水平低于男性。但绝经期后,这种差别消失,可能与雌激素会影响血脂代谢,减少血浆胆固醇的量有关。

(二)发病机制

曾提出多种学说,但任何一种学说都不能全面解释 AS 的发病机制。现将目前的基本认识概要如下:高血脂等许多危险因素均会造成动脉内皮细胞损伤,一方面 OX-LDL 等血脂渗入内膜;另一方面 OX-LDL 刺激内皮细胞和 SMC 分泌单核细胞趋化因子,引起**血液单核细胞进入内膜**,并与黏集在胶原上的血小板共同释放 PDGF、EDGF 等生长因子,同时产生大量氧自由基,加速 OX-LDL 形成。OX-LDL 易被单核巨噬细胞表面的清道夫受体结合并摄取,成为**巨噬细胞源性泡沫细胞**,逐渐形成早期病变的**脂纹**。各种生长因子诱导 **SMC 增生**并**迁入内膜**后,既能吞噬脂质成为**平滑肌源性泡沫细胞**,又能合成细胞外基质,参与**纤维性斑块的形成**。生长因子还诱导成纤维细胞和毛细血管增生。OX-LDL 另具有细胞毒作用,促使**两种泡沫细胞坏死崩解**,并与局部脂蛋白及其分解的脂质产物(如游离胆固醇)等共同构成**粥糜样坏死物质**,逐渐形成**粥样斑块**(图 12-1)。

在 AS 的发病中,动脉**内皮损伤发生最早**,除以上危险因素外,还会受到病毒和细菌等毒性物质的攻击,因而免疫性 T、B 淋巴细胞也参与病变形成;**血脂渗入内膜**是个只有开始而没有结束的**持续过程**;血液**单核细胞进入内膜**是其始动环节;SMC 迁入内膜是其关键环节;**白色血栓形成也参与其中**。总之,AS 的发病是多种复杂因素相互作用的结果。

图 12-1 动脉粥样硬化发病机制模式图
单核细胞和平滑肌细胞迁入内膜及泡沫细胞形成

二、基本病理变化

病变发展缓慢、病程隐蔽、症状出现晚。动脉粥样硬化根据病变的发展过程,其基本病理变化可大致分为以下几个时期:

(一)脂纹

脂纹(fatty streak)是 AS 的早期病变。动脉内膜面可见黄色针头帽大小的斑点或长短不一、宽 1～2mm 的条纹,平坦或微隆起。病灶处内皮细胞下有大量胞质内含有脂质空泡的泡沫细胞聚集(图 12-2)。这种病变最早出现于儿童期,对机体无明显影响,病因去除后病变可以消退。

图 12-2 动脉粥样硬化
动脉内膜见大量泡沫细胞

(二)纤维斑块

纤维斑块(fibrous plaque)由脂纹进一步发展而来。动脉内膜面可见散在不规则、表面隆起的斑块,初为淡黄色或灰黄色,以后因斑块表层胶原纤维增多及玻璃样变而呈瓷白色,状如凝固的蜡烛油(图 12-3)。斑块可融合。斑块表层由大量胶原纤维、弹力纤维、蛋白聚糖及成纤维细胞和 SMC 形成纤维帽,胶原纤维可发生玻璃样变。纤维帽下方为多少不等的泡沫细胞、SMC、细胞外基质及淋巴细胞。

(三)粥样斑块

粥样斑块(atheromatous plaque)是纤维斑块下方大量泡沫细胞和深层组织发生坏死崩解,这些崩解物质与脂质混合而成为粥糜样物质,是 AS 的典型病变。在动脉内膜面有明显隆起的灰黄色斑块。在玻璃样变的纤维帽深部可见大量坏死物质,其中含有大量胆固醇结晶(HE 切片上为针状裂隙),可有钙化。坏死物质底部及周边可见肉芽组织、少量泡沫细胞和淋巴细胞。粥样斑块处的动脉中膜因受压而萎缩变薄(图 12-4)。

图 12-3　主动脉粥样硬化

内膜表面见散在隆起的淡黄色或瓷白色斑块

图 12-4　动脉粥样硬化

表面为纤维帽,其下可见散在的泡沫细胞,深层为一些坏死
物质、脂质和胆固醇结晶裂隙

(四)继发性病变

继发性病变多发生于粥样斑块,也可发生于纤维斑块。

1. 血栓形成　斑块表面的内皮损伤或斑块溃疡使内皮下胶原裸露,可继发血栓形成,导致动脉管腔阻塞,血流阻断,引起器官梗死。血栓可机化,也可脱落引起栓塞。

2. 斑块内出血　斑块边缘和底部有许多薄壁的新生血管,易破裂出血,或因纤维帽破裂,血液注入斑块内形成血肿,使斑块迅速增大,可导致管腔进一步狭窄甚至完全闭塞(图 12-5)。

图 12-5　斑块内出血

A. 血管腔;B. 出血(箭头示)

斑块内血管破裂,形成血肿,致管腔进一步狭窄

3. 斑块破裂　斑块表面的纤维帽破裂，粥样物质自裂口逸入血流，局部遗留斑块溃疡（粥瘤样溃疡）。进入血流的坏死物质和脂质形成胆固醇栓子，可引起栓塞。

4. 斑块钙化　在斑块纤维帽和崩解坏死病灶内可见钙盐沉积，致使管壁进一步变硬、变脆。

5. 动脉瘤形成　严重的粥样斑块底部的中膜可因受压而萎缩变薄和弹性下降，在血流压力的作用下，动脉壁局限性扩张、膨出，形成动脉瘤（aneurysm）（图12-6）。此外，血流可从斑块破裂溃疡处进入动脉中膜，致使中膜撕裂，形成夹层动脉瘤。

图 12-6　腹主动脉瘤
腹主动脉壁局部向外明显扩张，膨出

三、主要动脉的粥样硬化

（一）主动脉粥样硬化

主动脉粥样硬化最常见，好发于主动脉的后壁及其分支开口处，以**腹主动脉**病变**最为严重**，其次为胸主动脉、主动脉弓和升主动脉。由于主动脉管腔大，病变一般不引起血流阻塞，临床症状不明显。但病变严重者，因中膜萎缩及弹力板断裂，使管壁变得薄弱，可形成动脉瘤。**动脉瘤破裂**则发生**致命性大出血**。若**主动脉根部**的**夹层动脉瘤**破裂，血液流入心包，引起急性**心脏压塞**（心包填塞）而猝死。

（二）冠状动脉粥样硬化

冠状动脉粥样硬化（coronary atherosclerosis）是 AS 中**对人类威胁最大**的疾病，冠状动脉狭窄在35～55 岁时发展较快，以左冠状动脉**前降支**为**最多见**，其余依次为右主干、左主干或左旋支、后降支。病变呈节段性，粥样斑块多位于心肌侧，横切面上呈新月形，使管腔呈不同程度的狭窄。根据管腔狭窄的程度可分为 4 级：Ⅰ级≤25%；Ⅱ级 26%～50%；Ⅲ级 51%～75%；Ⅳ级≥76%（图12-7）。粥样斑块的继发性病变可加重狭窄的程度。由冠状动脉粥样硬化导致心肌缺血缺氧而引起的心脏病称为冠状动脉粥样硬化性心脏病（详见第二节）。

图 12-7　冠状动脉粥样硬化
内膜不规则增厚，粥样斑块形成，管腔狭窄程度Ⅲ级

（三）颈动脉和脑动脉粥样硬化

颈动脉和脑动脉粥样硬化要比冠状动脉粥样硬化发生晚，一般在40岁以后才出现。病变最常见于颈内动脉起始部、基底动脉、大脑中动脉和Willis动脉环（图12-8）。纤维斑块和粥样斑块常导致动脉管腔的不同程度狭窄。由于脑动脉管腔狭窄，脑组织长期**慢性供血不足**而发生**脑萎缩**，表现为脑皮质变薄，脑回变窄，脑沟变宽。患者智力减退，甚至痴呆或精神失常。由于斑块处常继发**血栓形成**而导致管腔迅速阻塞，发生**脑梗死**（脑软化），可引起患者偏瘫、失语等定位体征，甚至死亡。脑动脉粥样硬化病变可继发小动脉瘤，患者血压突然升高时，可致**小动脉瘤破裂**而发生**脑出血**。

图12-8 脑动脉粥样硬化
肉眼从血管外即可见动脉粥样硬化斑块

（四）肾动脉粥样硬化

病变最常累及肾动脉开口处及主干近侧端，亦可累及叶间动脉和弓形动脉。斑块所致管腔狭窄，导致肾缺血，可引起肾性高血压；斑块继发血栓形成可致较大块**肾梗死**，梗死灶机化后形成**较大凹陷性瘢痕**，多量瘢痕可使肾脏缩小，称为动脉粥样硬化性固缩肾。

（五）四肢动脉粥样硬化

病变以下肢动脉为重，常发生在髂动脉、股动脉及胫动脉。当较大的动脉管腔狭窄时，可引起**下肢供血不足**，在行走中发生下肢疼痛，经休息后好转，即所谓**间歇性跛行**；当长期慢性缺血时，可引起肢体萎缩；当动脉管腔完全阻塞时，可导致足趾的**干性坏疽**。

第二节 冠状动脉粥样硬化性心脏病

冠状动脉粥样硬化性心脏病（coronary atherosclerotic heart disease，CAHD）简称冠心病，是因冠状动脉狭窄导致心肌缺血而引起的心脏病，也称**缺血性心脏病**。男性多在40岁后出现临床症状，女性多在绝经前后开始出现临床症状，但近年来有年轻化的趋势。冠心病的基本类型有心绞痛、心肌梗死、慢性缺血性心脏病和冠状动脉性猝死。

一、心绞痛

心绞痛（angina pectoris）是指由于冠状动脉供血不足和（或）心肌耗氧量骤增，导致**心肌急性暂时性缺血缺氧**所引起的临床综合征。主要表现为阵发性胸骨后或心前区疼痛，有憋闷或压迫感，可放射至左肩、左臂等，持续数分钟。发作前可有明显诱因，如过度劳累、情绪激动、受寒、暴饮暴食等。运动引起的心绞痛用硝酸甘油或稍休息后症状可缓解，但随着病变的加重药效逐渐不明显。心绞痛的发生是由于心肌缺血缺氧造成心肌内酸性代谢产物或多肽类物质蓄积，刺激心内交感神经末梢，使信号经1～5胸交感神经节和脊髓段传入大脑，产生位置模糊的痛觉。

二、心肌梗死

心肌梗死（myocardial infarction，MI）是指冠状动脉**供血急剧减少**或**中断**，引起**供血区持续缺血**而导致的较大范围的**心肌坏死**。临床上常有剧烈而较持久的胸骨后疼痛，且用硝酸甘油或休息后症状不能完全缓解，常并发心律失常、休克或心力衰竭。多见于中老年人，近年来，青年心肌梗死时有发生。多在粥样斑块基础上继发血栓形成或冠状动脉持续痉挛所致。部分患者在冠状动脉粥样硬化的基础上，由于某些诱因如过度劳累、心动过速等，造成心肌供血相对不足而发病。

（一）病理类型

根据梗死灶的范围和深度可将 MI 分为心内膜下梗死和透壁性梗死两种类型。

1. 心内膜下梗死 梗死灶位于心室壁内侧 1/3 的心肌，可累及肉柱和乳头肌。常为多发性、小灶状（0.5～1.5cm）坏死，严重者可累及整个左心室内膜下心肌，形成环状梗死。

2. 透壁性梗死 又称区域性梗死，是典型 MI 的类型。梗死部位与闭塞的冠状动脉供血区相一致，梗死灶较大，累及心室壁全层或近于全层。最常见于**左前降支供血区**，即**左室前壁、心尖部和室间隔前 2/3**，约占全部心肌梗死的 50%；其次是右冠状动脉主干供血区，即左心室后壁、室间隔后 1/3 和右心室，约占 25%；少数发生在左旋支供血区，即左心室侧壁。MI 极少累及心房。

（二）病理变化

心肌梗死属于贫血性梗死。其形态变化是一个动态的演变过程，冠状动脉闭塞后 20～30min，坏死的细胞开始自溶，1～2h 出现细胞核坏死改变，心肌间质充血、水肿，有多量炎症细胞浸润。一般在梗死后 4～6h 逐渐显现大体的凝固性坏死改变，梗死灶为**地图形**，由灰白色渐呈土黄色，周围有充血、出血带。1 周左右**肉芽组织**从周边向梗死灶长入，3 周左右可完成**机化**，逐渐形成灰白色**瘢痕组织**（图 12-9）。

图 12-9 心肌梗死
左心室前壁及室间隔前 2/3 的梗死区被灰白色瘢痕组织代替

（三）临床病理联系

心肌梗死的典型症状是突然出现剧烈而持久的胸骨后疼痛，但有的患者可表现为上腹部疼痛、左肩和左颈部疼痛、背部疼痛等放射性疼痛为主的症状，易被误诊。心电图对 MI 既有诊断价值，又能指导是否适合溶栓治疗，还能够分析梗死灶定位，分为 ST 段抬高型和非 ST 段抬高型。梗死心肌的肌红蛋白从心肌细胞逸出入血，并经尿液排出，因此，血液和尿中肌红蛋白增高。MI 发生后心肌细胞酶立刻释放入血，检测血清中的酶含量升高，其中 CPK 同工酶 CPK-MB 和 LDH 同工酶 LDH1 对心肌梗死的诊断特异性较高。MI 急性期病情凶险，变化快，特别在发病的第 1 周，应对患者进行严密监护，绝对卧床休息，稳定情绪，防止梗死灶扩大及并发症的发生。

（四）并发症

1. 心脏破裂 是 MI 的严重并发症。多发生于梗死后的 1～2 周。左室壁破裂，血液涌入心包腔造成急性心脏压塞而猝死；室间隔破裂，左室血液流入右室，导致急性右心功能不全。

2. 室壁瘤　室壁瘤（ventricular aneurysm）常见于心梗的愈合期，也可见于急性期。多发生于左室前壁近心尖处，由于梗死心肌或机化的瘢痕组织在左室内压力的作用下，病变局部向外膨出而形成，易引起心功能不全和附壁血栓。

3. 附壁血栓形成　多见于左心室，由于 MI 时心内膜损伤，或室壁瘤处的血液形成涡流等原因，易在局部形成附壁血栓，血栓可发生机化，亦可脱落引起栓塞。

4. 急性心包炎　透壁性梗死后的 2～4d，由于梗死累及心外膜，引起纤维素性心包炎。临床可闻及心包摩擦音。

5. 心力衰竭　梗死灶波及二尖瓣乳头肌坏死，可导致二尖瓣关闭不全而发生急性左心衰竭。梗死灶心肌收缩力丧失，可引起左心衰竭、右心衰竭或全心衰竭。

6. 心源性休克　梗死灶的面积大于 40% 时，心肌收缩力极度减弱，心输出量骤减，可发生心源性休克。

7. 心律失常　梗死灶累及传导系统，或出现异常电兴奋，常出现各种心律失常，甚至室颤而导致心搏骤停。

三、慢性缺血性心脏病

慢性缺血性心脏病（chronic ischemic heart disease）是由中、重度冠状动脉粥样硬化性狭窄，导致心肌长期慢性缺血，心肌收缩力减弱而引起的进行性心功能不全。多数患者曾发生过心肌梗死或做过冠状动脉搭桥术。病变心脏增大，心腔扩张，心壁厚度可正常。心室肌有广泛、多灶性瘢痕组织，也称心肌纤维化。

四、冠状动脉性猝死

冠状动脉性猝死（sudden coronary death）是心脏性猝死中最常见的一种，多见于 40～50 岁成年人。可发生于某种诱因如饮酒、暴饮暴食、劳累、大量吸烟及剧烈运动后，患者突然昏倒、四肢抽搐、小便失禁，或突发呼吸困难、口吐白沫、意识模糊。可立即死亡或在 1h 至数小时后死亡，有的可在夜间睡眠中死亡。尸检时发现大多数患者冠状动脉有 III 级以上粥样硬化性狭窄，常并发血栓形成或斑块内出血。但少数病例冠状动脉粥样硬化程度较轻，可能与冠状动脉痉挛有关。

病例导学

　　某男，52 岁。3 年前出现心前区疼痛，有压迫感，并放射到左肩、左臂，多在劳累、饭后发作，休息或服用硝酸酯制剂后缓解。1d 前因情绪激动，突发胸骨后持续性疼痛，用硝酸甘油不缓解，并出现呼吸困难，不能平卧，咳粉红色泡沫痰。查体：心率 126 次 /min，律不齐，血压 76/42mmHg，口唇发绀，双肺布满水泡音，心前区闻及心包摩擦音。

　　问题：

　　1. 请做出初步诊断，根据是什么？

　　2. 还应做哪些检查以确定诊断，可能的检查结果会如何？

知识拓展

心肌梗死患者的胃肠道症状反应

　　约 1/3 心肌梗死疼痛的病人，在发病早期伴有恶心、呕吐和上腹部胀痛，与迷走神经受坏死心肌刺激和心排血量降低导致组织灌注不足等有关；肠胀气也不少见；重症者可发生呃逆。建议做好心电监护，以便及时对症治疗。

笔记

第三节 高血压病

高血压（hypertension）是以体循环动脉压升高为主要临床表现的心血管综合征，成年人收缩压≥140mmHg 或（和）舒张压≥90mmHg 可诊断为高血压。高血压分原发性和继发性两大类。原发性高血压是一种原因未明的高血压，又称高血压病，占高血压患者的 90%～95%。继发性高血压是病因明确的高血压，当查出病因并有效去除或控制病因后，作为症状性高血压可被治愈或明显缓解。主要有肾性高血压、内分泌性高血压，还有其他如主动脉狭窄、睡眠呼吸暂停综合征和药物性高血压等少见的病因。

高血压病是我国最常见的心血管疾病之一，15 岁以上人群患病率约 12%，35 岁以上人群患病率达 27%，估算患者逾 1.3 亿，已成为单病种死因之首。高血压病是以细、小动脉硬化为基本病变的全身性慢性疾病，也是心脑血管病最主要的危险因素，症状显隐不定，晚期引起脑卒中、心肌梗死、心力衰竭及慢性肾脏疾病等主要并发症，致残、致死率高，控制高血压是心脑血管病预防的切入点和关键措施。《中国高血压基层管理指南（2014 年修订版）》高血压水平定义和分级如下（表 12-1）。

表 12-1　高血压水平定义和分级

	收缩压（mmHg）	舒张压（mmHg）
高血压	收缩压≥140	或舒张压≥90
一级高血压（轻度）	收缩压 140～159	或舒张压 90～99
二级高血压（中度）	收缩压 160～179	或舒张压 100～109
三级高血压（重度）	收缩压≥180	或舒张压≥110

一、病因与发病机制

病因与发病机制尚未完全清楚，目前认为是遗传因素和环境因素相互作用的结果。

（一）发病因素

1. 遗传因素　高血压病具有明显的遗传倾向。高血压病被认为是一种多基因遗传病，某些基因的突变、缺失、重排和表达水平的差异，亦即多个"微效基因"联合缺陷是高血压病的发病基础。

2. 环境因素　多基因遗传仅是获得了遗传易感性，不足以引起高血压，必须有某些环境因素作用才能发病。膳食高盐和中度以上饮酒是已确定的与高血压发病密切相关的危险因素；强烈、反复、长时间的精神紧张、情绪激动和精神创伤，如愤怒、惊恐、焦虑、压抑、心理冲突等社会、心理因素也是重要发病因素；吸烟、肥胖和饮食摄入高钙、低镁、低铜、低锌等也与高血压发生有关。

（二）发病机制

高血压的血流动力学特征主要是总外周血管阻力相对或绝对增高。

1. 交感神经活性亢进　许多因素可使大脑皮层下神经中枢功能发生紊乱，各种神经递质浓度与活性异常，包括去甲肾上腺素、肾上腺素、多巴胺、神经肽 Y、5- 羟色胺、血管升压素、脑啡肽、脑钠肽和经典的肾素 - 血管紧张素系统，导致交感神经系统活性亢进，血浆儿茶酚胺浓度升高，使阻力动脉（细小动脉）收缩增强。可针对性应用镇静剂和 β- 受体阻滞药治疗。

2. RAAS 激活　在高血压发生和维持中均有肾素 - 血管紧张素 - 醛固酮系统（RAAS）的参与。血管紧张素Ⅱ是 RAAS 的最重要成分，通过强力收缩小动脉，刺激肾上腺皮质球状带分泌醛固酮而扩大血容量，以及促进肾上腺髓质和交感神经末梢释放儿茶酚胺，均可显著升高血压。可针对性应用血管紧张素转换酶抑制药治疗。

3. 钠敏感与钠水潴留　钠可使阻力动脉收缩，但个体对钠盐的敏感性存在明显差异，由此可解释过多的钠盐仅使一部分人产生升压反应，称此为盐敏感性高血压。在高血压发病中有较多因素会引起肾性钠水潴留，如交感活动亢进使肾血管阻力增加，肾脏排钠激素（前列腺素、激肽酶、肾髓质素）分泌减少，或者肾外排钠激素（内源性类洋地黄物质、心房肽）分泌异常，或者潴钠激素（18- 羟脱氧皮质酮、醛固酮）释放增多等。各种因素引起肾性钠水潴留，机体为避免心输出量增加使组织过度灌注，会通过阻力动脉收缩增强进行调整。可针对性应用利尿药治疗。

4. 阻力动脉重构 在各种血管活性物质和生长因子以及血压升高等因素共同参与下，阻力动脉会发生结构重建，主要特征有小动脉管壁增厚、壁腔比值增大、腔径减小、管壁僵硬度增加和脉波传导速度增快等，测定这些相关指标，有助于评估血管病变程度和降压治疗的效果。

二、类型与病理变化

高血压病分为缓进型高血压和急进型高血压两种类型。

（一）缓进型高血压

缓进型高血压（chronic hypertension）又称良性高血压（benign hypertension），约占高血压病的95%，一般起病隐匿，进展缓慢，病程长，多见于中老年人。按病变发展过程分三期：

1. 动脉功能紊乱期 高血压病早期，主要是间断性全身细小动脉收缩，血压升高。临床上血压常有波动，血压升高后经过适当休息和治疗，血压可恢复正常。患者可有间歇性头痛、头晕等症状。

2. 细小动脉硬化期 高血压病的基本病变是细动脉和小动脉硬化。

（1）细动脉玻璃样变性硬化：是高血压病的**主要病变特征**，表现为全身细动脉（直径小于1mm）玻璃样变，致使管壁增厚、变硬，管腔狭窄，甚至闭塞。**脑的细动脉**（如豆纹动脉）、肾入球小动脉及（图12-10）脾中央动脉等玻璃样变性硬化在尸检时较易见到，而临床上唯一可见的是视网膜动脉玻璃样变性硬化。

图12-10 高血压病肾入球小动脉玻璃样变
▲肾入球小动脉管壁增厚呈红色均质状，管腔狭窄

（2）小动脉增生性硬化：由于血压持续升高，使小动脉内膜胶原纤维及弹力纤维增生；中膜平滑肌细胞肥大、增生，细胞外基质增多，引起中膜增厚，致使小动脉管壁增厚变硬，管腔狭窄。主要累及肌型动脉，如脑的小动脉、肾小叶间动脉、肾弓形动脉等在尸检时较易见到。

高血压病患者常并发大中动脉粥样硬化，这并非高血压病本身的病变。

此期临床上高血压持续，休息后可减轻，但难以恢复到正常，多数需终生服用降压药。症状常有头痛、头晕、心悸、疲乏、健忘、注意力不集中等表现。

3. 器官病变期 高血压病的后期，由于细小动脉硬化加重，终将引起脑、心、肾等重要器官的病变，发生相应并发症而致残、致死。

（1）脑出血、微梗死及高血压脑病：是高血压病最重要的并发症。

1）脑出血：是高血压病**最严重的致残并发症**，也是**最常见的死亡原因**。脑出血最常发生于**基底核、内囊**，其次为大脑白质、脑桥和小脑。多见于内囊、基底节区域，因为供应该区域的豆纹动脉从大脑中动脉呈直角分支，且直径较细（0.5mm），承受压力较高，易发生破裂。出血区脑组织完全破坏，常形成**血肿**（图12-11）。脑出血的原因，一是由于脑的细、小动脉硬化使血管壁变脆，当血压突然升高时血管破裂；二是血管壁硬化导致弹性下降，可局部膨出形成**微小动脉瘤**，当血压突然升高时，微小动脉

视频：良性高血压（缓进型）内脏病变期

瘤破裂。脑出血的后果和表现因出血量和出血部位的不同而异，内囊出血可引起对侧"三偏"，大量出血可破入侧脑室，患者转入昏迷；左侧脑出血常引起失语；脑桥出血可引起同侧面瘫和对侧偏瘫；延髓针尖大小的出血即可致死。脑出血可因血肿占位和脑水肿而引起颅内压升高，并发脑疝形成。

图 12-11 高血压病脑出血
内囊、基底节区脑组织被血凝块代替

2）**微梗死**：较常见，由于脑细小动脉硬化及持续痉挛，导致相应供血区域缺血而发生梗死，坏死组织溶解液化，形成质地疏松的筛网状病灶，常为多发而很小的梗死灶，故称微梗死。坏死组织被吸收，由周围胶质细胞增生形成**胶质瘢痕**而修复。通常后果并不严重。

3）**高血压脑病**：少数患者由于脑的细小动脉硬化及痉挛，脑组织缺血，毛细血管通透性增高引起**脑水肿**和**颅内压升高**，导致以中枢神经系统功能障碍为主要表现的症候群，称为高血压脑病（hypertensive encephalopathy）。临床表现为血压显著升高，剧烈头痛、头晕、眼花、呕吐、抽搐甚至昏迷，无神经定位体征。经降压和降颅压治疗多可恢复。

（2）**高血压性心脏病**：由于长期血压升高而引起的左心室代偿性肥厚和扩张称为高血压性心脏病（hypertensive heart disease）。由于血压持续升高，左室后负荷加重，左室心肌细胞代偿性肥大。**心脏体积增大**，重量可达 400g 以上（正常为 250g 左右），**左室壁显著增厚**可达 1.5～2.0cm（正常为 1.0cm），乳头肌和肉柱增粗，**心腔不扩张**，称向心性肥大（图 12-12）。久之，肥大的心肌因毛细血管相对密度下降而供血不足，转为失代偿，心肌收缩力降低，出现左心腔扩张，发生左心衰竭。随着心衰加重，左心腔高度扩张，称**离心性肥大**。

图 12-12 高血压病左心室向心性肥大
心脏横切面示左心室壁增厚，乳头肌显著增厚，心腔相对较小

（3）**高血压肾衰竭**：随着高血压病程迁延，患者必将发生肾脏病变。主要由于入球小动脉硬化、狭窄，导致肾小球缺血，越来越多的肾小球逐渐发生萎缩、纤维化和玻璃样变，相应的肾小管也萎缩、消失。肾间质可有纤维组织增生和淋巴细胞浸润。纤维化的肾小球和间质纤维组织收缩，使肾表面微凹陷。部分病变轻微的"健存"肾小球代偿性肥大，相应的肾小管也随之扩张，向肾表面微突起。萎缩与肥大的肾单位弥漫性交杂分布，致使双肾对称性缩小，重量减轻，质地变硬，表面呈均匀一致的细颗粒状，皮质萎缩变薄，皮髓质分界不清，形成原发性颗粒性固缩肾（primary granular atrophy of the kidney）（图 12-13），是高血压病肾脏病变的特征。早期，临床不出现明显症状，可有尿化验改变。晚期，大量肾单位荒芜，逐渐发生慢性肾衰竭及尿毒症，称为高血压肾衰竭（hypertensive renal failure），需要持续性血液透析维持生命。

（4）**眼部病变**：视网膜缺血、水肿、出血，甚至产生视网膜脱落引起失明。

图 12-13 原发性颗粒性固缩肾
双侧肾对称性缩小，质地变硬，肾表面呈细颗粒状

病例导学

某男，55 岁。凌晨 4 时左右起床小便时，自觉右手、右脚软弱无力，跌倒，神志清醒，剧烈头痛、呕吐。当日上午 6 时左右出现右手痉挛，约 15min 后右下肢也发生阵发性抽搐，很快昏迷，小便失禁。体检：鼾睡，压眶无反应，对光反射消失，血压 180/120mmHg，口角向左歪斜，右侧肢体阵发性痉挛，眼底视网膜可见出血斑。腰椎穿刺见脑脊液呈红色，压力高。经抢救治疗，仍昏迷，左侧瞳孔散大，呼吸深快不规则，于当日下午 18 时呼吸心跳停止。

问题：

1. 请做出诊断。
2. 分析病变的因果关系及死因。
3. 解释主要临床表现。

（二）急进型高血压

急进型高血压（accelerated hypertension）又称为恶性高血压（malignant hypertension），少见，仅占高血压病的 5% 左右。多数发病即为急进型高血压，少数由缓进型高血压恶化而来。多见于**青壮年**，起病急，进展快，血压显著升高，常超过 230/130mmHg。可发生高血压脑病，常有持续性蛋白尿、血尿和管型尿。本病病程短，预后差，多数患者在 1 年内迅速发展成尿毒症而死亡，也可因脑出血或心力衰竭而死亡。

急进型高血压的病变特点主要是细动脉纤维素样坏死，其次是增生性小动脉硬化。病变可累及全身各器官，但主要累及肾和脑，以**肾脏的病变最为严重**。

高血压危象

　　高血压危象是指原发性和继发性高血压在疾病发展过程中，在某些诱因作用下，使周围小动脉发生暂时性强烈痉挛，引起血压急剧升高，病情急剧恶化，以及由高血压引起的心脏、脑、肾等主要靶器官功能严重受损的并发症，此外，若舒张压高于 140～150mmHg 和（或）收缩压高于220mmHg，无论有无症状，亦应视为高血压危象。典型症状：血压突然升高，舒张压高于 130mmHg；眼底视网膜出血、渗出或（和）视神经盘水肿，必要时可散瞳检查。新发的出血、渗出、视神经盘水肿存在提示高血压急症；头痛、嗜睡、抽搐、昏迷；心脏增大，可出现急性左心衰竭；呼吸困难；颈静脉怒张、双肺底湿啰音、病理性第三心音或奔马律；少尿、氮质血症、尿毒症表现；恶心，呕吐等。并发症：高血压脑病、急性心力衰竭、急性肾衰竭。

第四节　风　湿　病

　　风湿病（rheumatism）是一种与 A 群乙型溶血性链球菌感染有关的**超敏反应性炎性疾病**。病变主要累及**全身结缔组织**，形成具有**诊断意义的风湿性肉芽肿为其特征**。最常累及**心脏和关节**，其次为皮肤、皮下组织、脑和血管等，以心脏病变最为严重，危害最大。急性期称为风湿热，临床上常出现多发性关节炎、心脏炎、皮下结节、环形红斑和小舞蹈症等，并伴有发热、外周血白细胞升高、血沉增快、血中抗链球菌溶血素"O"（ASO）滴度升高等表现。多次**反复发作**后，常造成轻重不等的心瓣膜器质性病变，**最后形成慢性心瓣膜病**。阴冷潮湿环境与罹患风湿病有一定关系，初次发病多在 5～15 岁，出现心瓣膜病常在 20～40 岁。

一、病因与发病机制

　　风湿病的发生与咽部 **A 群乙型溶血性链球菌**感染有关。发病前 1～2 周患者常有咽峡炎、扁桃体炎等链球菌感染史，患者血中 ASO 升高，应用抗生素预防和治疗链球菌感染可减少风湿病的发生和复发。但风湿病为非化脓性炎症，**并非链球菌直接感染所致**。

　　风湿病的发病机制未完全明了，目前倾向于**抗原抗体交叉反应学说**，即链球菌细胞壁的 C 抗原（糖蛋白）刺激机体产生的抗体，与结缔组织（如心脏瓣膜及关节等）的糖蛋白之间存在交叉免疫反应，链球菌壁的 M 蛋白刺激机体产生的抗体可与心肌及血管平滑肌细胞的某些成分发生交叉反应，导致组织损伤。感染链球菌的人很多，但感染后发生风湿病者只有 1%～3%，说明**机体抵抗力和反应性在发病中具有重要作用**。

二、病理变化

（一）基本病变

　　根据病变发展过程，病程大致可分为三期：

　　1. 变质渗出期　是风湿病的早期病变，病变部位结缔组织发生**黏液样变**和**纤维素样坏死**，并有少量浆液渗出和炎细胞浸润。此期持续约 1 个月。

　　2. 肉芽肿期　此期的**特征性病变是形成风湿小体**，也称 Aschoff 小体，对风湿病具有诊断意义。风湿小体是一种肉芽肿，多发生于心肌间质、心内膜下和皮下结缔组织。在纤维素样坏死的基础上，出现巨噬细胞增生和聚集，吞噬纤维素样坏死物质后演化为风湿细胞，又称阿绍夫细胞（Aschoff cell），这些细胞聚集形成风湿小体（图 12-14）。此期持续 2～3 个月。

　　3. 瘢痕期　风湿小体中的纤维素样坏死物质逐渐被吸收，风湿细胞转变为成纤维细胞，风湿小体逐渐纤维化，最终形成梭形小瘢痕。此期持续 2～3 个月。整个病变的自然经过为 4～6 个月，但由于反复发作，故不同时期的病变常同时并存。发生在**浆膜的风湿病变多表现为浆液性或浆液纤维素性炎症**。

图 12-14 风湿性心肌炎
心肌间质血管旁可见聚集的风湿细胞形成的风湿小体,间质水肿。风湿细胞核大,核膜清晰,染色体聚集于核中央(右上图)

(二)心脏病变

风湿病的危害性就在于累及心脏,引起风湿性心脏病。可累及心内膜、心肌和心外膜,分别称为风湿性心内膜炎、风湿性心肌炎和风湿性心外膜炎,如病变累及心脏全层,则称为风湿性全心炎。

1. 风湿性心内膜炎(rheumatic endocarditis) 病变主要累及**心瓣膜**,以**二尖瓣受累最多见**,其次为二尖瓣和主动脉瓣同时受累,三尖瓣和肺动脉瓣很少受累。此外,腱索和左心房内膜也可受累。病变早期,瓣膜发生黏液样变性和纤维素样坏死,浆液渗出和炎细胞浸润,偶见风湿小体,导致瓣膜肿胀增厚。病变瓣膜表面(特别是闭锁缘上)由于瓣膜关闭的机械碰撞,内皮细胞损伤,胶原裸露,血小板及纤维素在闭锁缘上聚积,形成单行排列、粟粒大小、灰白色的疣状**赘生物**,即**白色血栓**(图 12-15)。血栓附着**牢固,不易脱落**。病变**后期**,赘生物机化,形成灰白色瘢痕。由于风湿病常**反复发作**,瘢痕形成越来越多,造成心瓣膜变形,瓣膜增厚、变硬、缩短或瓣叶彼此粘连;腱索增粗、融合、缩短,**最终发展为慢性心瓣膜病**。

————赘生物

图 12-15 风湿性心内膜炎
二尖瓣闭锁缘可见细小赘生物

2. 风湿性心肌炎(rheumatic myocarditis) 病变主要累及心肌间质的结缔组织。**特征是在心肌间质小血管附近形成风湿小体**(图 12-14),晚期形成梭形小瘢痕。常见于左心室后壁、室间隔、左心房等处。病变较轻者,可无明显症状,如病变较重且广泛,可影响心肌收缩力,患者出现心率加快、第一心音低钝等。累及传导系统,可出现传导阻滞。成人较少发生心力衰竭。儿童的严重病例,渗出性病变特别明显者,心肌间质明显水肿,弥漫性炎细胞浸润,可发生急性心力衰竭。

3. 风湿性心外膜炎(rheumatic pericarditis) 又称风湿性心包炎,病变为**浆液或浆液纤维素性炎症**。心包腔有大量浆液渗出,形成心包积液,限制心脏舒张,表现为心脏压塞症(或心包填塞症),叩诊心浊音界扩大,听诊心音遥远。当以纤维素渗出为主时即为绒毛心,可闻及心包摩擦音。恢复期多数患者渗出的浆液和纤维素被吸收，少数由于纤维素渗出较多，未被完全吸收而发生机化粘连，可形成缩窄性心包炎。

（三）心脏外病变

1. 风湿性关节炎　约 75% 的风湿热患者在疾病的早期出现风湿性关节炎。最常侵犯膝、踝、肩、肘等**大关节**，由于先后受累而呈**游走性疼痛**。关节局部出现红、肿、热、痛和功能障碍。关节腔内有浆液及纤维素渗出。急性期后，渗出物易完全吸收，一般**不留后遗症**。

2. 其他病变　主要包括：①**环形红斑**：多见于躯干和四肢皮肤，出现环形或半环形淡红色斑，边缘红，中央色泽正常，1～2d 可自行消退；②**皮下结节**：多见于肘、腕、膝、踝关节附近伸侧皮下，结节圆形或椭圆形，单个或多个，直径 0.5～2cm，质硬、移动、无压痛，持续数周后消退；③**风湿性动脉炎**：可发生于冠状动脉、肾动脉、肠系膜动脉、脑动脉及肺动脉等，急性期动脉壁发生纤维素样坏死和炎细胞浸润，可有风湿小体形成，后期动脉管壁纤维化而形成瘢痕，致使管腔狭窄，有时并发血栓形成；④**风湿性脑病**：多见于 5～12 岁儿童，女孩较多，主要病变为脑的风湿性动脉炎和皮质下脑炎，主要累及大脑皮质、基底核、丘脑及小脑皮质，发生神经细胞变性、胶质细胞增生及胶质结节形成。当锥体外系受累时，患儿出现面部及肢体的不自主运动，称为**小舞蹈症**。

第五节　感染性心内膜炎

感染性心内膜炎（infective endocarditis）是由病原微生物**直接**侵袭心内膜，尤其是心瓣膜而引起的炎症性疾病。其特征性病变为心瓣膜表面形成**含有病原微生物**的赘生物，**常伴有败血症和栓塞现象**。引起感染性心内膜炎的病原微生物有细菌、病毒、真菌和立克次体等，但以细菌最多见。心瓣膜病、人工瓣膜（机械和生物瓣膜）、静脉吸毒者以及应用免疫抑制剂等是感染性心内膜炎的主要诱因。分为急性和亚急性两类，其中亚急性远较急性多见。

一、急性感染性心内膜炎

急性感染性心内膜炎是一种化脓性炎症，常由**致病力较强**的化脓菌引起，**金黄色葡萄球菌最常见**，其次是溶血性链球菌、肺炎球菌等。通常病原菌先在身体某部位发生感染，当机体抵抗力降低时，细菌入血引起败血症并侵犯心内膜。也可发生在心脏、尿路或其他感染灶进行手术之后。本病多发生在正常的心内膜上，常单独累及主动脉瓣或二尖瓣，静脉吸毒者也可发生在三尖瓣，引起急性化脓性炎，受累的瓣膜组织发生坏死、脱落形成溃疡，在溃疡处由血栓、脓性渗出物、坏死组织和大量细菌团混合形成体积较大、灰黄或浅绿色、**质脆易脱落**的**疣状赘生物**。脱落的赘生物为含菌的血栓栓子，可引起器官梗死和多发性小脓肿。严重者，瓣膜可发生破裂、穿孔或腱索断裂，引起急性瓣膜功能不全。本病起病急，病程短，病情重，患者多在数日或数周内死亡。由于抗生素的广泛使用，其死亡率已明显下降，但瓣膜赘生物机化、形成瘢痕，可导致慢性心瓣膜病。

二、亚急性感染性心内膜炎

亚急性感染性心内膜炎（subacute infective endocarditis）约 75% 由**毒力较弱**的**草绿色链球菌**引起，少数由其他链球菌、肠球菌、真菌和立克次体等引起。这些病原体多从机体某处感染灶（如扁桃体炎、牙周炎、骨髓炎等）侵入血流；也可因拔牙、心脏手术、导尿、腹腔或血液透析等医源性感染进入血流，引起败血症，并侵犯心内膜。

（一）病理变化

多数发生在**已有病变**的瓣膜上，如风湿性心瓣膜病、先天性心脏病、修补术后的瓣膜等，形成大小不一、单个或多个、污秽灰黄的赘生物，特点是质脆易碎、容易脱落。严重者受累瓣膜可出现溃疡、穿孔。赘生物由血栓成分、细菌团、炎细胞和坏死组织组成，底部有肉芽组织增生、淋巴细胞和单核细胞浸润。

（二）临床病理联系

起病较**隐匿**，**病程较长**，可迁延数月甚至 1～2 年。临床上除**有心脏病的症状**、体征外，还有长期发热、点状出血、栓塞症状、脾大及进行性贫血等表现。患者绝大多数可治愈，少数病例可出现如下并发症：①瓣膜病变：本病对瓣膜的破坏严重，常使已有病变的瓣膜进一步损毁，若瓣膜穿孔或腱索断裂，则可引起急性瓣膜功能不全；②栓塞：赘生物脱落可发生动脉栓塞，引起相应部位的梗死；③超敏反应：由于病原菌引发的异常免疫反应可引起局灶性或弥漫性肾小球肾炎以及皮肤出现红色、微隆起、有压痛的小结节，称 Osler 小结。

第六节　心瓣膜病

心瓣膜病（valvular vitium of the heart）是指心瓣膜因后天性疾病或先天性发育异常造成的器质性病变，表现为瓣膜口狭窄和（或）关闭不严，二者可单独发生，也可合并存在，是最常见的慢性心脏病之一。心瓣膜病主要由风湿性心内膜炎和亚急性感染性心内膜炎引起，少数亦可由主动脉粥样硬化、梅毒性主动脉炎或先天发育异常所致。心瓣膜病最常累及二尖瓣，其次为主动脉瓣，右心瓣膜少见。一个瓣膜上既有狭窄又有关闭不全称为瓣膜双病变或瓣膜病。两个或两个以上瓣膜同时或先后受累则称为联合瓣膜病。心瓣膜病的主要危害是引起血流动力学紊乱，加重心脏的负荷，最后导致心功能不全，引起全身性血液循环障碍。

瓣膜狭窄（valvular stenosis）是指瓣膜在开放时不能充分张开，使瓣膜口缩小，造成血流通过障碍。其主要病变（或原因）是相邻瓣膜相互粘连，也可由瓣膜增厚、弹性减弱或瓣膜环硬化、缩窄等所致。

瓣膜关闭不全（valvular insufficiency）是指瓣膜在关闭时，不能完全闭合，致使关闭不严，造成部分血液发生反流。其主要病变（或原因）是瓣膜短缩、卷曲，其次是腱索缩短、增粗和粘连，亦可由感染性心内膜炎造成的瓣膜破裂、穿孔所致。

一、二尖瓣狭窄

正常成人二尖瓣口开放时面积约为 5cm²，二尖瓣狭窄（mitral stenosis）严重时瓣口面积可缩小至 1～2cm²。病变早期瓣膜轻度增厚、瓣叶粘连呈隔膜状，后期严重瓣叶粘连、增厚，使瓣膜口缩小呈鱼口状（图 12-16）。二尖瓣狭窄可引起一系列血流动力学和心脏变化。

二尖瓣

图 12-16　心瓣膜病
二尖瓣呈鱼口状狭窄

早期，由于二尖瓣口狭窄，舒张期左房流入左室的血流受阻，故舒张末期仍有部分血液滞留于左房，加之肺静脉正常回流的血液，左房容量增多，引起左房代偿性扩张。左房加强收缩以克服狭窄瓣膜口的阻力，把血液排入左室，引起左房代偿性肥大。久之失代偿，左房显著扩张，由于左房血液淤积，导致肺静脉回流受阻，引起肺淤血、肺水肿。同时由于缺氧性肺动脉收缩，发生持续性的缺氧性肺动脉高压。长期肺动脉压力负荷增大，引起右室代偿性肥大，继而代偿性扩张。由于右室扩张，导致三尖瓣环扩大，发生三尖瓣相对关闭不全，收缩期右室部分血液反流右房，右房容量负荷增加，引起右房扩张、肥大。此时，右室舒张期要接纳右房增量的血，右室容量负荷也增大，使得已经扩张的右室进一步加重扩张。当肥大和扩张超过代偿限度时，心肌收缩力减弱，发生失代偿，导致右心衰竭，引起体循环淤血。这个过程中，**左室**由于长期纳血减少，可不同程度**缩小**。

在心尖区可闻及舒张期隆隆样杂音，这是由于心室舒张期左房血通过狭窄口排入左室时形成旋涡所致。由于肺淤血、肺水肿，患者常出现呼吸困难、发绀、咳嗽和咳粉红色泡沫痰等左心衰竭的症状。当发生右心衰竭时，由于体循环淤血，出现颈静脉怒张、肝肿大、下肢水肿以及浆膜腔积液。X 线显示心脏呈"三大一小"的**"梨形心"**。

二、二尖瓣关闭不全

单独发生者较少，多与狭窄合并发生。二尖瓣关闭不全（mitral insufficiency）时，在收缩期左室部分血液反流左房，加之肺静脉正常回流的血液，使左房容量负荷增大，引起左房代偿性扩张、肥大。当心室舒张时，左房的增量血排入左室，左室前负荷增大，导致左室代偿性扩张、肥大（紧张源性扩张）。久之，左心失代偿，心腔扩张显著（肌源性扩张），发生左心衰竭，引起肺淤血、肺动脉高压、右室肥大及扩张、右房扩张及肥大。右心失代偿发生右心衰竭和体循环淤血。

心室收缩期，由于左室血经病变二尖瓣反流左房，在心尖区可闻及收缩期吹风样杂音。由于左房、左室、右室、右房均肥大、扩张，X 线显示**"球形心"**。

三、主动脉瓣狭窄

主动脉瓣狭窄（aortic stenosis）时，在收缩期左室射血受阻，后负荷增大，左室向心性肥大。之后，左室代偿性扩张，由于二尖瓣环扩大、相对关闭不全、左室血反流左房，引起左房扩张、肥大。左室舒张期前负荷增大，扩张加重，久之，左心失代偿而发生左心衰竭，相继引起肺淤血、肺动脉高压、右室肥大及扩张、右房扩张及肥大、右心衰竭及体循环淤血。

左室射出的血液流经狭窄的主动脉瓣口时，产生主动脉瓣区收缩期喷射状杂音。X 线显示左室显著肥厚并扩张，呈**"靴形心"**。严重狭窄者，心输出量明显减少，血压降低，冠状动脉供血不足，可出现心绞痛。

四、主动脉瓣关闭不全

主动脉瓣关闭不全（aortic insufficiency）时，在舒张期主动脉血液部分反流左室，左室前负荷增大，左室代偿性扩张、肥大，以扩张为主。由于左室扩张引起二尖瓣相对关闭不全的原因，左室舒张期既接纳增量的左房血，又接纳主动脉反流的血，左室前负荷不堪重负，致使左室离心性肥大。继左室衰竭之后，依次引起左房扩张及肥大、肺淤血、肺动脉高压、右室肥大及扩张、右房扩张及肥大、右心衰竭和体循环淤血。由于舒张期主动脉部分血液反流，舒张压骤降，故脉压增大。在**主动脉瓣区可闻及舒张期吹风样杂音**。常出现**颈动脉搏动增强、水冲脉、血管枪击音、毛细血管搏动现象等特殊体征**。由于舒张压明显降低，冠状动脉供血不足，常出现心绞痛。

第七节 病毒性心肌炎

病毒性心肌炎（viral myocarditis）是由亲心肌病毒感染引起的原发性心肌炎症。引起心肌炎的病毒很多，其中以**柯萨奇病毒 B 组感染最为常见**，埃可病毒、腺病毒、流感病毒、风疹病毒等引起的也较为多见。这些病毒可直接破坏心肌细胞，也可通过 T 细胞介导的免疫反应，在攻击杀伤病毒的同时造成心肌细胞损伤，引起心肌炎症。

一、病理变化

病变早期可见心肌细胞变性、坏死，间质内多少不等的淋巴细胞、巨噬细胞浸润（图 12-17）。严重者心肌细胞广泛溶解坏死，弥漫性大量淋巴细胞、巨噬细胞浸润，称重症病毒性心肌炎。有时可累及传导系统。晚期有明显的心肌间质纤维化，伴代偿性心肌肥大及心腔扩张。

图 12-17 病毒性心肌炎
心肌间质大量淋巴细胞浸润,心肌细胞溶解性坏死

二、临床病理联系

临床表现主要取决于心肌损伤的程度,轻者症状不明显,重者死亡率高。多数患者有心率加快(与体温不符)和心律失常,出现异位心律和传导阻滞。一些患者会有心悸、气促以及劳力性呼吸困难等心功能不全的表现。多数预后较好,病变严重者及婴幼儿可并发病毒性心包炎和重度心力衰竭等。**病毒性心肌炎是 40 岁以下心脏性猝死的主要原因之一**,尸检发现临床误诊、漏诊者不少,提示临床医生对于"感冒样"患者,应仔细观察心率、心律和心功能三个方面的变化。

病毒性心肌炎治疗护理

病毒性心肌炎无特异性治疗,治疗主要针对病毒感染和心肌炎症;应尽早卧床休息,减轻心脏负荷,进易消化和富含蛋白质的食物;当出现心源性休克、心力衰竭、缓慢性心律失常和快速心律失常时进行相应对症治疗。预后:对病毒性心肌炎患者早期诊断和治疗,多数预后良好;极少数患者死于严重心律失常、心力衰竭或心源性休克。由于目前尚无根治病毒感染的有效方法以及个体反应性差异,少数患者可演变为扩张型心肌病。对已演变为扩张型心肌病的患者,要按扩张型心肌病进行规范化治疗。

第八节 心功能不全

心脏是维持血液循环的动力器官,心脏的节律性收缩和舒张推动血液在血管内循环流动。正常情况下心脏有强大的储备能力,在剧烈活动时心输出量可增加到静息时的 5～6 倍。在各种致病因素作用下,心脏的舒缩功能(泵功能)发生障碍,使**心输出量绝**对或相对**减少**,以致**不能满足**机体组织代谢**需要**的病理生理过程称为心力衰竭(heart failure)。心功能不全(cardiac insufficiency)则包括心脏泵血功能下降但尚未出现临床表现的完全代偿阶段直至失代偿而出现明显临床表现的整个过程。而**心力衰竭则是心功能不全的失代偿阶段**。心功能不全与心力衰竭**本质相同**,只是程度不同,临床上两者往往通用。

一、病因、诱因与分类

(一)病因

引起心功能不全的原因很多,可归为两类:

1. 原发性心肌舒缩功能障碍 由心肌本身结构性和代谢性损害所致。如心肌炎、心肌梗死和心

肌病时，心肌细胞变性、坏死和心肌组织纤维化；冠状动脉粥样硬化、严重贫血、维生素 B_1 缺乏时，心肌缺血缺氧和能量代谢障碍，导致心肌舒缩功能降低。

2. 心脏负荷过度　因心脏前负荷（容量负荷）或后负荷（压力负荷）增加而不堪重负：①容量负荷过度：左心室容量负荷过度常见于主动脉瓣和二尖瓣关闭不全；右心室容量负荷过度常见于室间隔缺损、肺动脉瓣和三尖瓣关闭不全；甲状腺功能亢进、严重贫血等高动力循环状态以及过量过快输液时，左、右心室的前负荷均加重。②压力负荷过度：左心室压力负荷过度常见于高血压、主动脉瓣狭窄等；右心室压力负荷过度常见于肺动脉高压、肺动脉瓣狭窄等。

（二）诱因

临床上约90%的心功能不全存在明显的诱发因素。常见的诱因有：

1. 感染　感染是心功能不全最常见的诱因，尤其是呼吸道感染。感染诱发心功能不全的机制有：①发热可通过交感神经兴奋和代谢率增加，使心率加快、心肌耗氧量和心脏负荷增加；②病原微生物及其产物直接损伤心肌；③心率加快，缩短心脏舒张期，影响冠状动脉血液灌流量；④呼吸道感染时，可因气体交换障碍引起缺氧，导致缺氧性肺动脉收缩、肺动脉压升高，加重右心的后负荷，还可因呼吸困难使机体耗氧量增加。

2. 心律失常　心率过快（>150 次/min）或过缓（<40 次/min）、频繁的期前收缩和严重的房室传导阻滞等，均可因心肌耗氧量增加、心室充盈障碍等导致心输出量减少，诱发心功能不全。

3. 水、电解质和酸碱紊乱　如高（低）钾血症、酸中毒等，可直接或间接抑制心肌舒缩功能，或引起心肌电生理异常而诱发心功能不全。

4. 妊娠和分娩　妊娠期血容量增多，同时由于血浆量的增加超过红细胞的增加，出现生理性贫血，加重心脏前负荷；分娩时宫缩阵痛、精神紧张及腹内压升高等因素均可促使静脉回流增加和外周血管阻力升高，加重心脏的前、后负荷和心肌耗氧量。

另外，**劳累、情绪激动、贫血、气温骤变、过多过快的输液、洋地黄中毒、创伤和手术等**均可加重心脏负荷，或进一步使心肌缺血、缺氧而诱发心功能不全。

（三）分类

常用的心力衰竭分类方法有：

1. 按发生的部位分类　分为左心衰竭、右心衰竭和全心衰竭。

2. 按发生的速度分类　分为急性心力衰竭和慢性心力衰竭。

3. 按严重程度分类　分为轻度心力衰竭（心功能一级或二级）、中度心力衰竭（心功能三级）、重度心力衰竭（心功能四级）。

4. 按心输出量的高低分类　主要有以下两种：①**低排出量性心力衰竭**：患者的心输出量**低于正常群体的平均水平**，常见于冠心病、高血压病、心瓣膜病和心肌炎等引起的心力衰竭；②**高排出量性心力衰竭**：常继发于**代谢增高**或心脏**后负荷降低**的疾病，如甲状腺功能亢进症、严重贫血、维生素 B_1 缺乏症和动-静脉瘘等。这类心力衰竭发生时，心输出量虽较心力衰竭前有所降低，不能满足上述病因造成的机体高水平代谢的需求，但其绝对值仍高于或等于正常群体的平均水平，故称为高排出量性心力衰竭。

5. 按收缩与舒张功能障碍分类　有以下两种：①收缩性心力衰竭：临床标志是左心室射血分数减少，常见于冠心病和心肌病等；②舒张性心力衰竭：由于心室的松弛性和顺应性降低，需要充盈压高于正常水平才能充盈心室。常见于肥厚性心肌病、心脏压塞及缩窄性心包炎等。

二、机体的代偿反应

心肌受损或心脏负荷过度时，并不一定立即发生心力衰竭，这是由于机体内存在一系列功能和形态结构的代偿活动。目前认为神经-体液调节机制激活是心功能不全时调节心内与心外代偿和适应的基本机制，也是导致心功能不全发生和发展的关键途径。

（一）神经-体液调节机制激活

在心肌损伤初期，患者循环血液或组织中的一些体液因子如去甲肾上腺素、血管紧张素Ⅱ、醛固酮和肿瘤坏死因子等含量增加或活性升高，不仅可以启动功能性代偿，还可以引起缓慢持久的结构性代偿。但是，神经 - 体液调节机制的持续失衡可逐渐显现其有害作用，成为加重心肌损伤的重要因素。

1. 交感 - 肾上腺髓质系统激活　心功能不全时，心输出量减少可激活交感 - 肾上腺髓质系统，交感神经兴奋，血中儿茶酚胺浓度升高，使心肌收缩性增强、心率加快和心输出量增加。还可以使腹腔内脏的阻力血管收缩，有助于维持动脉血压，保证重要器官的血液灌流。但长期过度地激活交感神经，则会出现负面效应，成为心功能不全加重的重要因素。

2. RAAS 激活　心输出量减少可激活 RAAS。血管紧张素 II 具有强大的缩血管作用，还可直接促进心肌肥大和非心肌细胞增殖，导致心室重塑。醛固酮除引起钠水潴留外，还可以作用于心肌间质的成纤维细胞，促进胶原合成及心室重塑，成为促进心功能不全发展的体液因子。

此外，心功能不全还会激活心房钠尿肽和肿瘤坏死因子等炎症介质的释放，引起内皮素和一氧化氮等血管活性物质的改变，这些因素都不同程度地参与了心功能的代偿和失代偿过程。

（二）心脏本身的代偿反应

1. 心率加快　心率加快是一种快速代偿反应，主要是交感 - 肾上腺髓质系统兴奋、儿茶酚胺释放增加引起的。其发生机制是：①心输出量减少，对压力感受器的刺激减弱，使交感神经兴奋性增强，心率加快；②心输出量减少，使心室舒张末期容积和压力增高，刺激右心房和腔静脉容量感受器，引起交感神经兴奋，心率加快；③缺氧可刺激化学感受器，反射性地引起心率加快。

心率加快在一定范围内可提高心输出量，对维持动脉血压和保证心、脑的血液灌流有积极意义。但心率加快的代偿是有限度的，超过其代偿限度会产生负面效应。这是因为：心率过快一方面增加心肌的耗能、耗氧；另一方面心率过快（成人超过 180 次 /min），心脏舒张期明显缩短，不仅影响冠状动脉的血液灌流，还可导致心室充盈量减少，使心输出量更加减少。此时，心率过快不但失去代偿作用，反而会促进或加重心功能不全的发生及发展。

2. 心肌收缩力增强

（1）调节性心肌收缩力增强：心输出量减少时，由于交感 - 肾上腺髓质系统兴奋，儿茶酚胺增加，激活 β- 肾上腺素能受体，增加胞质 cAMP 浓度，激活蛋白激酶，促进肌膜钙通道蛋白磷酸化，导致心肌兴奋后胞质 Ca^{2+} 的浓度升高而发挥正性肌力作用。

课件：心肌、
肌小节

（2）心脏紧张源性扩张：根据 Frank-Starling 定律，心肌收缩力和心搏出量在一定范围内与心肌纤维初长度或心室舒张末期容积成正比。心肌受损或负荷过度能激活神经 - 体液调节机制，引起容量血管收缩，增加回心血量，使心室舒张末期容积增大，心肌纤维初长度增加，心肌收缩力增强和心搏出量增多。这种伴有心肌**收缩力增强**的心腔扩张称为**紧张源性扩张**，具有积极的代偿作用。若前负荷过大，舒张末期容积或压力过高，心肌纤维过度被拉长，使肌节长度超过 2.2μm 时，心肌的**收缩力**反而**降低**，这种不伴有心肌收缩力增强的心脏扩张称为**肌源性扩张**，已丧失代偿意义。

3. 心室重塑（ventricular remodeling）　是心室在长期容量和压力负荷增加的情况下，通过改变心室的结构、代谢和功能而发生的慢性代偿适应性反应，包括心肌肥大、细胞表型改变和非心肌细胞及细胞外基质的变化。

（1）心肌肥大（myocardial hypertrophy）：是指心肌细胞体积增大并伴有间质增生的心脏重量增加。它是心脏长期负荷过度逐渐形成的一种慢性代偿机制，能够增加心肌的收缩力，还可以降低室壁张力，使心肌耗氧量减少。心肌肥大主要表现为向心性肥大和离心性肥大两种形式。如果长期压力负荷过度，如高血压病，主动脉狭窄等，由于收缩期室壁张力持续增加引起心肌纤维中肌节并联性增生，使肌纤维增粗，室壁增厚，心腔无明显扩大，称为**心肌向心性肥大**；如果长期容量负荷过度，如二尖瓣或主动脉瓣关闭不全，可引起舒张期室壁张力持续增加，引起心肌纤维中肌节串联性增生，导致肌纤维长度增加，心腔明显扩大，称为**心肌离心性肥大**。如果病因持久存在，心肌就会过度肥大，可因微血管和线粒体数目相对不足，能量生成和利用障碍等因素使心功能由代偿转为失代偿。目前认为，代偿性肥大是一种不平衡的生长方式，这种不平衡的生长可分别表现在器官、组织、细胞、分子等不同水平上，成为心肌肥大转为功能降低而发生心功能不全的基础。

笔记

心肌肥大患者应注意些什么?

　　心脏疾病出现心肌肥大的患者应及时进行治疗,否则会由代偿逐步过渡到失代偿,诱发心衰。同时,平时生活中患者要注意自己心态的控制,良好的心态有利于保持自身情绪的稳定,有利于降低心脏的负荷。除此之外,平时生活中也要注意运动量的控制,进行过于激烈的运动会导致心脏的承载过大,从而引起心脏供血不足,对身体具有一定的危害,甚至诱发心衰。

　　(2)**心肌细胞表型改变**:由于心肌合成蛋白质的种类改变,导致心肌细胞"质"的变化,如成年心肌细胞中处于静止状态的胎儿期基因被激活(包括心房钠尿肽基因和β-肌球蛋白重链基因等),合成胎儿型蛋白质增加;或某些功能基因的表达被抑制,表现为同工型蛋白之间的转换。表型改变的心肌细胞可通过分泌细胞因子和局部激素的变化,使细胞器(如线粒体、肌质网、细胞膜和肌原蛋白等)在蛋白质水平上发生变化。

　　(3)**非心肌细胞及细胞外基质的变化**:细胞外基质指细胞间隙、肌束之间及血管周围的结构糖蛋白、蛋白多糖和糖胺聚糖的总称,最主要是Ⅰ型和Ⅲ型胶原纤维。许多促心肥大的因素能通过对胶原合成和降解的调控使胶原网络结构发生变化,如Ⅲ型胶原纤维增多,有利于肥大心肌肌束组合的重新排列及心室的结构性扩张;Ⅰ型胶原纤维增多可提高心肌的抗张力强度。但是,不适当的非心肌细胞增殖及基质的重塑会降低心室壁的顺应性,还会影响心肌细胞之间的信息传递和舒缩的协调性,影响心肌细胞的血氧供应,导致心肌细胞凋亡和纤维化。

(三)心脏以外代偿反应

　　心脏以外的各种代偿和适应机制如下(图12-18):

　　1. 血容量增加　血容量增加是慢性心功能不全的主要代偿方式,是钠水潴留的结果。其机制为:

　　(1)肾小球滤过率降低:有效循环血量减少使交感-肾上腺髓质系统兴奋,肾血流量减少。同时RAAS被激活,血管紧张素Ⅱ增多,引起肾动脉强烈收缩,肾小球滤过率降低。

　　(2)肾小管对钠、水的重吸收增多:主要机制:①交感神经兴奋或在血管紧张素Ⅱ作用下,肾内血流重新分布,大量肾血流从皮质肾单位转入近髓肾单位,使钠、水重吸收增加;②肾小球滤过分数(肾小球滤过率/肾血浆流量)增加,可导致肾小管周围毛细血管血压下降、胶体渗透压增高,使近曲小管对钠、水的重吸收增加;③RAAS被激活,醛固酮分泌增多,以及肝脏对ADH灭活减少,促进远曲小管和集合管对钠、水的重吸收增加;④抑制水、钠重吸收的激素减少,如利钠激素、PGE_2合成和分泌减少。

　　一定范围的血容量增多可提高心输出量和组织灌流量,但长期过度的血容量增加可加重心脏负荷,使心输出量下降,加重心功能不全。

图 12-18　心功能不全时机体的代偿

2. 血流重新分配 心功能不全时,交感-肾上腺髓质系统兴奋,外周血管选择性收缩,全身血流重新分布,以保证重要器官(心、脑)的血液供应,并防止血压下降,对急性或轻度心功能不全有重要的代偿意义。但是,其他器官长期供血不足可导致该器官功能减退。同时,外周血管长期收缩可引起心脏后负荷增大,心输出量减少。

3. 红细胞增多 心功能不全时,体循环淤血及血流速度减慢、肺淤血和肺水肿等都可引起缺氧,刺激肾脏合成促红细胞生成素增多,促进骨髓造血,使血液中红细胞及血红蛋白增多,以提高血液携氧能力,改善组织缺氧。但红细胞过多可引起血液黏稠度增大,加重心脏后负荷。

4. 组织利用氧的能力增强 当心输出量持续降低时,对周围组织的供氧减少,组织细胞可通过自身功能、结构、代谢的调整来进行代偿。例如,线粒体数量增多,呼吸酶的活性增强,使组织利用氧的能力增强。

综上所述,心功能不全时,在神经-体液调节机制的作用下,机体会动员心脏本身和心脏以外的多种机制进行代偿,这种代偿贯穿于心功能不全的全过程,决定着心功能不全是否发生以及发生的快慢和程度。

三、发病机制

心功能不全的发病机制比较复杂,是多种机制共同作用的结果。不同原因引起的心力衰竭及其发展的不同阶段,其发病机制均有所不同,但**心脏泵血功能障碍是引起心力衰竭的基本发病机制**。

(一)心肌收缩功能降低

心肌收缩功能降低是造成心脏泵血功能减退的主要原因,由心肌收缩相关蛋白改变、心肌能量代谢障碍和心肌兴奋-收缩耦联障碍分别或共同引起。

1. 心肌收缩相关蛋白改变 主要表现为:①心肌细胞数量减少:当发生心肌损害时,可导致心肌细胞坏死或凋亡,使有效收缩的心肌细胞数量减少;②心肌结构紊乱:主要指病理性心肌细胞肥大、细胞外基质过度纤维化等所造成的心脏的不均一性;③心室扩张:心力衰竭时的心室扩张与代偿时的心腔扩大和心室肥大不同,此时的心腔扩大伴随着室壁变薄,属于心力衰竭的表现。心室扩张可造成功能性的二尖瓣反流,导致心室收缩功能进一步降低。

2. 心肌能量代谢障碍 心肌收缩是一个主动耗能过程,Ca^{2+} 的转运和肌丝的滑动都需要 ATP:①能量生成障碍:心肌活动所需的能量几乎全部来自有氧氧化。临床上引起心肌能量生成障碍最常见的原因是心肌缺血、缺氧(如冠心病、严重贫血和过度心肌肥大等),缺血、缺氧使能源物质氧化障碍,ATP 的产生迅速减少,可从多个方面影响心肌的收缩性。②能量储备减少:心肌内的肌酸在磷酸肌酸激酶的催化下与 ATP 之间发生高能磷酸键转移,生成磷酸肌酸而储存能量。肥大的心肌不仅产能减少,而且磷酸肌酸激酶同工酶发生转换,使磷酸肌酸激酶活性下降,储能形式的磷酸肌酸含量减少。③能量利用障碍:心肌细胞内氧化磷酸化过程中所产生的 ATP 经肌球蛋白头部 Ca^{2+}-Mg^{2+}-ATP 酶的作用而水解,为心肌收缩提供能量。过度肥大的心肌细胞内该酶的活性下降,利用 ATP 供能障碍。

3. 心肌兴奋-收缩耦联障碍 在心肌兴奋-收缩耦联过程中,Ca^{2+} **发挥了关键性**的中介作用。任何影响 Ca^{2+} 转运和分布的因素都会影响心肌兴奋-收缩耦联而引起心力衰竭。①肌质网摄取、储存和释放 Ca^{2+} 障碍:供心肌收缩的 Ca^{2+} 主要来自肌质网。在心力衰竭和过度肥大的心肌中,肌质网 Ca^{2+} 释放蛋白的含量减少或活性降低,向胞质中释放 Ca^{2+} 减少;肌质网 Ca^{2+}-ATP 酶含量或活性降低导致心肌复极化时肌质网摄取、储存 Ca^{2+} 减少,肌质网向胞质中释放供给心肌收缩的 Ca^{2+} 不足,导致心肌收缩性下降。②胞质 Ca^{2+} 内流障碍:过度肥大的心肌细胞上 β-肾上腺素能受体密度相对减少,加上心肌内去甲肾上腺素含量下降,Ca^{2+} 内流受阻;酸中毒时,H^+ 可降低 β-肾上腺素能受体对去甲肾上腺素的敏感性;在高钾血症时,K^+ 可竞争性阻止 Ca^{2+} 的内流,导致细胞内 Ca^{2+} 浓度降低。③ Ca^{2+} 与肌钙蛋白结合障碍:Ca^{2+} 与肌钙蛋白结合是心肌兴奋-收缩耦联的关键。当心肌细胞兴奋时,胞质内 Ca^{2+} 浓度迅速升高,与肌钙蛋白结合,引起兴奋-收缩耦联。但在心肌缺血、缺氧合并酸中毒时,H^+ 与 Ca^{2+} 竞争性的与肌钙蛋白结合,H^+ 占据了肌钙蛋白上 Ca^{2+} 的结合位点,这时即使胞质内 Ca^{2+} 浓度已上升到"收缩阈值"(10^{-5}mol/L),也无法与肌钙蛋白结合,心肌的兴奋-收缩耦联受阻,心肌收缩性减弱。

课件:心肌兴奋-收缩耦联

笔记

（二）心室舒张功能异常

心脏的射血功能不仅取决于心脏的收缩性，还取决于心室的舒张功能和顺应性，临床上约有 30% 的心力衰竭与心室舒张功能异常有关。导致心室舒张功能异常的机制主要有：

1. 钙离子复位延缓 心力衰竭时，由于 ATP 供应减少和肌质网或心肌细胞膜上 Ca^{2+}-ATP 酶泵活性降低，使 Ca^{2+} 的复位（移至细胞外或被重新摄入肌质网）延缓，胞质中 Ca^{2+} 浓度不能迅速降至正常水平，以致 Ca^{2+} 难以与肌钙蛋白解离，导致心肌舒张延缓和不完全。

2. 肌球 - 肌动蛋白复合体解离障碍 心力衰竭时，由于 ATP 不足或肌钙蛋白与 Ca^{2+} 的亲和力增加，Ca^{2+} 难以脱离，使肌球 - 肌动蛋白复合体解离困难，影响心室的舒张和充盈。

3. 心室舒张势能减少 心室舒张的势能来自心室的收缩。心室收缩末期由于心室几何结构的改变可产生一种促使心室复位的舒张势能。舒张势能减少常见于心肌肥大、冠状动脉狭窄、冠状动脉血栓形成、室壁张力过大和心室内压过高（高血压、心肌病）等。

4. 心室顺应性降低 心室顺应性（ventricular compliance）是指心室在单位压力变化下所引起的容积改变（dv/dp）。常见于心肌肥大引起的室壁增厚、心肌的炎症、水肿、纤维化和间质增生等。

（三）心脏各部分舒缩活动不协调

为保持心功能的稳定，心房、心室各区域，心房、心室之间的舒缩活动处于高度协调的工作状态。如果心房、心室舒缩活动的协调性被破坏，将因心泵功能紊乱而导致心输出量下降。最常见的原因是各种类型的心律失常。

总之，心力衰竭的发生、发展往往是多种机制共同作用的结果（图 12-19）。

图 12-19 心力衰竭的发生机制

四、临床表现

心功能不全的临床表现可归纳为低排出量、肺循环淤血和体循环淤血综合征（图 12-20）。

图 12-20 心功能不全的临床表现及机制

（一）低排出量综合征

心输出量减少在临床上表现为低排出量综合征。

1.心脏泵血功能降低　心功能降低是心功能不全的根本变化，心力储备降低是各种心脏疾病导致心功能降低时最早出现的改变。心力储备反映心脏的代偿能力。

（1）**心输出量减少及心脏指数降低**：正常成人心输出量（cardiac output，CO）为3.5~5.5L/min，心脏指数（cardiac index，CI）为2.5~3.5L/（min·m²）。低排出量性或高排出量性心力衰竭时，CO和CI都有绝对或相对降低。多数患者CO低于3.5L/min，CI低于2.2L/（min·m²）。

（2）**射血分数降低**：射血分数（ejection fraction，EF）是指搏出量占心室舒张末期容量的百分比，能反映心肌收缩能力的变化。其正常值为55%~65%。心功能不全特别是急性心功能不全时，EF降低。

（3）**心室充盈受损**：由于EF降低，心室射血后剩余血量增加和心肌舒张性能降低或心室充盈受限，心功能不全早期阶段即可有心室充盈压升高。通常以肺毛细血管楔压（pulmonary capillary wedge pressure，PCWP）和中心静脉压（central venous pressure，CVP）分别反映左心房压、左心室舒张末压及右心房压、右心室舒张末压。PCWP正常值为6~12mmHg，CVP正常值为5~12cmH₂O。

（4）**心率加快**：心悸是心功能不全最早和最明显的症状之一，这表明在心功能不全的早期，患者即有明显的心率加快，这与交感神经兴奋有关。随着心输出量的逐渐下降，心输出量的维持对心率的依赖程度也在增大。但心率过快可使心输出量转而降低，亦可造成心肌缺血、缺氧，加重心肌损害。

2.心输出量不足　发生心输出量不足后，机体可出现一系列表现。

（1）**动脉血压的变化**：急性心功能不全时，因心输出量急剧减少，可使动脉血压下降，甚至发生心源性休克。慢性心功能不全时，机体通过外周小动脉收缩、心率加快以及血容量增多等代偿活动，可使动脉血压维持在正常水平，有利于心、脑的血液供应，但也加重了心脏负荷。

（2）**皮肤苍白或发绀**：由于心输出量不足加上交感神经兴奋，皮肤血管收缩，患者皮肤苍白、皮温降低和出冷汗等。严重时，患者肢端皮肤呈现斑片状或网状青紫，即发绀。如果患者同时有肺循环淤血，影响呼吸功能，使血中脱氧血红蛋白不能充分氧合，会使发绀加重。

（3）**疲乏无力、失眠、嗜睡**：心力衰竭时，脑血流量下降，导致对缺氧十分敏感的中枢神经系统功能紊乱。同时，也可出现肌肉缺血症状。

（4）**尿量减少**：心力衰竭时，由于心输出量下降，加上交感神经兴奋使肾动脉收缩，肾血流量减少，GFR下降，肾小管重吸收功能增强，尿量减少。心功能改善时，尿量增加。

（5）**心源性休克**：轻度心功能不全时，由于代偿作用，虽然心输出量有所下降，但动脉血压仍可维持相对正常。急性、严重心功能不全（如急性心肌梗死、心肌炎等）时，由于心输出量急剧减少，动脉血压也随之下降，组织的灌流量显著减少，机体陷入休克状态。

（二）肺循环淤血

左心衰竭时，可引起不同程度的**肺循环淤血**，主要表现为各种形式的呼吸困难（dyspnea）和肺水肿。呼吸困难是指患者主观感到呼吸费力或"喘不过气"，还可伴有呼吸肌用力，呼吸频率、幅度以及呼气与吸气时间比等各种临床表现的变化。

视频：左心衰为什么会产生呼吸困难

1.呼吸困难的机制　呼吸困难的发生是肺淤血、肺水肿所致，其机制与以下因素有关：①肺淤血、肺水肿使肺顺应性降低：患者要吸入与正常同量的气体，呼吸肌需做更大的功或消耗更多的能量，故呼吸费力；②当肺毛细血管淤血、肺泡壁间质水肿时，可刺激肺泡毛细血管旁感受器（J-感受器），经迷走神经传入中枢，反射性引起呼吸运动增强，出现浅快呼吸；③肺淤血、肺水肿时，支气管黏膜充血、肿胀及气道内分泌物增多导致呼吸道阻力增加。

2.呼吸困难的表现形式　由于肺淤血、肺水肿的严重程度不同，呼吸困难可有不同的表现形式。

（1）**劳力性呼吸困难**：轻度心功能不全患者仅在体力活动时出现呼吸困难，休息后消失，称为劳力性呼吸困难（dyspnea on exertion）。其发生机制与活动时血液循环速度加快，回心血量增加及心率加快、耗氧量增加引起的肺淤血和缺氧加重有关。

（2）**端坐呼吸**：患者在静息时已出现呼吸困难，平卧时尤甚，故被迫采取端坐位或半卧位以减轻呼吸困难的程度，称为端坐呼吸（orthopnea）。其发生机制为：①坐位可使身体上部血液部分地转移到

笔记

腹腔脏器和下肢，以致回心血量减少，肺淤血减轻；②坐位使膈肌下降，胸腔容积增大，有利于呼吸，从而增加肺活量；③坐位时下肢水肿液吸收减少，使血容量降低，减轻肺淤血。

（3）**夜间阵发性呼吸困难**：为左心衰竭患者夜间突然发生的呼吸困难。患者夜间入睡后，因突感气闷而被惊醒，坐起咳嗽和喘息后有所缓解，称为夜间阵发性呼吸困难（paroxysmal nocturnal dyspnea），是左心衰竭造成严重肺淤血的典型表现。其发生机制可能是由于：①卧位使静脉回心血量增加，肺淤血加重；②卧位时膈肌上抬，肺活量减小；③睡眠时迷走神经兴奋性增高，使支气管平滑肌收缩，口径缩小，气道阻力增大；④熟睡时中枢神经系统敏感性降低，只有当肺淤血、肺水肿比较严重，PaO_2降到一定水平时，方能刺激呼吸中枢，使患者感到呼吸困难而惊醒。若患者在气促咳嗽的同时伴有哮鸣音，则称为心源性哮喘（cardiac asthma）。

重症急性左心衰竭时，由于肺毛细血管内压力升高，使毛细血管壁通透性增大，血浆渗出到肺间质和肺泡腔而引起急性肺水肿。患者可出现发绀、气促、端坐呼吸、咳粉红色泡沫痰和双肺布满水泡音等表现。

（三）体循环淤血

体循环淤血是右心衰竭或全心衰竭的结果，主要表现为体循环静脉系统过度充盈，压力升高，相应器官淤血、水肿等。

1. **静脉淤血和静脉压升高**　由于右心衰竭，静脉回流障碍，使体循环静脉系统有大量血液淤积，充盈过度。临床上表现为颈静脉怒张、臂-肺循环时间延长、肝-颈静脉反流征阳性等。造成静脉淤血的主要原因是：①右心房压升高，静脉回流受阻；②钠水潴留、血容量增多。

2. **水肿**　全身性水肿是全心衰竭，特别是右心衰竭的主要表现之一。严重时可发生浆膜腔积液。钠水潴留和体循环静脉压升高是心源性水肿最主要的原因和机制（图12-21）。

图 12-21　心源性水肿的发生机制

3. **肝肿大及肝功能障碍**　由于右心房压升高和体循环静脉系统淤血，使肝静脉压升高，肝小叶中央区淤血，肝窦扩张、出血及周围水肿，导致肝肿大，有压痛。长时间右心衰竭可引起肝小叶纤维化，造成淤血性肝硬化。由于肝细胞变性、坏死，患者可出现转氨酶增高和黄疸。

4. **胃肠功能变化**　因胃肠淤血、水肿而致消化、运动、排空功能减退，表现为消化不良、食欲减退等，有时也可出现恶心、呕吐和腹泻等。

某女 30 岁，患风湿性心脏病 10 余年。近 3 个月来出现心悸、气促，伴水肿、腹胀，不能平卧。查体：重病容，半坐卧位，颈静脉怒张，呼吸 36 次 /min，两肺底可闻湿啰音。心界向左右两侧扩大，心率 130 次 /min，血压 110/80mmHg。心尖部可闻及杂音，肝右肋下 4cm 有压痛，腹部有移动性浊音，骶部及下肢明显凹陷性水肿。

问题：

试分析患者发生了哪些病理生理变化，其形成机制如何？

五、防治原则

为阻止和延缓心室重塑，防止心肌损害进一步加重，降低死亡率，提高运动耐量，改善生活质量，目前主要采取长期的修复性策略。

1. 防治原发病和消除诱因 主要方法：①防治原发性心脏疾病：如解除冠状动脉狭窄、控制高血压等；②消除诱因：如控制感染，避免过度紧张和劳累，合理补液，纠正水、电解质和酸碱平衡紊乱，限制钠盐摄入等。

2. 调整神经 - 体液失衡及干预心室重塑 调整神经 - 体液系统失衡并且阻断心室重塑是治疗心力衰竭的关键。临床上从心脏尚处于代偿期而无明显症状时，即开始给予血管紧张素转换酶抑制药（angiotensin conversing enzyme inhibitor，ACEI）的干预治疗，可以明显改善心力衰竭远期预后，降低死亡率。不能耐受 ACEI 者，可改用血管紧张素Ⅱ受体阻滞药，如氯沙坦等。

3. 改善心脏的舒缩功能 从以下两方面着手：①改善心肌的收缩性：主要适用于因收缩性减弱而发生的心力衰竭，可选用适当的正性肌力药物如洋地黄类、非洋地黄类正性肌力药物如磷酸二酯酶抑制剂（氨力农、三联吡啶酮）、拟交感胺类药物如多巴胺、多巴酚丁胺等，提高心肌的收缩性，使心输出量增加。②改善心肌舒张顺应性：主要适用于室壁顺应性降低和心室舒张不全所致的心力衰竭，可合理选用钙拮抗剂、β 受体阻断药、硝酸酯类等药物以改善心肌舒张功能。

4. 减轻心脏负荷 主要方法如下：①降低心脏后负荷：选用合适的动脉血管扩张剂，如 ACEI、血管紧张素Ⅱ受体拮抗剂、钙离子拮抗剂等。应用动脉血管扩张剂降低外周阻力，使平均动脉压适当降低，不仅可降低心肌耗氧量，而且可在每搏做功不变的情况下使搏出量增加。②调整心脏前负荷：对有液体潴留的患者，应适当限制钠盐摄入，严格控制输液的量和速度；当前负荷过重时，可用静脉扩张剂（如硝酸甘油、硝苯地平）减少回心血量，使肺循环淤血减轻和心肌耗氧量降低，并可增加冠状动脉的血流量。还可应用利尿药、β 受体阻断药和 ACEI 等。

5. 其他 注意以下几方面：①改善患者缺氧状况：吸氧是临床上常用的治疗措施，尤其伴有呼吸困难者。②控制水肿及纠正水、电解质和酸碱紊乱：应用利尿药控制水肿并降低血容量。心力衰竭时出现的水、电解质和酸碱平衡紊乱，可加重心力衰竭并妨碍其治疗效果，故应及时纠正。③防治感染：心力衰竭患者易合并肺感染，应积极防治。

本章小结

动脉粥样硬化的发生有高脂血症、高血压、继发高血脂、吸烟四大危险因素和饮食、肥胖、行为三个一般危险因素，除有明确的原发病危险因素外，多数人的 AS 是从少年开始、青年积累、中年发病的一种不良生活习惯病。主要以大、中动脉内膜脂质沉积（脂纹）、灶状纤维性增厚（纤维斑块）和粥样斑块形成为特征，逐渐引起动脉壁增厚变硬、管腔狭窄，常继发血栓形成、斑块内出血等导致动脉阻塞，引起心、脑、肾等器官缺血。冠心病是 AS 中威胁最大的疾病，四型中以心肌梗死为最致命的类型。脑 AS 以"大块"脑梗死最多见，其次是脑出血及局部性脑萎缩。

高血压病以成人收缩压≥140mmHg 或（和）舒张压≥90mmHg 为诊断线、治疗起始线和控制标准线。基本病变是细动脉玻璃样变性硬化（特征）和小动脉增生性硬化，晚期常引起脑、心、肾等器官病变。脑的并发症以脑出血为最常见的死因，其次是多发性微梗死和以脑水肿为主的高血压脑病。

风湿病是一种超敏反应性疾病，病变累及全身结缔组织，以形成风湿性肉芽肿为特征。最常累及心脏，其次是关节等心脏外病变，以心脏病变危害最大，常造成心瓣膜器质性病变，瓣膜粘连造成瓣膜狭窄，瓣膜短缩和腱索缩短造成瓣膜关闭不全，引起心脏血流动力学改变。心室或心房容量负荷增大时先扩张、后肥大，压力负荷增大时先肥大、后扩张。

心力衰竭是在各种病因作用下，心脏的舒缩功能发生障碍，使心输出量绝对或相对减少，以致不能满足机体组织代谢需要的病理生理过程。心功能不全与心力衰竭本质相同，只是程度不同。心功能不全的原因包括原发心肌的舒缩障碍和心脏负荷过度。心功能不全早期机体主要通过神经 - 体液机制，动员心脏本身的储备功能（心率加快、心肌收缩力增强、心肌肥大）和心脏以外的代偿活动（血容量增加、红细胞增多、组织利用氧能力增强等），提高心输出量以满足机体的需要，使心功能在一定范围内处于代偿期。约 90% 患者多在感染、心律失常、电解质及酸碱平衡紊乱、妊娠分娩等诱因作用下，加重心脏的负荷或心肌的损伤，超出机体的代偿而发展为心力衰竭。心力衰竭的临床表现主要有：肺循环淤血引起的呼吸困难和急性肺水肿；体循环淤血引起静脉压增高、肝脏淤血及胃肠淤血、心源性水肿等；心排血量不足引起的动脉血压下降和各脏器缺血缺氧的表现。

病例讨论

患者，男性，47 岁。2 年前出现头痛、头晕、健忘等症状，血压 150/95mmHg，服用降压药后自觉上述症状缓解，2d 前出现剧烈头痛、视物模糊、呕吐、右侧面神经麻痹及左侧上、下肢瘫痪，急性病容，血压 140/90mmHg，双下肢浮肿，颈静脉怒张、尿蛋白（+）。

（丁凤云）

病例讨论

扫一扫，测一测

思考题

1. 简述高血压病与动脉粥样硬化所引起的脑病变的差别及其临床联系。
2. 有哪些病变或原因会造成左心室肥大？其机制如何？
3. 比较二尖瓣狭窄与关闭不全的瓣膜病变、血流动力学、临床表现及 X 线表现。
4. 左心衰竭时最早出现的症状是什么？简述其机制。
5. 简述心肌舒缩性减弱引起心力衰竭的机制。

第十三章 呼吸系统疾病

学习目标

1. 掌握：慢性支气管炎、肺气肿的概念及病理变化；大叶性、小叶性肺炎的病理变化、临床病理联系与并发症；肺癌的类型、早期肺癌的概念；呼吸衰竭的概念、病因与发生机制。

2. 熟悉：各种慢性阻塞性肺疾病的基本病变；肺气肿的类型及对机体的影响；间质性肺炎的病变；硅肺的概念、基本病变；慢性肺源性心脏病的概念、基本病变；呼吸衰竭的分类及机体功能代谢的变化。

3. 了解：支气管哮喘的发病机制；硅肺的并发症；鼻咽癌的病变与临床联系；呼吸衰竭的防治原则。

4. 能够具备区别典型大叶性肺炎和小叶性肺炎的能力，能用慢性支气管炎、支气管扩张症、肺气肿、肺炎的病变特点解释其临床表现，能分析判断是否发生呼吸衰竭。

5. 能够依据呼吸系统疾病的常见病因与发病机制开展疾病预防工作。

呼吸系统由鼻、咽、喉、气管、支气管和肺组成，是机体与外界相通的门户，具有摄取氧和排出二氧化碳的功能。正常呼吸道黏膜的黏液 - 纤毛排送系统与黏液中溶菌酶、分泌性免疫球蛋白等免疫活性物质，以及肺内巨噬细胞等共同构成强有力的自净和防御系统。当机体抵抗力和免疫功能下降，呼吸系统的自净和防御功能削弱时，外界有害物质则进入呼吸系统引起疾病的发生。各种呼吸系统疾病严重时可引起外呼吸功能障碍或肺动脉高压，发生肺功能不全或心功能不全。

病例导学

呼吸内科同病房三名患者，王某，60 岁，因早上起床后反复咳嗽、咳痰伴喘息入院，痰量较多，痰液为白色黏痰；杨某，12 岁，因到油菜花地里春游发生咳嗽、喘息伴哮鸣音入院，痰少，为白色黏痰；张某，80 岁，40 年吸烟史，因咳嗽、咳大量脓痰及反复咯血入院，痰量较多，却是黄色脓痰。三人均被初步诊断为"慢性阻塞性肺疾病"收入院。

问题：

1. 三名患者各属于慢性阻塞性肺疾病的哪种类型？为什么？

2. 患者咳痰的原因各是什么？痰液性状为何各不相同？

第一节 慢性阻塞性肺疾病

慢性阻塞性肺疾病（chronic obstructive pulmonary disease，COPD）是一组因小气道与肺实质受到病理损害，引起以慢性不可逆性气道阻塞、呼气阻力增加和肺功能不全为共同特征的肺疾病总称。主要包括慢性支气管炎、肺气肿、支气管哮喘及支气管扩张等疾病。

一、慢性支气管炎

慢性支气管炎（chronic bronchitis）是气管、支气管黏膜及其周围组织的慢性非特异性炎症，是呼吸系统最常见的慢性疾病，简称**"慢支"**。可发生于任何年龄，老年人多见，冬春季节易发病。临床特征以迁延不愈、反复发作的**咳嗽、咳痰**或伴**喘息**为主要症状，病程长，多呈慢性经过。凡上述症状每年持续约 3 个月，连续 2 年以上，即可诊断为慢性支气管炎。晚期可并发阻塞性肺气肿和慢性肺源性心脏病。

1．病因与发病机制　慢性支气管炎常为多种因素长期综合作用所致，常见发病因素有：

（1）感染因素：呼吸道病毒或细菌感染是导致慢性支气管炎发生和发展的重要原因。病毒感染引起支气管黏膜损伤和防御功能削弱，为寄生在呼吸道内的细菌致病创造了条件。常见的病毒有流感病毒、副流感病毒、鼻病毒、腺病毒、呼吸道合胞病毒等，常见的致病菌有肺炎球菌、流感嗜血杆菌、奈瑟球菌和甲型链球菌等。

（2）理化因素：主要有：①长期吸烟：烟雾中尼古丁、焦油等有害物质进入人体，并损伤支气管黏膜，通常吸烟者比不吸烟者的患病率高 2～8 倍；②空气污染：雾霾含有大量二氧化硫气体、刺激性烟雾和粉尘微粒等，过量吸入可使呼吸道腺体分泌增加、肺泡巨噬细胞的吞噬功能降低，呼吸道自净和免疫防御功能削退，导致慢性支气管炎发生；③气候因素：气候骤变或寒冷空气可使支气管黏膜的血管收缩，黏液分泌增多、纤毛排送系统和巨噬细胞的防御功能减弱，因此，每当冬春寒冷季节，常导致本病复发或病情加重。

（3）过敏因素：部分患者发病与机体对花粉、烟草、粉尘等物质过敏有关。特别是喘息型患者常有过敏史，以脱敏为主的综合治疗效果较好，说明过敏与慢性支气管炎发病有关。

（4）其他：机体的内部因素，如自主神经功能紊乱、内分泌功能变化等，与慢性支气管炎的发生有关。如老年人的肾上腺皮质激素分泌减少，可引起呼吸道黏膜萎缩，肺组织弹性降低，导致老年人患病率高且预后差。

知识拓展

PM 2.5

PM（particulate matter）2.5 是指悬浮于每立方米空气中直径≤2.5μm 的可吸入的细颗粒物的含量。PM2.5 值可代表空气污染程度，值越高，表示空气污染越严重，若浓度长期高于 10，就会带来死亡风险的上升。PM2.5 被吸入人体后可进入肺组织，不仅可引发支气管哮喘、支气管炎和心血管病等疾病，这些颗粒还可以进入血液，其中的有害气体、重金属等溶解在血液中，损伤机体健康，同时有的 PM2.5 还可成为细菌和病毒的载体，导致机体受病原微生物的感染。国际癌症研究机构（IARC）已把大气污染确定为致癌物，主要是 PM2.5，这种可吸入肺的细颗粒物易吸附很多致癌物，随呼吸直达肺泡中沉积，会影响肺癌发病率。

2．病理变化　慢性支气管炎是气道的一般慢性炎症，各级支气管均可受累，大体见支气管黏膜粗糙、充血、水肿，管腔内有黏液或脓性分泌物，主要镜下病变有（图 13-1）：

（1）黏膜上皮损伤：各种致病因素的刺激使炎性渗出和黏液分泌增加，支气管黏膜上皮纤毛粘连、倒伏甚至脱失，上皮细胞变性、坏死、脱落，若炎症反复刺激，上皮进行再生修复时，可发生鳞状上皮化生。

（2）腺体增生肥大：**黏液腺泡**肥大增生，浆液腺转化为黏液腺，并伴黏膜上皮内杯状细胞大量增生,使黏液分泌亢进,这是慢性支气管炎患者出现咳嗽、咳痰的病理学基础。若黏液过多不易咳出,可在小、细支气管内形成黏液栓阻塞气道。后期分泌亢进的细胞逐渐转向衰竭,腺泡萎缩、消失,气道内黏液分泌减少或无黏液。

图 13-1　慢性支气管炎

黏液腺肥大增生,浆液腺泡黏液化

(3)支气管壁病变:早期支气管壁充血、水肿,淋巴细胞、浆细胞浸润;晚期管壁平滑肌束、弹性纤维及软骨可变性、萎缩、破坏,甚至发生纤维化、钙化和骨化,使管壁弹性降低,功能减退。

3. 临床病理联系　慢性支气管炎时因杯状细胞和黏液腺肥大、增生,黏液分泌旺盛,刺激黏膜使患者出现咳嗽、咳痰,多呈白色黏性泡沫状痰,若继发感染时,痰量增多,转为黄色黏液脓性痰。同时支气管痉挛狭窄、黏液及渗出物阻塞,引起喘息,可闻及哮鸣音和肺部干、湿性啰音。后期由于炎性破坏,使管壁弹性减弱,黏膜变薄,腺体萎缩、消失,分泌黏液减少,无痰或少痰。呼气阻力增加可并发慢性阻塞性肺气肿、支气管扩张,进而发展成慢性肺源性心脏病,重者可危及生命。

二、支气管哮喘

支气管哮喘(bronchial asthma)是以支气管变态反应性炎症为主的慢性气道阻塞性疾病,简称哮喘。以支气管的可逆性、发作性痉挛为特征,表现为反复发作性喘息、伴有哮鸣音的呼气性呼吸困难、胸闷和咳嗽等症状。儿童多于成人。

1. 病因与发病机制　哮喘与多基因遗传有密切关系。外界过敏原的刺激常是激发因素,如花粉、尘螨、动物毛屑、真菌、某些食品及药物等过敏原经呼吸道、消化道或其他途径进入体内,刺激 T 淋巴细胞增殖分化,释放白细胞介素(IL)、细胞因子等多种炎症介质,IL-4 可促进 B 淋巴细胞分化并产生 IgE,刺激肥大细胞活化。致敏的肥大细胞被 IgE 包被,并与抗原发生反应。IL-5 则促使嗜酸性粒细胞活化并与抗原发生反应。

2. 病理变化　主要有:①气道炎症:黏膜上皮局部坏死脱落,杯状细胞肥大、增生,黏膜充血水肿,嗜酸性粒细胞、淋巴细胞和浆细胞浸润。支气管腔内可见黏液栓,黏液栓中常出现由嗜酸性粒细胞崩解形成的尖棱状夏科 - 莱登晶体(Charcot-Leyden crystal)。②气道重塑:支气管基底膜增厚和玻璃样变性,管壁平滑肌增生、肥大,气道管壁增厚、管腔狭窄。

3. 临床病理联系　哮喘发作时,因细支气管痉挛和黏液栓阻塞,引起伴有哮鸣音的呼气性呼吸困难、咳嗽、胸闷等症状。多可自行或经治疗后缓解,发作间歇期可完全无症状。长期反复的哮喘发作可导致慢性阻塞性肺气肿及慢性肺源性心脏病,有时可并发自发性气胸。偶有哮喘持续状态致死病例。

三、支气管扩张症

支气管扩张症(bronchiectasis)是小支气管因管壁结构破坏而持久性扩张的慢性炎症性疾病。扩张的支气管常因分泌物潴留继发化脓菌感染。临床表现为慢性咳嗽、大量脓痰及反复咯血等症状。

1. 病因与发病机制

(1) 支气管壁炎症破坏：如慢性支气管炎、麻疹和百日咳后的支气管肺炎或肺结核病时，因反复感染和炎症损坏了支气管壁的平滑肌和弹力纤维。吸气时，支气管壁因受外向性牵拉作用而扩张，呼气时管壁因弹性降低不能充分回缩，加之支气管周围肺组织炎性纤维化的牵拉以及咳嗽时管腔内压的升高，逐渐发展为持久性支气管扩张。

(2) 支气管阻塞：肿瘤、异物或黏液栓等可引起腔内阻塞，或管腔外肿大的淋巴结、肿瘤压迫，可使其远端肺不张及胸腔负压牵拉导致支气管扩张。

(3) 支气管发育异常：支气管先天性发育障碍，管壁弹性纤维、平滑肌或软骨薄弱或缺失使管壁弹性降低，也可发生支气管扩张。

2. 病理变化　主要发生于Ⅲ、Ⅳ级支气管及细支气管，左肺下叶多见。病变支气管呈管状或囊状扩张，可单发或多发（图 13-2）。管腔内含有黏液脓性渗出物，有时为血性渗出物。肺切面可见支气管呈囊状扩张，黏膜损伤及溃疡，杯状细胞和黏液腺增生，柱状上皮可发生鳞化；管壁平滑肌、弹力纤维和软骨破坏、减少，甚至完全消失，管壁为纤维组织取代，有淋巴细胞和浆细胞或有中性粒细胞浸润。周围肺组织有不同程度的萎陷、纤维化和肺气肿。

3. 临床病理联系　支气管长期扩张或合并感染，炎性渗出物和黏液分泌增多，患者频发咳嗽、咳大量脓痰，常因继发腐败菌感染而带臭味。尤其在患者体位改变时，贮积在扩张部位的痰液引流刺激会引起剧烈阵咳。当损伤支气管壁血管时可引起痰中带血或大量咯血，严重的大咯血可因血凝块阻塞呼吸道造成窒息而死亡。晚期严重时可合并肺脓肿、脓胸、脓气胸和慢性肺源性心脏病。

图 13-2　支气管扩张症
肺切面可见支气管呈囊状扩张

四、肺气肿

肺气肿（pulmonary emphysema）是指呼吸性细支气管、肺泡管、肺泡囊和肺泡这些末梢肺组织因过度充气而持久性扩张，并伴肺间隔破坏、肺组织弹性减弱、肺体积膨大、功能降低的一种病理状态，是常见的慢性阻塞性肺疾病之一。

1. 病因与发病机制　肺气肿常继发于其他慢性肺疾病，如慢性支气管炎、支气管哮喘、肺尘埃沉着症等，也与吸烟、先天性 α_1- 抗胰蛋白酶缺乏、空气污染等多种因素密切相关。其主要发生机制是：

(1) 阻塞性通气障碍：细小支气管的阻塞性通气障碍是形成肺气肿的关键环节。如慢性支气管炎时由于纤维增生和炎细胞浸润，使其管壁增厚、管腔狭窄，同时炎性渗出物及黏液栓导致管腔不完全阻塞，形成"活瓣"。吸气时，细支气管扩张，气道狭窄减轻，气体进入肺泡；呼气时，细支气管壁弹性回缩，合并黏液栓的阻塞，使气道狭窄加重，气体不能充分排出，久之导致末梢肺组织内残余气体过多而过度充气、膨胀，弹性减退甚至破裂。

(2) 细支气管壁与末梢肺组织的结构损伤：炎细胞释放弹性蛋白酶、基质金属蛋白酶和氧自由基，降解了细支气管壁和肺泡壁的弹性蛋白和胶原蛋白，使细支气管失去支撑而管腔塌陷，同时细支气管和末梢肺组织的弹性回缩力亦降低。此外，α_1- 抗胰蛋白酶是弹性蛋白酶的抑制物，先天性 α_1- 抗胰蛋白酶缺乏，弹性蛋白酶失去抑制而相对增多，也使肺组织结构被破坏，肺泡回缩力减弱，导致肺气肿。临床资料表明，α_1- 抗胰蛋白酶缺乏的家庭，肺气肿的发病率较正常人高 15 倍。

2. 病理变化

(1) **肺泡性肺气肿**：病变发生于肺小叶内，常伴有小气道阻塞性通气障碍，故称为阻塞性肺气肿。按其发生部位和范围分为三型：①**小叶中央型**：最常见，病变特点是小叶中央区的呼吸性细支气管呈囊状扩张,肺泡管、肺泡囊变化不明显。多见于慢支患者或多年吸烟者。②**小叶周围型**:肺泡管和肺泡囊扩张,呼吸性细支气管变化不明显。③**全小叶型**:整个小叶受累。重症者,气肿囊腔可融合成直径超过2cm的肺大疱,常位于胸膜下。多见于青壮年先天性α$_1$-抗胰蛋白酶缺乏者。

大体,病变肺显著增大,边缘圆钝,灰白色,肺组织柔软而弹性差,切面见扩大的肺泡囊腔,部分形成直径大于2cm的肺大疱(图13-3)。镜下,肺泡扩张,间隔变窄或断裂,相邻肺泡融合形成较大囊腔,肺泡壁毛细血管床减少,肺小动脉内膜呈纤维性增厚,管腔狭窄(图13-4)。

图13-3 肺气肿(大体)   图13-4 肺气肿
肺切面可见扩大的肺泡囊腔   部分肺泡隔断裂,相邻肺泡融合,形成较大囊腔

(2)**间质性肺气肿**:因细支气管或肺泡隔破裂,使空气进入肺间质所致。在肋骨骨折、胸壁穿透伤、哮喘或因剧烈咳喘使肺泡内压急骤升高时发生。气体在小叶间隔形成囊状小气泡,分布在肺表面胸膜下者,沿小叶间隔呈串珠状排列。气体也可沿细支气管和血管周围组织间隙扩展至肺门、纵隔,甚至可达颈部、胸部皮下组织,形成皮下气肿,触诊有捻发感。

3. **临床病理联系** 本病进展缓慢,早期症状轻,后期肺泡表面积及毛细血管床减少,患者出现进行性加重的胸闷、气短、发绀、呼吸困难和呼吸性酸中毒等症状。肺内残气量明显增多,肺过度膨胀,胸廓前后径加大,肋间隙增宽,横膈下降,形成特征性体征"桶状胸",叩诊呈过清音,听诊呼吸音减弱,X线检查示两肺透明度增加。在靠近脏层胸膜处有肺大疱形成者,剧烈咳嗽或过度用力时,肺大疱破裂可引起自发性气胸。肺气肿晚期因动脉血氧分压降低,肺循环阻力增加,肺动脉高压,可导致慢性肺源性心脏病,甚至出现右心衰竭、呼吸衰竭、肺性脑病等多种并发症。

第二节 肺　炎

肺炎(pneumonia)指发生在肺组织的急性渗出性炎症,是呼吸系统的常见病、多发病。它可以是原发的独立性疾病,也可以是其他疾病的并发症。常见的肺炎分类有三种:按病变部位和范围可分为大叶性、小叶性和间质性肺炎;按病因可分为细菌性、病毒性、霉菌性、支原体性和寄生虫性肺炎等;按炎症性质可分为浆液性、纤维蛋白性、化脓性、出血性、干酪性和肉芽肿性肺炎等。

一、大叶性肺炎

大叶性肺炎(lobar pneumonia)指以肺泡内**纤维蛋白渗出**为主要特征的急性炎症。病变始于局部肺泡,迅速蔓延至一个肺段甚至整个肺大叶,使肺大叶实变。临床表现为急骤起病、寒战、高热、咳嗽、咳铁锈色痰、胸痛和呼吸困难,同时伴有肺实变体征和白细胞增高等。典型病变病程约为5～10d,青壮年男性多见,好发于冬、春季节。

1. **病因与发病机制** 引起大叶性肺炎的细菌种类繁多,最常见的致病菌为**肺炎球菌**,其中Ⅲ型毒力最强。另外,肺炎杆菌、溶血性链球菌、流感嗜血杆菌、金黄色葡萄球菌等也可引起。

正常情况下,肺炎球菌可少量存在于鼻咽部黏膜中,当机体在受寒、过度疲劳、醉酒、感冒、麻醉等诱因作用下,呼吸道防御功能减弱、抵抗力降低时,细菌经呼吸道侵入肺泡并迅速繁殖,引起肺组织的急性变态反应。细菌及炎性渗出物沿肺泡间孔或呼吸性细支气管迅速向周围肺组织蔓延,从而波及肺段或整个肺大叶,带菌渗出物经肺叶支气管播散,也可引起数个肺大叶病变。

2. 病理变化与临床病理联系　病变多见于左肺下叶,典型的病变发展过程大致可分为四期:

(1) **充血水肿期**:见于发病后 1～2d。病变肺组织肿大,重量增加,呈暗红色。镜下,肺泡壁毛细血管扩张充血,肺泡腔内大量浆液渗出,其中有少量红细胞、中性粒细胞和巨噬细胞。

临床上患者出现寒战、高热、咳嗽、咳痰、外周血白细胞增高等毒血症表现。因肺泡腔有浆液渗出,肺部听诊可闻及湿啰音,痰细菌培养阳性,肺部 X 线检查见片状模糊阴影。

(2) **红色肝样变期**:一般为发病后的 3～4d 进入此期。病变肺叶肿大,因充血呈**暗红色,质实如肝**,肺表面粗糙呈颗粒状,故称红色肝样变期。镜下,肺泡壁毛细血管仍扩张充血,肺泡腔内充满**大量纤维蛋白、红细胞**、少量中性粒细胞和巨噬细胞。相邻肺泡间渗出的纤维蛋白通过肺泡间孔连接成网,这种纤维蛋白网既利于限制细菌的扩散,又有利于中性粒细胞和巨噬细胞吞噬病原菌。但肺泡腔因渗出物过多而通气不足,肺泡气体交换障碍。

临床上患者有持续高热、咳嗽、咳铁锈色痰、胸痛、呼吸困难、缺氧等症状,**咳铁锈色痰**是由于肺泡腔内渗出的红细胞被巨噬细胞吞噬、崩解后血红蛋白被分解,形成棕黄色含铁血黄素颗粒混入痰液中所致。炎症病变累及胸膜者,可出现胸痛,并随咳嗽或呼吸加重。若肺实变范围广使肺泡通气不足,而肺泡壁毛细血管扩张又使血流量增大,导致通气/血流比值下降,动脉血氧饱和度降低,故患者出现呼吸困难和紫绀。查体时病变部呈典型实变体征:视诊患侧呼吸运动减弱,触诊语颤增强,叩诊呈浊音,听诊呼吸音减弱,可闻及异常支气管呼吸音,病变累及胸膜者还可闻及胸膜摩擦音。X 线检查可见大片致密阴影。痰细菌培养阳性。

(3) **灰色肝样变期**:见于发病后的第 5～6d。病变肺叶仍肿大,因肺泡壁毛细血管大量受压闭塞,使病变肺组织血流减少而呈**灰白色贫血状,质实如肝**,故称灰色肝样变期。镜下,肺泡腔内渗出的纤维蛋白网更加致密,相邻肺泡间的纤维蛋白网连接更明显,肺泡腔充满大量的**中性粒细胞**,红细胞多已溶解消失,肺泡壁毛细血管受压闭塞(图 13-5)。此时因机体的特异性抗体已形成,渗出液中的细菌大多已被消灭,痰细菌培养多呈阴性。

图 13-5　大叶性肺炎灰色肝样变期

肺泡腔充满渗出的纤维蛋白、红细胞和中性粒细胞

此时,患者由咳铁锈色痰逐渐转变成咳黏液脓性痰,而发热、呼吸困难和缺氧等症状均有所减轻。原因是肺泡虽不能充气,但渗出的纤维蛋白压迫肺泡壁毛细血管使血流也显著减少,故缺氧症状有所缓解,呼吸困难减轻。肺实变体征,X 线检查与红色肝样变期基本相同。

(4) **溶解消散期**:发病后 1 周左右,病变肺组织质地变软,通气恢复,实变病灶和颗粒样外观逐渐

消失。镜下，肺泡腔内中性粒细胞已坏死溶解，纤维蛋白网也被白细胞释放的蛋白溶解酶**溶解液化**，巨噬细胞明显增多，溶解的渗出物被巨噬细胞吞噬清除，经淋巴管吸收或被咳出。肺泡通气逐渐恢复，肺泡壁毛细血管也恢复正常。

临床表现体温降至正常，毒血症和肺实变体征逐渐消失。由于炎性渗出物溶解液化，患者痰量可增多，咳黏液脓性痰，听诊可闻及湿啰音。X线检查病变部位阴影密度降低，透亮度增加。

上述大叶性肺炎各期病变的发展演变是一个动态的连续过程，相互之间并无绝对界限，不同阶段的病变可发生于同一肺叶的不同部位，只有未经及时治疗的病例才能见其典型经过。目前由于抗生素的广泛应用以及肺炎球菌的变异，使大叶性肺炎的病程缩短，上述四期典型病变已不多见，病变的范围也多局限于肺段，临床表现亦不典型。

3. 并发症　大叶性肺炎的并发症目前已不多见。对于机体免疫力低下的患者，由于中性粒细胞渗出过少，其释放的蛋白溶解酶不足，使肺泡内渗出的纤维蛋白不能完全被溶解吸收，而被肉芽组织机化取代，使病变肺组织呈褐色肉样，称**肺肉质变**（图13-6），X线下病变肺叶会遗留**永久性片状阴影**。若肺炎治疗不及时或病原菌毒力强，感染严重时也可发生**肺脓肿**、**脓胸**或**脓气胸**，甚至败血症或感染性休克。

图13-6　肺肉质变
肺泡腔内大量渗出物被肉芽组织机化

二、小叶性肺炎

小叶性肺炎（lobular pneumonia）又称**支气管肺炎**，是指以**细支气管**为中心，并向周围或末梢肺组织扩展，形成散在的以肺小叶为单位的**急性化脓性炎**。主要发生于小儿、老人、体弱多病或久病卧床者。患者有发热、咳嗽、咳痰、呼吸困难等症状，听诊肺部可闻及散在的湿性啰音。冬春寒冷季节发病率增高。

1. 病因与发病机制　小叶性肺炎主要由致病力较弱的**化脓菌**引起，常为多种细菌混合感染。常见致病菌有葡萄球菌、链球菌、肺炎球菌、嗜血流感杆菌、大肠杆菌等，这些细菌多为上呼吸道的常驻菌群。在呼吸道急性传染病、昏迷、营养不良、恶病质、醉酒、全身麻醉或手术后等诱因作用下，使机体抵抗力及呼吸道防御功能降低，上述细菌经呼吸道或血道侵入细支气管及末梢肺组织，引起小叶性肺炎。如长期卧床患者，肺下叶或背侧的血液坠积使细菌易于滋生繁殖引起的坠积性肺炎；全身麻醉、昏迷后误吸入呼吸道分泌物、呕吐物引起的吸入性肺炎；新生儿吸入羊水引起的羊水吸入性肺炎；麻疹继发性肺炎、百日咳继发性肺炎等均属于小叶性肺炎。

2. 病理变化　小叶性肺炎的病变特征是以细支气管为中心的肺组织化脓性炎症。大体，两肺下叶及背侧的表面或切面散在分布着灰黄色实变病灶，病灶直径多在0.5~1cm（相当于肺小叶范围），大小不等，形状不规则。严重时病灶融合，形成融合性支气管肺炎，但一般不累及胸膜。镜下，细支气管黏膜充血、水肿、中性粒细胞弥漫浸润，黏膜上皮变性、坏死、脱落，管腔内充满中性粒细胞、脓细胞、坏死崩解的黏膜上皮和浆液。其周围所属的肺组织充血、水肿，肺泡腔内充满中性粒细胞、脓细胞和脱落的肺泡上皮,有时可见少量红细胞和纤维蛋白,病灶周围的肺组织可伴有不同程度的充血、水肿和代偿性肺气肿(图13-7)。

3.临床病理联系 小叶性肺炎多为其他疾病的合并症,且起病隐匿,临床症状容易被原发病所掩盖。由于炎性渗出物刺激支气管黏膜,患者常有咳嗽、咳黏液脓痰等症状。因病灶小而分散,除融合性支气管肺炎外,肺实变体征不明显,听诊可闻及两肺散在的湿啰音。X线检查可见散在不规则小片状或斑点状模糊阴影。多数患者症状轻,经及时治疗预后良好。但继发于其他疾病的老、幼、弱患者,可出现呼吸困难、缺氧及紫绀,甚至惊厥、昏迷等症状,亦可并发支气管扩张、呼吸衰竭、心力衰竭、肺脓肿、脓胸、脓毒血症等疾病。

图13-7　小叶性肺炎

支气管及周围肺泡腔内充满渗出的中性粒细胞及脓细胞,部分支气管黏膜上皮坏死脱落,部分肺泡出现代偿性肺气肿

三、间质性肺炎

间质性肺炎是指发生于肺间质即肺泡隔、细支气管周围及小叶间隔等处的渗出性炎症,主要有病毒引起的**病毒性肺炎**(viral pneumonia)和支原体引起的**支原体肺炎**(mycoplasma pneumonia)。

1.病毒性肺炎 由病毒感染上呼吸道向下蔓延所引起的间质性肺炎。引起肺炎的病毒主要有流感病毒、腺病毒、副流感病毒、呼吸道合胞病毒、巨细胞病毒、鼻病毒、冠状病毒及麻疹病毒等,其中以流感病毒最多见。病毒主要通过呼吸道传播,多发于冬春季节,可散发或暴发流行,患者多为儿童,成人相对少见。

(1)病理变化:为**弥漫性间质性肺炎**。病变肺叶充血、水肿轻度增大。镜下,**肺泡隔**明显增宽,肺间质内血管充血、水肿,淋巴细胞、单核细胞浸润,肺泡腔内一般无渗出物或仅有少量浆液(图13-8)。病变较重者可见**支气管、细支气管上皮灶性坏死**,肺泡腔内由巨噬细胞、浆液、纤维蛋白、红细胞等渗出物混杂,形成一层红染的膜状物,贴附于肺泡腔面,称肺透明膜形成。最具诊断意义的病变是**病毒包涵体**,在上皮或多核巨细胞的核或胞质内出现,均质红染,周围有一清晰的透明晕。

(2)临床病理联系:除病毒血症引起发热、乏力等全身中毒症状外,主要表现为剧烈咳嗽、少痰、呼吸困难、紫绀等症状。严重病例合并多种细菌或病毒混合感染时,可导致心、肺功能不全等后果。

2.支原体肺炎 由肺炎支原体感染引起的急性间质性肺炎。肺炎支原体经飞沫由呼吸道吸入感染,儿童和青少年易感。

(1)病理变化:病变常先累及**气道**,发生**气管、支气管**和**细支气管炎**,肺部病变多为**节段性分布**的片状间质性肺炎,主要为淋巴细胞、浆细胞和单核细胞浸润,病情严重者炎症延及肺泡,可引起以单核细胞为主的渗出,并可产生灶性肺不张和肺实变。

图 13-8　间质性肺炎
肺间隔血管充血、水肿、明显增宽，淋巴细胞、巨噬细胞
浸润，肺泡腔渗出物很少

（2）临床病理联系：起病较缓，多有低热、咽痛、头痛、倦怠、肌肉酸痛等感染中毒症状。最突出的表现是支气管和细支气管的急性炎症引起的阵发性剧咳，初为干咳，以后咳黏液痰。由于肺泡内渗出物较少，故肺部体征很少。支原体性肺炎预后良好。呼吸道分泌物中，肺炎支原体检测可呈阳性。

间质性肺疾病

　　间质性肺疾病（interstitial lung disease，ILD），是以弥漫性肺泡壁和肺泡腔的炎症及肺间质广泛纤维化为主要病变特征的一组疾病总称。这类疾病可形成各种类型的间质性肺炎，如无机粉尘引起的石棉肺和矽肺、有机粉尘引起的过敏性肺炎、急性呼吸窘迫综合征、急性间质性肺炎、肺水肿、隐源性机化性肺炎、特发性间质性肺炎、肺泡蛋白沉着症等。临床常表现为活动性呼吸困难、气促、干咳，气促多在剧烈活动时开始，渐进性加重。双下肺吸气末可闻及捻发音或湿啰音，X 线胸片可见肺弥漫性浸润阴影。引起该病的病因主要是毒素或抗原，已知的抗原如无机粉尘、有机粉尘等。此病最终因肺气体交换障碍、限制性通气功能障碍、低氧血症发展为呼吸衰竭或心力衰竭。

第三节　肺硅沉着病

　　长期吸入有害职业粉尘可引起肺组织损伤及功能障碍。职业性尘肺可按粉尘的化学性质分为无机尘肺和有机尘肺两类。无机尘肺如肺硅沉着病、石棉肺、煤工尘肺等；有机尘肺是由吸入具有抗原性的有机尘埃引起，如农民肺、棉尘肺等。

　　肺硅沉着病（silicosis）是因长期吸入大量含游离二氧化硅（SiO_2）的粉尘微粒而引起，以硅结节形成和弥漫性肺间质纤维化为病变特征的一种职业病，简称硅肺（或矽肺）。硅尘颗粒的致病性主要取决于**硅尘的数量、大小**和作用时间。直径小于 5μm（尤其是 1～2μm）的硅尘颗粒更易被吸入肺内，被肺巨噬细胞吞噬，引起溶酶体膜损伤或细胞崩解自溶，释放多种细胞因子及炎症介质，引起肺组织炎症反应，刺激成纤维细胞增生和胶原纤维形成，导致硅结节形成和肺纤维化。因此，硅肺的本质是慢性肉芽肿性炎。岩石和石英中均含有 SiO_2，长期从事采石、碎石、开矿、坑道作业，或在石英厂、玻璃厂、陶瓷厂和耐火材料厂等场所作业的工人，如不采取有效防护措施，常可引起硅肺。

　　硅肺的基本病变是**硅结节**形成和弥漫性**肺间质纤维化**。硅结节呈圆形或椭圆形，直径 2～5mm，境界清楚，色灰白，质硬，触之有沙砾感。其形成过程可分为三个阶段：①**细胞性结节**：由吞噬硅尘的巨噬细胞局灶性聚集而成；②**纤维性结节**：由成纤维细胞、纤维细胞和胶原纤维组成，纤维组织呈同

心圆状排列;③**玻璃样结节**:纤维性结节中央胶原纤维发生玻璃样变性,呈旋涡状,均质红染,其间可见硬化的小血管管壁增厚、管腔狭窄(图 13-9)。相邻的硅结节可融合成较大的结节或团块。周围肺间质弥漫性纤维增生、纤维化和玻璃样变,甚至累及胸膜和肺门淋巴结。

图 13-9　硅肺
硅结节由同心圆或旋涡状排列的玻璃样变的胶原纤维构
成,肺间质弥漫性纤维化和玻璃样变

按肺内硅结节的数量、大小、分布范围及肺纤维化程度,硅肺可分为三期。Ⅰ期:硅结节多局限在淋巴系统,结节直径小于 3mm,数量少,主要分布于两肺中、下叶近肺门处,肺的重量、体积和硬度无明显改变;Ⅱ期:硅结节数量增多,仍集中分布于中、下肺叶近肺门处,病变不超过全肺的 1/3,肺的重量和硬度均增加;Ⅲ期:硅结节密集融合成肿瘤样团块,结节直径大于 10mm,肺的重量和硬度明显增加。

硅肺病情严重时,若治疗不及时,可并发肺结核、肺部感染、阻塞性肺气肿、自发性气胸、肺源性心脏病,最终以心力衰竭或呼吸衰竭而致命。

> **病例导学**
>
> 　　患者,男性,70 岁,30 年吸烟史,反复咳嗽、咳痰 20 余年,伴气促和心悸 5 年,下肢水肿 2 年,腹胀 1 个月,昏迷 1d 入院,查体: T 37.8℃, Bp 140/90mmHg, R 30 次 /min, P 110 次 /min;口唇和指甲发绀,颈静脉怒张,桶状胸;胸部叩诊呈过清音,心浊音界缩小,肝浊音界右锁骨中线第 6 肋间;肝肋下 3.0cm,腹部移动性浊音(+);听诊双肺散在湿啰音;X 线双肺野透光度增强,肺纹理增强。
> 　　问题:
> 　　1. 分析该患者可能有哪些疾病,诊断依据是什么?
> 　　2. 运用病理知识解释患者出现这些症状和体征的原因是什么?

第四节　慢性肺源性心脏病

　　慢性肺源性心脏病(chronic cor pulmonale)是由各种慢性肺疾病、胸廓或胸膜疾病、肺血管疾病引起肺循环阻力增加,导致以**肺动脉高压**和**右心室肥大扩张**为特征的心脏病,简称**肺心病**。我国肺心病的发病率较高,北方高于南方,农村高于城市。

　　1. 发病机制　**肺动脉高压**是引起肺心病的关键环节,主要机制有:①各种慢性肺疾病:如 COPD、硅肺、肺结核等,引起阻塞性通气障碍和肺血管床破坏,使动脉血氧分压降低,导致肺细小动脉持续收缩,肺循环阻力增大;②胸廓或胸膜疾病:因肺或胸廓运动受限,引起限制性通气障碍、肺血管受压或扭曲,使肺循环阻力增加;③肺血管疾病:如原发性肺动脉硬化症、结节性动脉炎、反复发生的肺小动脉栓塞等,使肺循环阻力增加,肺动脉高压。

2. 病理变化 除原发性疾病引起的肺损害外,主要表现为:①**肺血管病变**:肺泡壁毛细血管数量显著减少,肺小动脉中膜平滑肌增生使血管壁增厚、管腔狭窄,可见动脉内血栓形成和机化;②**心脏病变**:体积增大、重量增加,肺动脉圆锥显著膨隆,心尖部钝圆。**右心室壁肥厚**,心腔扩大,右心室内乳头肌、肉柱、室上嵴显著增厚。通常以肺动脉瓣下 2cm 处右心室壁厚度超过 0.5cm(正常约为 0.3~0.4cm)作为病理诊断肺心病的标准(图 13-10)。镜下,心肌细胞肥大、核深染,部分心肌纤维萎缩、横纹消失,间质水肿和胶原纤维增生。

图 13-10 慢性肺源性心脏病
心脏体积增大,肺动脉圆锥显著膨隆,心尖钝圆

慢性肺源性心脏病临床经过缓慢,可持续数年,除原有肺疾病的临床表现外,患者主要有呼吸困难、气急、发绀等肺功能不全表现,逐渐出现颈静脉怒张、肝大、下肢水肿及浆膜腔积液等右心衰竭的体征。若伴有严重呼吸道感染,可并发呼吸衰竭、肺性脑病甚至死亡。

第五节 常见恶性肿瘤

呼吸系统肿瘤种类繁多,主要包括上皮组织肿瘤、间叶组织肿瘤、淋巴造血组织肿瘤及肺转移性肿瘤,以恶性上皮性肿瘤最为多见,本节仅介绍最常见的肿瘤肺癌和鼻咽癌。

一、肺癌

肺癌(lung cancer)是起源于支气管及肺泡上皮细胞、腺上皮细胞或神经内分泌细胞的恶性肿瘤。近年来肺癌占恶性肿瘤发病率及死亡率的第 1 位,是最常见的恶性肿瘤,患病年龄多在 40~70 岁之间,男女比例为 2.7:1。

1. 病因

(1)**吸烟**:是肺癌重要的危险因素。开始吸烟的年龄越轻,日吸烟量越大,患肺癌的危险性越大,戒烟后患肺癌的危险性随戒烟时间的延长而逐渐降低。烟雾中含多种有害化学物质,如 3,4- 苯并芘等多环芳烃化合物在酶的作用下,转变为环氧化物,成为终致癌物。

(2)**大气污染**:近年肺癌发病率增长迅速,与大气污染直接相关。2013 年国际癌症研究机构(IARC)确定大气污染为致癌物,其中具体的危害物即是 PM2.5。

(3)**职业因素**:工矿环境致癌物质如石棉、铬、铬酸盐、镍和羟基镍等,长期吸入会发生肺癌。

(4)**基因改变**:上述致癌因子可使机体正常基因改变而发生肺癌。目前研究发现,肺癌患者中有 20 余种原癌基因突变或抑癌基因失活。

2. 病理变化

(1)大体类型:根据肺癌的发生部位及大体形态特点将其分为三个类型,这种分型与临床 X 线分型是一致的。①**中央型:最多见**。发生于主支气管或叶支气管黏膜,在肺门部形成肿块。癌组织常破坏支气管向周围浸润,以致在肺门或其附近逐渐形成形态不规则的灰白色巨大肿块,无包膜(图 13-11)。

②**周围型**：较多见。发生于肺段及肺段以下支气管黏膜，肿块位于肺叶的周边部，呈境界不甚清楚的结节状或球形，无包膜，直径多在2～8cm，可侵犯胸膜（图13-12）。③**弥漫型**：少见。癌组织起源于末梢肺组织的上皮，沿肺泡呈弥散性、浸润性生长，很快侵犯肺大叶的一部分或整个肺大叶，甚至一侧肺，形成多数粟粒大小结节，易与肺转移癌混淆。

图13-11　中央型肺癌
肺门周围可见灰白色癌组织向周围浸润

图13-12　周围型肺癌
灰白色癌肿位于肺叶的边缘近脏层胸膜处，呈境界不清
的结节状，无包膜

　　早期肺癌：中央型早期肺癌，是指癌组织**仅局限于支气管管壁内**生长，包括管内型和管壁型，后者未侵犯支气管外的肺组织，尚无淋巴结转移；周围型早期肺癌是指肺组织内结节状肿块**直径小于2cm**，且无淋巴结转移。

　　隐性肺癌：临床及X线检查阴性，但痰脱落细胞学检查癌细胞阳性，手术切除标本经病理证实为原位癌或早期浸润癌，而无淋巴结转移。

　　（2）组织学类型：根据WHO关于肺癌的分类，肺癌一般分为鳞状细胞癌、腺癌、腺鳞癌、小细胞癌、大细胞癌、肉瘤样癌、类癌和唾液腺肿瘤等类型。下面主要介绍常见的四种类型：①**鳞状细胞癌**：为肺癌中最常见类型，多为中央型。在致癌物长期作用下，支气管黏膜经鳞状上皮化生、不典型增生和原位癌等阶段发展成浸润癌。患者多有吸烟史。癌肿生长缓慢、转移较晚。依据癌组织的分化程度可分为高分化、中分化和低分化鳞癌。②**腺癌**：发生率仅次于鳞癌，多为周围型。女性多见，可能与被动吸烟有关。肺腺癌亦可分为高、中、低分化。肺泡细胞癌是肺腺癌的特殊类型，大体上可为弥漫型或多结节型，镜下高分化腺癌可见肺泡管及肺泡异常扩张，内壁被覆单层或多层柱状癌细胞，形

似腺样结构,其中大部分肺泡隔仍保存。肺腺癌临床治疗效果及预后较鳞癌差。③**小细胞癌**:又称小细胞神经内分泌癌,较腺癌少见,多为中央型,好发于中老年男性,与吸烟关系密切。癌细胞小,呈短梭形或小圆形,核浓染,胞质稀少形似裸核。有的癌细胞一端稍尖,形如燕麦,又称燕麦细胞癌。小细胞癌恶性度极高,生长快,转移早,多数存活期不超过 1 年。因多有早期转移,一般不适合手术切除,但对化疗及放疗敏感。④**大细胞癌**:肺大细胞癌属于未分化癌,其主要特点为癌细胞体积大,胞质丰富,具有显著异型性,可见多量瘤巨细胞。此型生长迅速,恶性度高,容易早期侵入血管发生远处转移。

3. 临床病理联系　肺癌早期因症状不明显易被忽视。通常中央型肺癌因发生于大支气管,易引起支气管的刺激、阻塞或压迫,呛咳、痰中带血和胸痛等症状常出现较早。中晚期肺癌患者除有咳嗽、痰中带血、胸痛、咯血等症状,还因癌组织侵犯喉返神经引起声音嘶哑;侵犯食管引起支气管食管瘘;侵犯胸膜引起血性胸腔积液;侵犯纵隔可压迫上腔静脉引起面颈部水肿及颈、胸部静脉曲张;侵犯交感神经可引起病侧眼睑下垂、瞳孔缩小和胸壁皮肤无汗等交感神经麻痹综合征。此外,小细胞肺癌可因 5- 羟色胺分泌过多而引起类癌综合征,表现为支气管哮鸣样痉挛、阵发性心动过速、水样腹泻及皮肤潮红等症状。

4. 扩散

(1)直接蔓延:中央型肺癌常直接侵犯纵隔、心包及周围血管,或沿支气管壁蔓延。周围型肺癌可直接侵犯胸膜并可长入胸壁。

(2)转移:肺癌淋巴道转移发生较早、且速度快。癌组织首先到达支气管旁、肺门淋巴结,再转移至纵隔、锁骨上、腋窝及颈部淋巴结。血道转移常见于脑、肾上腺、骨、皮肤以及肝、肾、胰和甲状腺等处。

二、鼻咽癌

鼻咽癌(nasopharyngeal carcinoma)是起源于鼻咽黏膜上皮的恶性肿瘤。在我国分布有明显的地域性,以广东、广西、福建、香港特别行政区等地多见。发病年龄多在 40～50 岁,男性多于女性。

1. 病因　鼻咽癌的发生与 EB 病毒感染密切相关。研究发现,癌细胞中有 EB 病毒基因,癌细胞核内有该病毒的基因产物 EB 抗原,97% 以上患者血清中可检出高效价的抗 EB 病毒抗体。此外,化学物质如多环芳烃类、亚硝胺类、微量元素镍等这类环境致癌物质与鼻咽癌的发生有关。鼻咽癌还与遗传因素有关,常有明显的地域性和家族性。

2. 病理变化　鼻咽癌最多见于鼻咽顶部,其次为外侧壁和咽隐窝,发生于前壁者最少,同时占据两个部位(如顶部和侧壁)者也颇多见。早期表现为局部黏膜粗糙或呈颗粒状,或隆起于黏膜形成小结节。癌继续发展可形成结节型、菜花型、黏膜下浸润型及溃疡型。

鼻咽癌多数起源于鼻咽黏膜柱状上皮的储备细胞,少数起源于鼻咽黏膜鳞状上皮的基底细胞。组织学一般分为鳞癌、腺癌和未分化癌三型。鳞癌分为高分化和低分化两型,低分化最常见。腺癌有高、低分化两型,均少见。未分化癌主要有泡状核细胞癌和小细胞癌两个亚型,恶性度均较高。

3. 临床病理联系　鼻咽癌早期症状多不明显,且原发癌病灶小,不易被发现,常被漏诊或误诊。当症状明显时多已进入晚期,治愈率极低,故早期诊断极为重要。60% 以上的患者以颈部肿块为首发症状,对有头痛、鼻出血、耳鸣、鼻塞等症状的患者要做详细的鼻咽部检查。对高发区人群要常做肿瘤普查工作。必要时做血清学检查,EB 病毒壳抗体(VCA-IgA)有一定的诊断价值。鼻咽癌对放射治疗比较敏感,疗效显著,其中以泡状核细胞癌最为敏感,其次为低分化鳞状细胞癌。

4. 扩散

(1)直接蔓延:肿瘤呈侵袭性生长,向上蔓延可破坏颅底骨,以卵圆孔处被破坏最为多见;向下可侵犯梨状隐窝、会厌和喉上部;向前可侵入鼻腔和眼眶;向后侵犯颈椎和脊髓;向外侧可侵犯耳咽管至中耳。

(2)转移:早期可发生淋巴道转移,癌细胞经咽后淋巴结至同侧颈上深淋巴结,在颈上部胸锁乳突肌上端内侧出现无痛结节,继而再向下转移。多个发生转移的淋巴结可粘连成大而硬的肿块,甚至压迫第Ⅳ对、第Ⅴ对与第Ⅵ对脑神经和颈交感神经,引起相应症状。晚期可发生血道转移,转移至肝、肺、骨、肾、肾上腺或胰腺等。

患者，男性，72岁，反复咳嗽、咳痰20余年，1d前受凉感冒后咯血，伴胸痛、气喘加剧、呼吸困难、烦躁不安，不能平卧。查体：T 37.5℃，P 110次/min，R 30次/min，Bp 160/90mmHg；口唇和指甲发绀，颈静脉怒张，桶状胸；胸部叩诊呈过清音，心浊音界缩小，肝浊音界右锁骨中线第6肋间；肝肋下3.0cm，腹部移动性浊音（+）；听诊双肺有散在哮鸣音。肺部X线显示肺门处有2cm×3cm×3cm的密度增高阴影，且边缘模糊不清。实验室检查：血WBC $12.0 \times 10^9/L$，血pH值7.23，血气分析 PaO_2 40mmHg，$PaCO_2$ 76mmHg。

问题：

1. 该患者最可能是哪种肺部肿瘤，伴有哪种类型呼吸衰竭？
2. 试分析该患者发生呼吸衰竭的原因和机制？

第六节　肺功能不全

肺功能不全（respiratory insufficiency）指由于外呼吸功能障碍，以致机体在静息状态下不能进行足够的气体交换，导致动脉血氧分压（PaO_2）降低，或伴有动脉血二氧化碳分压（$PaCO_2$）增高的病理生理过程。**呼吸衰竭**（respiratory failure）是肺功能不全的严重阶段，指因外呼吸功能严重障碍，导致在海平面静息呼吸状态下，成人 PaO_2 低于60mmHg，伴有或不伴有 $PaCO_2$ 高于50mmHg，并出现一系列损害的临床综合征。值得注意的是，呼吸衰竭一定伴有缺氧，而缺氧却不一定均伴呼吸衰竭。呼吸衰竭引起的缺氧多属低张性缺氧。

一、病因、诱因与分类

1. 病因　凡能引起机体外呼吸功能障碍的疾病均是导致呼吸衰竭的病因。

（1）**呼吸中枢损伤或抑制**：脑外伤、脑血管意外、脑炎、脑肿瘤、电击等直接损伤呼吸中枢；过量使用中枢镇静剂、麻醉剂、安眠药和毒品等抑制呼吸中枢。

（2）**周围神经疾病**：脊髓损伤、多发性神经炎、脊髓灰质炎等支配呼吸肌的神经病变，引起呼吸肌活动障碍。

（3）**呼吸肌疾病**：重症肌无力、多发性肌炎、呼吸肌麻痹或萎缩、进行性肌营养不良、低钾血症等可使呼吸肌收缩力减弱，引起肺通气障碍。

（4）**气道狭窄或阻塞**：喉头水肿、喉癌、COPD、气管异物、受压或肿瘤等引起气道狭窄或阻塞，导致肺通气障碍。

（5）**肺部疾病**：肺炎、肺不张、肺淤血、肺水肿、肺气肿、肺纤维化、肺结核、硅肺等引起肺通气和（或）肺换气障碍。

（6）**肺血管疾病**：肺动脉栓塞、肺动脉炎、肺动脉痉挛、肺弥散性血管内凝血等引起肺泡血流不足，通气血流比例失调，使肺换气功能障碍。

（7）**胸膜疾病**：胸膜炎、胸膜粘连、胸膜纤维化、胸腔积血、积液或气胸等使肺扩张受限。

（8）**胸廓疾病**：严重胸廓畸形、脊柱侧凸、多发性肋骨骨折等使胸廓活动受限。

2. 诱因　有上述疾病的患者，若剧烈活动或发热、感染、手术、甲状腺功能亢进等可使呼吸负荷加重，或者缺氧、酸中毒等均可诱发或促进呼吸衰竭的发生。

3. 分类　按动脉血气变化特点可以分为**Ⅰ型（低氧血症型）呼吸衰竭**，即 $PaO_2 < 60mmHg$，$PaCO_2$ 正常或降低；**Ⅱ型（高碳酸血症型）呼吸衰竭**，即 $PaO_2 < 60mmHg$，同时伴有 $PaCO_2 > 50mmHg$。按原发病部位，分为中枢性和外周性呼吸衰竭。按病程发展的急缓，分为急性和慢性呼吸衰竭。按发病机制特点，分为通气障碍型和换气障碍型呼吸衰竭。

二、发病机制

外呼吸功能障碍包括**肺通气功能障碍**和**肺换气功能障碍**两个方面。

1. **肺通气功能障碍** 指肺泡内气体与外界气体交换障碍,包括限制性和阻塞性通气障碍(图13-13)。

(1)**限制性通气障碍**:指肺泡扩张受限引起肺泡通气不足。常见原因有:①**呼吸肌活动障碍**:呼吸中枢损伤、支配呼吸肌的周围神经疾病、呼吸肌疾病等均可使呼吸肌活动障碍;②**胸廓顺应性降低**:胸廓或胸膜疾病可增加胸廓弹性阻力和肺通气阻力,限制胸廓和肺泡扩张;③**肺顺应性降低**:肺淤血、肺水肿使肺泡表面活性物质减少,肺表面张力增大,以及肺部疾病如肺炎、肺纤维化、肺不张等均可降低肺顺应性。

图 13-13 肺通气障碍常见原因模式图

(2)**阻塞性通气障碍**:指气道狭窄或阻塞使气道阻力增大而引起肺泡通气不足。影响气道阻力最主要的因素是气道内径,当呼吸道管壁肿胀、纤维化、痉挛,或管腔被黏液栓、异物、肿瘤、渗出物阻塞,或肺组织弹性降低对管壁的牵引力减弱时,均使气道内径变窄或不规则,气流阻力增加,引起阻塞性通气障碍。通常按阻塞部位不同,分为中央性和外周性气道阻塞(图13-14)。

图 13-14 不同部位气道阻塞呼吸困难的特征

1)**中央性气道阻塞**:指气管分叉处以上的气道阻塞。当喉头水肿、喉癌、声带麻痹等疾病引起气道阻塞时,其阻塞部位常位于胸腔外,吸气时因气道内压低于外界大气压,气道狭窄加重;呼气时气道内压高于外界大气压而使气道狭窄减轻，因此，患者表现为**吸气性呼吸困难**。若阻塞位于胸腔内的中央气道，如异物吸入，吸气时由于胸内压降低，气道内压高于胸内压，阻塞减轻；呼气时气道内压低于胸内压，气道受压使气道狭窄加重，患者表现为**呼气性呼吸困难**。临床工作中，可根据患者呼吸困难的形式判断其气道阻塞的部位，以便及时采取不同的治疗措施。

2）**外周性气道阻塞**：指气道内径小于 2mm 的细小支气管阻塞，常见于慢性阻塞性肺疾患。因细小支气管管壁薄，支气管软骨不完整，又与周围的肺泡紧密相连，因此，其内径可随呼吸运动而扩大和缩小。慢性阻塞性肺疾患可引起细小支气管壁炎性充血水肿、纤维组织增生使管壁增厚、弹性降低、管壁平滑肌痉挛、管腔黏液栓阻塞等，使细小气道不完全阻塞。吸气时随着肺泡扩张，细小支气管受周围弹性组织牵拉，气道口径可稍增大，使阻塞有所减轻；呼气时，细小支气管弹性回缩，加上其内黏液栓阻塞或管壁增厚，气道狭窄程度加重，气道阻力增加，患者表现为**呼气性呼吸困难**。此时肺泡内气体排出受阻，残余气逐渐增多，不仅使肺泡有效通气量进一步减少，通气功能障碍，而且肺残余气过多也会压迫肺毛细血管床，使肺换气功能障碍。

视频：呼吸衰竭的发生机制——肺通气障碍

无论是限制性还是阻塞性通气不足，肺泡通气量均减少，导致肺泡内气体不能进行充分交换，PaO_2 降低同时伴有 $PaCO_2$ 升高，引起Ⅱ型呼吸衰竭。

2. 肺换气功能障碍 指肺泡内气体与血液之间的气体交换障碍，包括弥散障碍、肺泡通气与血流比例失调以及解剖分流增加。

（1）弥散障碍：氧与二氧化碳通过呼吸膜进行交换的过程发生障碍称为弥散障碍。常见以下三种情况：

1）**肺泡表面积减少**：正常成人肺泡总表面积约为 $80m^2$，储备量大，只有当肺泡表面积减少一半以上时，才会发生换气功能障碍。肺叶切除、肺不张、肺实变等使肺泡表面积严重减少。

2）**弥散距离增大**：弥散距离是气体交换必须经过的路径，由呼吸膜（即肺泡表面液体层、肺泡上皮细胞和基膜、毛细血管基膜和内皮）以及血管内血浆、红细胞膜共同构成，总厚度 $1\sim4\mu m$，故正常气体交换很快。肺水肿、肺泡透明膜形成、间质性肺炎、肺纤维化、肺泡壁毛细血管扩张等可使弥散距离增大。

3）**血液流经肺泡壁毛细血管时间过短**：正常静息时，血液流经肺泡壁毛细血管的时间约为 0.75s，而血液氧分压和肺泡气氧分压达到平衡的时间只需要 0.25s。当肺泡表面积减少或弥散距离增大时，虽然弥散速度减慢，但在静息时气体交换仍可在 0.75s 内达到血气和肺泡气的平衡，而不至于发生弥散障碍。只有在体力活动、感染、发热时心输出量增加、肺血流加快、血液流经肺泡壁毛细血管时间过短的情况下，才会出现气体交换不充分而发生低氧血症。

由于 CO_2 在水中的溶解度比 O_2 大，其弥散速度也比 O_2 快，故单纯弥散障碍常引起Ⅰ型呼吸衰竭，仅有低氧血症，$PaCO_2$ 一般正常。

（2）**肺泡通气与血流比例失调**：肺换气功能的效率还与肺泡通气量与血流量的比值有关。正常成人在静息状态下，肺泡每分通气量（V_A）约为 4L，每分钟肺血流量（Q）约为 5L，两者的比例（V_A/Q）约为 0.8，此时肺换气效率最高。若肺泡通气量与血流量比例失调，则发生气体交换障碍，引起呼吸衰竭。

1）部分肺泡通气不足引起**功能性分流**：各种肺部疾病如慢性阻塞性肺疾病、肺纤维化、肺水肿等，可引起阻塞性或限制性通气障碍，使部分肺泡通气明显减少而血流未相应减少，使 V_A/Q 比值显著降低，以致流经这部分肺泡的静脉血未经充分氧合便掺入到动脉血，导致 PaO_2 降低，这种情况类似于动 - 静脉短路，故称功能性分流，又称**静脉血掺杂**（图 13-15）。

2）部分肺泡血流不足而引起无效腔样通气：各种肺血管疾病如肺动脉栓塞、肺动脉炎、肺血管收缩等，使部分肺泡血流不足而通气正常，V_A/Q 比值显著增高，病变肺泡内的气体不能充分与血液内气体进行交换，肺泡通气属于无效通气，故**称无效腔样通气**，此时肺换气效率显著下降，导致 PaO_2 降低（图 13-15）。

肺泡通气与血流比例失调引起的血气变化特点为 PaO_2 降低，而 $PaCO_2$ 可正常、降低或升高，这取决于 PaO_2 降低时反射性引起肺组织代偿通气的程度，若肺代偿性通气正常，$PaCO_2$ 则正常；若肺代偿性通气过强，CO_2 排出过多，$PaCO_2$ 则低于正常，此时均为Ⅰ型呼吸衰竭；若肺组织病变广泛，肺代偿性通气严重不足，PaO_2 降低的同时伴有 $PaCO_2$ 升高，则为Ⅱ型呼吸衰竭。

图 13-15 肺泡通气与血流比例失调模式图

（3）解剖分流增加：生理情况下，肺内有少量静脉血未经肺泡氧合而直接通过肺动 - 静脉吻合支或经支气管静脉 - 肺静脉交通支直接流入肺静脉，这种静脉血掺杂入动脉血，因确实有血管交通支的存在而称为**解剖分流**，又称**真性分流**，以此来区别上述因部分肺泡通气不足而引起静脉血掺杂入动脉血之功能性分流。正常情况下，解剖分流的血流量仅占心输出量的 2%～3%，不至于对 PaO_2 产生影响。但严重创伤、休克、肺 DIC、肺栓塞或肺细小动脉收缩等，可使肺内动 - 静脉短路开放；或者先天性肺动脉瘘，使解剖分流大量增加，导致 PaO_2 降低（图 15-3）。

此外，肺叶严重病变，如大叶性肺炎红色肝样变、肺不张时，病变肺叶通气完全停止，但血液仍流经病变肺泡，静脉血未经氧合便掺杂入动脉血中，这种情况也类似于解剖分流增加（图 15-3）。此类分流一般仅有 PaO_2 降低，属于 I 型呼吸衰竭。解剖分流时，吸入纯氧并不能显著提高 PaO_2，但功能性分流时，吸入纯氧可迅速提高 PaO_2，改善缺氧。

在呼吸衰竭的发病机制中，单纯的通气不足、弥散障碍或者通气血流比例失调均较少见，往往是多种机制同时或相继发生引起的综合结果。

急性呼吸窘迫综合征（ARDS）

ARDS 是指原无心肺疾病的患者，因急性弥漫性肺泡毛细血管壁损伤，以进行性呼吸困难和难治性低氧血症为主要特征的急性呼吸衰竭综合征。其发生机制是弥漫性肺泡上皮、毛细血管内皮受损及炎症介质的作用，使毛细血管通透性增高，继而出现肺水肿、肺出血、肺透明膜形成、肺不张、支气管痉挛、肺血管收缩及微血栓形成等病变。肺水肿、肺出血、肺透明膜形成引起肺顺应性降低和气体弥散障碍；肺不张、支气管痉挛使肺通气障碍和功能性分流，严重肺不张还可出现解剖性分流；肺血管收缩及微血栓形成引起无效腔样通气，最终导致 PaO_2 降低，引起 I 型呼吸衰竭。若极端严重的患者肺部广泛病变，肺总通气量减少，$PaCO_2$ 增高，可由 I 型呼吸衰竭加重为 II 型呼吸衰竭。

三、机体的功能代谢变化

呼吸衰竭所致的低氧血症和高碳酸血症，早期机体可通过改善组织供氧、调节酸碱平衡和改善组织器官代谢与功能来进行代偿，但病情严重时，机体代偿失调，则出现酸碱平衡及电解质紊乱、各系统功能代谢紊乱甚至危及生命。

1. 酸碱平衡及电解质代谢紊乱　Ⅰ型和Ⅱ型呼吸衰竭均有低氧血症，因此，均可引起代谢性酸中毒；Ⅱ型呼吸衰竭低氧血症和高碳酸血症并存，因此，可有代谢性酸中毒和呼吸性酸中毒；此时若人工呼吸机使用不当，通气过度，CO_2 排出过多，原来代偿性增多的 HCO_3^- 不能及时排出，则可引起医源性呼吸性或代谢性碱中毒等混合型酸碱平衡紊乱。

（1）**代谢性酸中毒**：可见于各型呼吸衰竭。因严重缺氧，糖酵解增强，导致乳酸等酸性产物生成增多，若患者合并肾功能不全，酸性代谢产物由尿排出减少，大量酸性代谢产物堆积，引起代谢性酸中毒。此时可伴有：①高血钾：由于酸中毒可使细胞内外 H^+-K^+ 交换增强，大量细胞内 K^+ 转移到细胞外，而肾泌 H^+ 增加、排 K^+ 减少，导致血清钾浓度增高；②高血氯：代谢性酸中毒时由于 HCO_3^- 降低，使肾排 Cl^- 减少，故血 Cl^- 升高。

（2）**呼吸性酸中毒**：常见于Ⅱ型呼吸衰竭。因大量 CO_2 潴留，血浆 H_2CO_3 浓度原发性升高，可引起呼吸性酸中毒。此时可伴有高血钾和低血氯，因血浆中潴留的 CO_2 可弥散入红细胞内，与 H_2O 结合生成 H_2CO_3，解离成 H^+ 和 HCO_3^-，HCO_3^- 与血浆 Cl^- 交换增加，血 Cl^- 降低；同时因严重缺氧并发代谢性酸中毒，可出现高血钾。

（3）**呼吸性碱中毒**：Ⅰ型呼吸衰竭时，PaO_2 降低可刺激化学感受器，反射性兴奋呼吸中枢，使呼吸加深加快，肺代偿性过度通气，CO_2 排出过多使血浆 H_2CO_3 浓度减少，引起呼吸性碱中毒，并伴有低血钾和高血氯。

2. 呼吸系统变化　常表现为呼吸幅度、频率、节律的变化和呼吸困难。PaO_2 在 30～60mmHg 之间时，可刺激颈动脉体和主动脉体外周化学感受器，反射性地兴奋呼吸中枢，使呼吸加深加快，肺通气量增大；但 PaO_2 **低于 30mmHg** 时，则抑制呼吸中枢，使呼吸减慢减弱。$PaCO_2$ 升高主要作用于中枢化学感受器，使呼吸中枢兴奋，呼吸加深加快；但当 $PaCO_2$ **超过 80mmHg** 时则抑制呼吸中枢，此时呼吸活动主要靠低 PaO_2 对血管外周化学感受器的刺激得以维持。因此，当 $PaCO_2$ **超过 80mmHg** 时，**吸氧浓度以 30% 的氧为宜**，不可过高，以免完全纠正缺氧后出现呼吸抑制，使高碳酸血症加重，病情恶化。

中枢性呼吸衰竭常表现为**呼吸频率浅而慢**，甚至出现**潮式呼吸**、间歇呼吸、抽泣样呼吸、叹气样呼吸等节律紊乱，其中潮式呼吸最为常见。潮式呼吸是指因呼吸中枢兴奋过低引起呼吸暂停，从而使血中 CO_2 浓度逐渐增多，$PaCO_2$ 升高达到一定程度使呼吸中枢兴奋，恢复呼吸运动，使 CO_2 排出，$PaCO_2$ 浓度降低到一定程度又可导致呼吸暂停，如此形成的周期性呼吸运动。**阻塞性通气障碍**引起的呼吸衰竭常表现为**呼吸频率深而慢**，甚至呼吸困难，如胸外气道阻塞表现为**吸气性呼吸困难**，胸内**气道阻塞**表现为**呼气性呼吸困难**。**胸廓和肺顺应性降低**引起的呼吸衰竭常表现为呼吸频率浅而快。

3. 循环系统变化　低氧血症和高碳酸血症对循环系统的影响有协同作用。一定程度的 PaO_2 降低和 $PaCO_2$ 升高可兴奋心血管运动中枢，使心率加快、心肌收缩力增强，外周血管收缩和呼吸运动增强，使静脉回流增加，心输出量增加。**严重的缺氧**和 CO_2 **潴留**则可直接**抑制心血管中枢**，导致血压下降、心肌收缩力减弱和心律失常等。

肺部疾病引起的呼吸衰竭常因心肌损害和肺动脉高压而并发肺源性心脏病，甚至右心衰竭。心肌损害主要与缺氧、酸中毒、高钾血症有关。**呼吸衰竭**引起**肺动脉高压**的机制主要有：①缺氧和酸中毒使肺细小动脉收缩；②肺小动脉长期收缩和缺氧使管壁平滑肌增生肥大，管壁增厚，管腔狭窄；③肺小动脉炎、肺动脉栓塞、肺毛细血管床减少等使肺动脉压力增高；④长期缺氧引起代偿性红细胞增多，使血液黏稠度增高，肺血流阻力增加。

4. 中枢神经系统变化　中枢神经系统对缺氧最敏感，故最易受损。**呼吸衰竭**导致缺氧、CO_2 潴留或酸中毒，可引起**中枢神经系统功能紊乱**，出现一系列神经精神症状称**肺性脑病**。当 PaO_2 在 60mmHg 时，可出现智力和视力减退；PaO_2 在 40～50mmHg 以下，就会出现头痛、烦躁不安、定向障碍、嗜睡、抽搐甚至昏迷等；PaO_2 低于 20mmHg 时，几分钟内神经细胞即可发生不可逆性损伤。CO_2 潴留引起中枢神经系统功能障碍称**二氧化碳麻醉**。当 $PaCO_2$ 超过 80mmHg 时，可出现头痛、头晕、烦躁不安、言语不清、扑翼样震颤、精神错乱、昏迷、抽搐等严重表现。

肺性脑病的发病机制主要有：①缺氧、酸中毒可直接引起神经细胞变性、坏死；②缺氧使神经细胞 ATP 生成减少，Na^+-K^+-ATP 酶功能障碍，钠水潴留导致神经细胞水肿；③缺氧、CO_2 潴留、酸中毒使脑血管扩张、血管通透性增高，导致脑间质水肿，颅内压升高；④ CO_2 潴留可使脑脊液 pH 显著降低，神经细胞酸中毒，细胞内抑制性递质 γ- 氨基丁酸生成增多，抑制中枢神经系统。

5. 其他器官功能变化　呼吸衰竭时缺氧和 CO_2 潴留引起交感神经兴奋，肾血管收缩，肾血流量减少，GFR 降低，可出现不同程度肾功能损害，轻者出现蛋白尿、血尿、管型尿等；重者出现少尿、氮质血症甚至尿毒症等急性功能性肾衰竭的表现。此外，缺氧和 CO_2 潴留引起交感神经兴奋，使胃肠血管收缩，胃肠黏膜上皮细胞因缺血、缺氧而变性、坏死，黏膜糜烂、出血和溃疡形成，患者可出现恶心、呕吐、消化不良、食欲不振、腹痛、便血等消化道症状。

四、防治原则

临床上呼吸衰竭的防治原则主要有：①积极防治原发病，预防和控制呼吸道感染和去除诱因；②纠正缺氧提高 PaO_2，宜尽早吸氧，Ⅰ型呼吸衰竭患者宜吸入 50% 左右浓度的氧；Ⅱ型宜吸入 30% 左右浓度的氧，流速控制在 1～2L/min，这样既能提升 PaO_2，又能维持一定程度的缺氧对呼吸中枢的刺激。若治疗不当，吸入高浓度氧则可抑制呼吸中枢，引起呼吸骤停；③改善通气降低 $PaCO_2$，清除气道异物、吸痰、解除支气管平滑肌痉挛、气管切开等畅通呼吸道；使用呼吸中枢兴奋剂增强呼吸动力；合理使用呼吸机或者人工辅助通气；④纠正酸碱、电解质紊乱，防治右心衰竭、肺性脑病等并发症，补充营养和热能，防止呼吸肌疲劳。

图片：呼吸
系统疾病思
维导图

本章小结

慢性阻塞性肺疾病是以慢性气道阻塞、呼气阻力增加和肺功能不全为共同特征的肺疾病总称，包括以黏液腺肥大增生为主的慢性支气管炎；以小支气管持久性扩张为特征的支气管扩张症；以末梢肺组织持续性含气量过多伴肺泡隔破坏的肺气肿。肺炎按病变特点分大叶性、小叶性和间质性肺炎。大叶性肺炎以肺泡内大量纤维蛋白渗出为主；小叶性肺炎是细支气管及所属肺泡的急性化脓性炎；间质性肺炎是小叶间隔、肺泡壁等肺间质的炎症。肺癌是我国最常见的恶性肿瘤，大体分中央型、周围型和弥漫型，以鳞癌最多、小细胞肺癌恶性程度最高。鼻咽癌好发于鼻咽顶部，以鳞癌最多见。呼吸系统疾病若引起外呼吸功能障碍，均可导致肺功能不全。若外呼吸功能严重障碍，使 PaO_2 低于 60mmHg，伴有或不伴有 $PaCO_2$ 高于 50mmHg，且排除外呼吸功能外的原因，即可诊断呼吸衰竭，其机制包括肺通气和肺换气障碍。呼吸衰竭一定有缺氧，但缺氧不一定是呼吸衰竭。

病例讨论

病例讨论

早产男婴，7 个月，因咳嗽、呕吐、高热 8d，加重 2d 入院。查体：T 39℃，P 165 次 /min，R 28 次 /min。患儿呼吸急促、面色苍白、咳嗽、呕吐、哭闹、气急，口鼻周围呈青灰色，精神萎靡，鼻翼扇动。双肺背侧下部可闻及湿啰音。心率 165 次 /min，心音钝，心律齐。辅助检查：血常规，白细胞 $24×10^9/L$，杆状核粒细胞占 5%，中性粒细胞占 78%，淋巴细胞占 17%。X 线，左、右肺下叶可见灶状阴影。入院后给予抗生素及对症治疗，但病情逐渐加重，治疗无效死亡。

尸检：左、右肺下叶背侧实变，切面见粟粒大、散在的灰黄色病灶。镜检：病变呈灶性分布，病灶中见细支气管管壁充血、中性粒细胞浸润，管腔中充满大量中性粒细胞及上皮细胞。病灶周围的肺泡中可见浆液和炎症细胞。右脑灰质区见 3mm×4mm×2mm 脓肿。

（鲜于丽）

扫一扫，测一测

笔记

思考题

1. 患者从慢性支气管炎进展为肺气肿，再出现肺心病的发病机制有哪些？
2. 比较大叶性肺炎与小叶性肺炎的区别。
3. 试用大叶性肺炎各期的病理变化解释临床出现的各种症状和体征。
4. 如何用呼吸困难的形式来判断通气障碍发生的部位？

第十四章　消化系统疾病

学习目标

1. 掌握：消化性溃疡的病理变化、临床病理联系、结局及并发症；病毒性肝炎的基本病理变化、临床病理类型及病变特点；肝硬化的概念、基本病理变化及临床病理联系；早期胃癌和早期肝癌的概念，原发性肝癌的病理类型及病理变化；肝性脑病的概念；血氨增多的机制；氨对中枢的毒性作用。

2. 熟悉：慢性胃炎的类型及病变特点；消化性溃疡、病毒性肝炎的病因和发病机制；酒精性肝病的病理变化；肝硬化的分类及区别；食管癌、胃癌、结直肠癌的大体分型和组织学类型；肝性脑病的病因和诱因；假性神经递质的种类。

3. 了解：慢性胃炎、酒精性肝病、肝硬化的病因及发病机制；消化系统常见肿瘤的病因及扩散途径；肝性脑病的分类及治疗原则。

4. 会描述慢性萎缩性胃炎、消化性溃疡、病毒性肝炎、肝硬化、胃癌、食管癌、结直肠癌、原发性肝癌的病理变化特点；能够分析判断是否发生肝性脑病并解释其发生机制。

5. 能够解释常见消化系统疾病的主要临床表现，能对相应患者进行健康教育；能开展肝性脑病健康教育，指导患者及家属预防肝性脑病的发生。

消化系统由消化管和消化腺组成，其基本功能是摄取食物，进行物理和化学性消化，吸收分解营养物质，排出食物残渣。消化系统疾病如胃炎、消化性溃疡、病毒性肝炎、酒精性肝病和肝硬化都是常见病、多发病。肝癌、胃癌、食管癌、结直肠癌依次列为我国十大恶性肿瘤的第2～5位，危害严重。

第一节　慢　性　胃　炎

慢性胃炎（chronic gastritis）是胃黏膜的慢性非特异性炎症。其发病率居胃病之首。

慢性胃炎的发病与以下因素有关：①幽门螺杆菌感染（*Helicobacter pylori*，*H.pylori*）；②长期慢性刺激，如长期吸烟、酗酒和喜食辛辣、热烫等刺激性食物、滥用水杨酸类药物、急性胃炎反复发作等；③自身免疫性损伤，部分患者血清中抗壁细胞抗体和抗内因子抗体阳性；④十二指肠液反流对胃黏膜的破坏。

（一）慢性浅表性胃炎

慢性浅表性胃炎（chronic superficial gastritis）又称慢性单纯性胃炎，是胃黏膜最常见的疾病，胃窦部最常受累。镜下，病变主要位于**黏膜浅层**（黏膜上 1/3），有充血、水肿、点状出血，浅表上皮坏死脱落，并见淋巴细胞、浆细胞浸润，有时可见少量嗜酸性粒细胞及中性粒细胞。胃镜下，病变胃黏膜充血、水肿，呈淡红色，可伴有点状出血或糜烂，表面覆盖灰黄色或灰白色黏液性渗出物。

（二）慢性萎缩性胃炎

慢性萎缩性胃炎（chronic atrophic gastritis）以胃黏膜萎缩变薄、腺体减少或消失，伴肠上皮化生、黏膜固有层内有大量淋巴细胞、浆细胞浸润为特点。

胃镜下，病变部胃黏膜失去正常的橘红色而呈灰色，黏膜变薄，皱襞变浅甚至消失，黏膜下血管清晰可见。镜下病变累及**胃黏膜全层**：①**黏膜变薄，腺体萎缩**，数目减少，部分腺体囊性扩张，胃小凹变浅；②固有层内"**慢性炎细胞**"浸润，病程长者可有淋巴细胞聚集或淋巴滤泡形成；③**肠上皮化生**：胃黏膜表层上皮细胞中出现杯状细胞、帕内特细胞和肠吸收细胞等，形态结构与肠黏膜相似（图 14-1）。另外，胃体和胃底部病变区壁细胞和主细胞消失，被类似幽门腺的黏液细胞所取代，称为假幽门腺化生。目前认为肠上皮化生的胃黏膜易发生癌变。

图 14-1　慢性萎缩性胃炎伴肠上皮化生
胃黏膜腺体萎缩伴肠上皮化生

慢性萎缩性胃炎可分为 A、B 两型。A 型属于自身免疫性胃炎，患者血中抗壁细胞抗体和内因子抗体呈阳性，并伴有恶性贫血，病变主要在胃体和胃底部。B 型多见于胃窦部，血中抗壁细胞抗体和内因子抗体呈阴性，无恶性贫血，我国患者以 B 型为主。

慢性萎缩性胃炎因胃腺体萎缩，壁细胞和主细胞减少或消失，导致胃酸和胃蛋白酶分泌减少，患者可出现食欲减退、上腹部不适、腹胀和疼痛等症状。

（三）慢性肥厚性胃炎

慢性肥厚性胃炎（chronic hypertrophic gastritis）又称 Ménètrier 病。病因不明，病变常发生在胃底及胃体部。胃镜检查：①胃黏膜肥厚，皱襞加深变宽呈脑回状；②黏膜皱襞有多数隆起的小结节；③病变活动期隆起的结节表面常伴有糜烂。镜下，腺体肥大增生，腺管延长；黏膜表面分泌细胞增多，壁细胞和主细胞减少；无明显炎细胞浸润。

（四）疣状胃炎

疣状胃炎（gastritis verrucosa）原因不明，病变多见于胃窦部。病变处胃黏膜表面见多数结节状、痘疹样突起，呈圆形或不规则形，中心有凹陷。镜下可见病灶中心凹陷部胃黏膜上皮变性坏死脱落，炎性渗出物覆盖。

第二节　消化性溃疡病

溃疡病（ulcer disease）是以胃或十二指肠黏膜形成慢性炎性溃疡为特征的常见胃病。在 *H.pylori* 被发现之前，认为胃液的自我消化作用是其最重要因素，故又称消化性溃疡，沿用至今。十二指肠溃疡较胃溃疡多见，前者约占 70%，后者占 25%，另外约 5% 为胃和十二指肠同时发生的复合性溃疡。溃疡病多发生在 20～50 岁，男性多于女性。本病易反复发作，呈慢性经过。临床患者有节律性上腹部疼痛、反酸、嗳气等症状。

一、病因与发病机制

尚未完全清楚,目前认为与下列因素有关。

1. **幽门螺杆菌感染**　近年来发现 *H.pylori* 感染与溃疡病发生的关系十分密切。在 70%～100% 的溃疡病患者胃黏膜中可检出 *H.pylori*。*H.pylori* 能降低黏膜的防御功能,引起炎症,促使黏膜毛细血管内血栓形成,导致胃和十二指肠黏膜缺血、坏死等,从而促进溃疡形成。

2. **胃液的自我消化**　长期以来,人们一直认为溃疡病的形成是胃或十二指肠黏膜被胃酸和胃蛋白酶自我消化的结果。临床上,胃酸分泌增加的患者易发生溃疡病。正常胃和十二指肠黏膜有防御屏障功能,包括黏液屏障、细胞屏障以及上皮细胞再生能力强,可保障屏障完整,能够抵抗胃液的消化。当饮酒、吸烟、服用水杨酸类等药物以及胆汁反流时,可使黏膜屏障受到破坏。

3. **神经 - 内分泌功能失调**　溃疡病患者常有精神过度紧张、忧虑、迷走神经功能紊乱等现象。精神因素可以引起大脑皮层及皮层下中枢功能紊乱,使胃酸分泌增多,导致溃疡形成。十二指肠溃疡患者迷走神经兴奋性往往增高,可促使胃酸分泌增多,增强了胃液的自我消化作用。而胃溃疡患者胃酸分泌增多,是由于迷走神经兴奋性降低,胃蠕动减弱,食物潴留在胃内刺激胃窦部,通过促胃液素分泌增加,刺激胃酸分泌旺盛所致。各种原因使肾上腺皮质激素释放增多,也可使胃酸分泌增加、黏液分泌减少。

幽门螺杆菌的检测——^{13}C 呼气试验

试验原理:受检者口服 ^{13}C- 尿素胶囊后,如果胃中有幽门螺杆菌,其产生的尿素酶能迅速将尿素分解为二氧化碳和氨气,二氧化碳经胃肠道吸收,通过血液循环到达肺后,随呼气排出。将排出的 $^{13}CO_2$ 气体(带有标记物)收集后,在仪器上测量,即可准确判断胃内有无幽门螺杆菌。正常人没有幽门螺杆菌,^{13}C- 尿素不分解,经泌尿系统排出,呼出的气体中就没有 $^{13}CO_2$。

二、基本病理变化

胃溃疡多发生在小弯近幽门侧,尤其是胃窦部。常只有一个,少数可有 2～3 个;溃疡呈圆形或椭圆形,直径多在 2cm 以内;溃疡边缘整齐、状如刀切;底部平坦,可深达肌层甚至浆膜层;溃疡周围的黏膜皱襞呈放射状向溃疡集中(图 14-2);切面有时呈斜漏斗状,贲门侧较深、边缘耸直为潜掘状,幽门侧较浅、为阶梯状。十二指肠溃疡多发生在球部的前壁或后壁,溃疡较小,直径多在 1cm 以内,溃疡较浅,易于愈合。

视频:胃溃疡胃镜所见

图片:胃溃疡胃镜图片

图 14-2　胃溃疡
溃疡边缘整齐,周围黏膜皱襞呈放射状向溃疡集中

镜下溃疡底部由表及里大致分四层（图14-3）：①渗出层：为表面少量炎性渗出物（纤维素和中性粒细胞）；②坏死层：红染、无结构的坏死组织；③肉芽组织层：为新生的肉芽组织；④瘢痕层：由肉芽组织成熟而来的瘢痕组织。

图14-3 胃溃疡（HE 染色）
镜下四层结构（箭头所示）

三、结局与并发症

（一）愈合

当溃疡不再发展，底部渗出物及坏死组织逐渐被吸收、清除，肉芽组织增生填补缺损，进而逐渐纤维化形成瘢痕。同时周围黏膜上皮再生覆盖而愈合。

（二）并发症

1. **出血** 是溃疡病**最常见**的并发症，发生率约为 10%～35%。溃疡底部毛细血管破裂，便隐血阳性。若溃疡底部较大血管被侵蚀破裂，发生上消化道大出血，患者出现黑便及呕血，严重者可发生失血性休克。

2. **穿孔** 是**最危险**的并发症，由于溃疡底部组织不断被侵蚀，使溃疡穿透胃或十二指肠壁而发生穿孔。十二指肠溃疡因肠壁较薄更易发生穿孔，约见于 5% 的患者。如果胃或十二指肠内容物经穿孔处进入腹腔，引起急性弥漫性腹膜炎，称为急性穿孔。当溃疡波及浆膜层并与邻近器官（脾、肝、胰、大小网膜）粘连后发生的穿孔为慢性穿孔，常形成局限性腹膜炎或脓肿。

3. **幽门狭窄** 约占 3%。经久的溃疡易形成大量瘢痕，由于瘢痕组织收缩可造成幽门狭窄，严重者导致幽门梗阻，使胃内容物通过困难，患者出现反复呕吐、呕吐物含有宿食以及胃的强蠕动波是其特点。可引起脱水、电解质及酸碱平衡紊乱。

4. **癌变** 经久不愈的胃溃疡可癌变，癌变率不超过1%。十二指肠溃疡几乎不发生癌变。

四、临床病理联系

1. **节律性上腹部疼痛** 是溃疡病患者的主要临床表现。疼痛常与进食有明显关系，并且胃溃疡与十二指肠溃疡患者的疼痛呈现不同的特点。胃溃疡患者的疼痛多出现在餐后半小时至 1h 内，下次餐前减轻或消失，可能是进食后促使促胃液素分泌亢进，使胃酸分泌增多，刺激溃疡周边神经末梢以及胃壁平滑肌收缩或痉挛而致，待胃排空后，疼痛即缓解。十二指肠溃疡的疼痛常发生在空腹或夜间，进餐后减轻或消失。这是因为夜间和饥饿时，迷走神经兴奋性增高，胃酸分泌增多，刺激溃疡周边神经末梢，引起疼痛；进食后将胃酸中和，疼痛即缓解。

2. 反酸、嗳气、呕吐　由于胃幽门括约肌痉挛及胃逆蠕动，使酸性胃内容物向上反流引起反酸、呕吐。胃内容物排空受阻，滞留在胃内的食物发酵产气，则出现嗳气和上腹部饱胀感。

第三节　病毒性肝炎

病毒性肝炎（viral hepatitis）是由肝炎病毒引起的以肝细胞变性、坏死为主要病变的常见传染病。已知的肝炎病毒类型有甲型（HAV）、乙型（HBV）、丙型（HCV）、丁型（HDV）、戊型（HEV）和庚型（HGV）六种。我国乙型肝炎最多见，其次是丙型和甲型。其中，乙型、丙型肝炎与肝硬化、肝癌的发生有密切关系，甲型肝炎均为急性。病毒性肝炎是一种严重危害人类健康的传染病，患病不分年龄和性别。我国属于 HBV 高流行区，人群中 HBsAg 阳性率平均达 10% 左右，地区间差异较大。

一、病因与发病机制

各型肝炎病毒的传播途径和危害不尽相同（表 14-1），引起肝细胞损伤的机制也有所不同。

表 14-1　各型肝炎病毒的特点

病毒类型	病毒性质	传播途径	潜伏期（周）	转成慢性肝炎	重型肝炎	肝细胞癌
HAV	单链 RNA	消化道	2～6	无	0.1%～0.4%	无
HBV	DNA	血液、垂直、性接触	4～26	5%～10%	>1%	有
HCV	单链 RNA	血液、密切接触	2～26	>70%	极少	有
HDV	缺陷性 RNA	同上	4～7	共同感染<5%	共同感染 3%～4%；重叠感染 80%	与 HBV 相似
HEV	单链 RNA	消化道	2～8	无	合并妊娠 20%	不详
HGV	单链 RNA	输血、注射	不详	无	不详	无

注：共同感染：指 HDV 与 HBV 同时感染；重叠感染：指在慢性 HBV 感染的基础上感染 HDV

一般认为 HAV 和 HDV 是在肝细胞内繁殖，直接引起肝细胞损伤。HBV 是通过细胞免疫反应而引起损伤。HBV 侵入人体，在肝细胞内复制后释放入血，在肝细胞表面留下病毒抗原成分，并与肝细胞膜结合，使肝细胞表面的抗原性发生改变。进入血液中的病毒刺激机体免疫系统，致敏的淋巴细胞释放淋巴毒素或经抗体依赖性细胞毒作用杀伤病毒，同时亦损伤了含有病毒抗原信息的肝细胞。

由于个体的免疫反应和感染的 HBV 数量与毒力不同，引起肝细胞损伤的程度也不相同，从而表现出不同的临床病理类型：①免疫功能正常，感染病毒数量较少、毒力较弱时，引起急性（普通型）肝炎；②免疫功能过强，感染病毒数量多、毒力强时，则发生重型肝炎；③免疫功能不足，部分病毒未被杀灭，在肝细胞内反复复制，则造成慢性肝炎；④免疫功能缺陷或耐受时，病毒与宿主共存，受感染的肝细胞不受损伤，宿主成为无症状病毒携带者。

文档：HBV 血清标志物及其临床意义

二、基本病理变化

各型病毒性肝炎均属于变质性炎症，以肝细胞变性、坏死为主，同时伴有不同程度的炎细胞浸润、肝细胞再生和纤维组织增生。

（一）肝细胞变质

1. 肝细胞变性

（1）细胞水肿：肝细胞肿大，胞质疏松化，进一步发展为气球样变。

（2）嗜酸性变：单个肝细胞胞质水分脱失、浓缩，肝细胞体积缩小，部分胞质红染（嗜酸性增强）。另外，丙型肝炎时肝细胞脂肪变性比较明显。

2. 肝细胞坏死

（1）溶解性坏死：气球样变继续发展，肝细胞崩解、消失。按坏死的范围和程度不同，可分为四种：①**点状坏死**（spotty necrosis）：指肝小叶内几个相邻肝细胞的坏死；②**碎片状坏死**（piecemeal necrosis）：

指肝小叶周边界板的肝细胞灶状坏死；③**桥接坏死**（bridging necrosis）：指连接中央静脉与汇管区之间，或两个汇管区之间，或两个中央静脉之间的条带状坏死；④**大块坏死**（massive necrosis）：指几乎波及整个肝小叶的大范围坏死。

（2）嗜酸性坏死：嗜酸性变继续发展，胞质进一步浓缩，核固缩或消失，最后形成深红色球形小体，称为**嗜酸性小体**。

（二）炎细胞浸润

在肝小叶坏死灶和汇管区有程度不等的炎细胞浸润，主要为淋巴细胞和单核细胞，坏死灶内可有中性粒细胞。

（三）增生

1. 肝细胞再生　在坏死的肝细胞周围常出现肝细胞再生。再生的肝细胞体积较大，可见双核。肝脏是否能够恢复正常结构取决于网状支架是否完整，如果坏死较重或反复坏死，网状支架塌陷，再生的肝细胞则形成结构紊乱的细胞团，称为**肝细胞结节状再生**。

2. 间质反应性增生和小胆管增生　间质反应性增生有：① Kupffer 细胞增生，突出于窦壁并可脱入肝窦内，成为游走的巨噬细胞；②间叶细胞和成纤维细胞增生，参与损伤的修复。慢性或亚急性重型肝炎，在汇管区或较大坏死灶内可见小胆管增生。

三、临床病理类型

（一）急性（普通型）肝炎

临床最常见，根据患者是否出现黄疸分为黄疸型和无黄疸型两种。我国以**无黄疸型**肝炎多见，且主要为乙型肝炎，部分为丙型肝炎。黄疸型肝炎病变略重，多见于甲型、丁型和戊型肝炎。

1. 病理变化　肝小叶结构完好，肝细胞**广泛变性**，主要为胞质疏松化和气球样变，但丙型肝炎脂肪变性也较明显；肝窦受压变窄，肝细胞内可有淤胆现象；肝细胞**坏死轻微**，可见散在点状坏死和嗜酸性小体；坏死灶和汇管区有轻度炎细胞浸润（图 14-4）。黄疸型坏死略重，毛细胆管内常有淤胆和胆栓形成。肝脏肿大，质地较软，表面光滑。

图 14-4　急性普通型肝炎（镜下）
肝细胞水变性、点状坏死及嗜酸性小体（箭头所示）

2. 临床病理联系　由于肝细胞广泛变性，肝脏肿大并可触及，包膜紧张牵拉神经末梢，引起肝区疼痛和压痛。肝细胞坏死后，细胞内的酶释放入血，血清谷丙转氨酶（SGPT）升高，肝功能异常。病变较重者，胆红素代谢障碍，可出现肝细胞性黄疸。由于胆汁形成障碍，患者出现食欲减退、厌油腻食物以及恶心、呕吐等症状。

3. 结局　多数患者在 6 个月内可治愈。但乙型、丙型肝炎往往恢复较慢，其中乙型肝炎约 5%～10%、丙型肝炎约 70% 可迁延为慢性肝炎。

（二）慢性肝炎

病毒性肝炎病程持续半年以上即为慢性肝炎。致使肝炎慢性化的因素主要有感染病毒的类型、免疫因素、治疗不当、营养不良、伴有其他传染病、长期饮酒或服用肝毒性药物等。

1. 病理变化　根据肝细胞坏死、炎症和纤维化程度，将慢性肝炎分为轻度、中度和重度三种（表14-2），其中**桥接坏死**是慢性肝炎的重要特点。

表 14-2　三种慢性肝炎病变比较

	轻度	中度	重度
肝细胞坏死	点状坏死，偶见轻度碎片状坏死	中度碎片状坏死，有桥接坏死	重度碎片状坏死，有明显桥接坏死
炎细胞浸润	有	明显	明显
纤维化程度	轻度	中度，纤维间隔初形成	重度，纤维间隔分割肝小叶
肝小叶结构	保存	大部分保存	破坏

2. 临床病理联系　慢性肝炎的常见临床表现为肝大及肝区疼痛，重度者还可伴有脾大。实验室检查结果是诊断的重要依据，如患者血清 SGPT、胆红素可有不同程度的升高，白蛋白降低或白蛋白与球蛋白比值下降，凝血酶原活性下降等。

3. 结局　轻度慢性肝炎可以痊愈或病变相对静止。重度慢性肝炎晚期，肝小叶结构紊乱，假小叶形成趋势明显，逐渐发展为肝硬化。

（三）重型肝炎

根据其发病急缓和病变程度不同，分为急性重型肝炎和亚急性重型肝炎。病情严重，临床较少见。

1. 急性重型肝炎　起病急，病程短，病情凶险，死亡率高，故有暴发型肝炎之称。

（1）病理变化：肝细胞**弥漫性大块**溶解性**坏死**，坏死面积超过肝实质的 2/3，仅在小叶周边残存少许变性的肝细胞；肝窦明显扩张充血甚至出血，Kupffer 细胞增生肥大，吞噬活跃，汇管区可见少量炎细胞浸润；残存的肝细胞**无明显再生现象**。肝脏体积明显缩小，以左叶为甚，重量可减轻至 600～800g（正常成人为 1300～1500g），肝脏呈黄色或红褐色，因而又称"**急性黄色肝萎缩**"或"**急性红色肝萎缩**"（图 14-5）。

图 14-5　急性重型肝炎
急性红色（黄色）肝萎缩

（2）临床病理联系：大量肝细胞溶解性坏死可导致：①胆红素大量入血引起重度黄疸；②凝血因子合成障碍导致皮肤、黏膜出血；③肝功能衰竭，解毒功能障碍，导致肝性脑病。此外，由于毒血症和出血等因素，使肾脏血管强烈持续收缩，肾血液供应严重不足，可促发急性肾衰竭，称为**肝肾综合征**。

（3）结局：本型肝炎预后极差，大多数在短期内死于肝性脑病、消化道大出血、肝肾综合征和 DIC 等。少数可迁延为亚急性重型肝炎。实施"人工肝"治疗可延缓死亡，积极进行肝移植。

2. 亚急性重型肝炎　多数由急性重型肝炎迁延而来，少数由急性（普通型）肝炎恶化进展而来。起病较急性重型肝炎缓和，病程较长，达数周至数月。

（1）病理变化：既有肝细胞**亚大块坏死**，又有肝细胞**结节状再生**；小叶内外可见明显炎细胞浸润，小叶周边有小胆管增生；较陈旧的病变区有明显的纤维组织增生。肝脏体积缩小，重量减轻，肝脏变形，左叶萎缩明显，表面可见大小不等的结节，质地略硬（图14-6）。

图14-6　亚急性重型肝炎
肝脏体积缩小、变形，表面可见大小不等的结节，质地略硬

（2）结局：治疗及时得当，病变有停止进展的可能，但多数发展为坏死后性肝硬化。

第四节　酒精性肝病

酒精性肝病（alcoholic liver disease）是因酒精及其毒性代谢产物所引起的肝脏疾病。近年来，在我国发病率呈明显上升趋势。

酒精性肝病为慢性酒精中毒的主要表现之一。肝脏是酒精代谢的主要场所，酒精对肝脏有直接损伤作用。其机制有：①酒精在肝脏中先转变为乙醛，乙醛再转变为乙酸，后一反应消耗辅酶Ⅰ（NAD），从而抑制肝细胞线粒体中的生物氧化过程，使肝细胞对脂肪酸的氧化能力降低，导致脂肪在肝细胞内堆积而发生脂肪肝；②生物氧化障碍使乳酸增多；③酒精在代谢过程中产生的自由基具有损伤作用；④酒精中间代谢产物乙醛具有强烈的脂质过氧化反应和毒性作用，可破坏肝细胞结构，并诱导自身免疫。

酒精性肝病有脂肪肝、酒精性肝炎和酒精性肝硬化三种病变，三者可以单独出现，也可先后或同时存在。

1. 脂肪肝　是最常见的酒精性肝病，分为轻、中、重三度，B超和CT能协助诊断。长期中、重度脂肪肝可进展为酒精性肝炎及酒精性肝硬化。单纯脂肪肝常无症状，重度者可有肝功能异常。特别严重者肿大的肝细胞胞质几乎被一个大脂肪滴所占据，胞核被挤向一侧，似脂肪细胞。如果患者肝区受到猛烈撞击，可致肝细胞破裂，大量游离脂肪滴经肝窦进入肝静脉，可造成脂肪栓塞。

2. 酒精性肝炎（alcoholic hepatitis）　常出现三种病变：①肝细胞脂肪变性；②在肝细胞胞质中常有酒精透明小体（Mallory 小体）；③肝细胞灶状坏死伴有中性粒细胞浸润。中性粒细胞浸润为酒精性肝炎坏死灶的特点。

3. 酒精性肝硬化（alcoholic cirrhosis）　一般认为，在酗酒前提下，脂肪肝、酒精性肝炎和酒精性肝硬化三种病变之间呈渐进性发展。酒精性肝炎时肝小叶中央区肝细胞发生坏死，首先在小叶中央静脉周围形成纤维化，继续发展为广泛纤维化。相邻肝小叶的纤维化条索相互连接，导致肝小叶的正常结构被分割，加之肝细胞结节状再生，发展成假小叶，形成酒精性肝硬化。

因酒精性肝病的程度和病变不同，临床上可由无症状性肝大或肝大伴轻度肝功能异常，逐渐发展到门静脉高压及肝衰竭。

第五节 肝 硬 化

肝硬化（liver cirrhosis）是由多种原因引起的肝细胞弥漫性变性坏死、纤维组织增生（广泛纤维化）和肝细胞结节状再生，**三种病变反复交替进行**，造成肝小叶正常结构被分割破坏而形成假小叶和肝内血液循环被改建，这**两种改建**导致**肝脏变形、变硬**。肝硬化是临床上常见的肝脏疾病。

我国目前仍采用病因、病变特点和临床表现相结合的分类法，分为门脉性、坏死后性、胆汁性、淤血性、寄生虫性和色素性，其中以门脉性肝硬化最常见。

一、门脉性肝硬化

门脉性肝硬化（portal cirrhosis）是指以门静脉压升高（门静脉高压）为主要表现的肝硬化。发病年龄多在20～50岁。早期可无明显症状，后期出现**门脉高压症**和**肝功能障碍**。

（一）病因与发病机制

1. 病毒性肝炎　慢性病毒性肝炎是我国肝硬化最常见的病因，尤其是乙型和丙型肝炎与肝硬化关系密切，可称为肝炎后肝硬化。有研究报道，肝硬化患者HBsAg阳性率高达75%。

2. 慢性酒精中毒　长期酗酒是我国门脉性肝硬化的另一个常见病因。在欧美一些国家由此引起的肝硬化高达70%，居肝硬化病因之首。

3. 营养缺乏　若食物中长期缺乏胆碱和蛋氨酸等营养物质时，可引起脂肪肝并逐渐发展为肝硬化。

4. 肝毒性物质　许多化学物质如黄曲霉毒素、四氯化碳、辛可芬等对肝脏有较大的毒性损害，长期作用可引起肝硬化。

上述各种因素引起反复的肝细胞变性、坏死及炎症反应，继发肝内广泛纤维化和肝细胞结节状再生。肝纤维化的胶原纤维来源：①网状纤维胶原化；②贮脂细胞分泌胶原纤维；③汇管区成纤维细胞增生并分泌胶原纤维。肝细胞结节状再生是由于肝小叶网状支架塌陷，再生的肝细胞未能规则排列，形成结构紊乱的再生性肝细胞团。增生的胶原纤维形成纤维间隔，不断分割正常肝小叶和再生性肝细胞团，形成假小叶，使肝脏结构破坏和血液循环途径被改建，形成肝硬化。

（二）病理变化

肝小叶正常结构被破坏，形成**假小叶**（pseudolobule）。假小叶是由广泛增生的纤维组织分割包绕肝小叶或再生性肝细胞结节，所形成的大小不等、圆形或椭圆形排列紊乱的肝细胞团（图14-7），是肝硬化的重要形态学标志。假小叶具有以下特点：①肝细胞排列紊乱，可见变性、坏死及再生的肝细胞；②中央静脉偏位、缺如或有两个以上；③有时可见汇管区也被包在假小叶内；④包绕假小叶的纤维间隔比较窄，且较一致，内有少量淋巴细胞和单核细胞浸润，并伴有小胆管增生和无管腔的假胆管形成。

图14-7　肝硬化　假小叶（HE染色）
镜下见假小叶为纤维间隔包绕的肝细胞团块

门脉性肝硬化早期，肝脏体积和重量正常或略增大，质地正常或稍硬。后期肝脏体积明显缩小，重量可减轻至 1000g 以下，硬度增加。表面呈结节状，**结节大小相仿**，直径多在 0.1～0.5cm 之间，一般不超过 1cm，弥漫分布。切面布满圆形或类圆形岛屿状结节，其大小与表面结节一致，结节间被灰白色纤维组织包绕，形成**窄而均匀的纤维间隔**（图 14-8）。

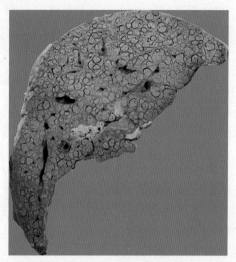

图 14-8　门脉性肝硬化
门脉性肝硬化结节：结节大小相仿，界限清楚

（三）临床病理联系

门脉性肝硬化早期由于肝功能代偿，患者可无或仅有较轻的临床症状，表现为乏力、食欲减退以及轻度肝大。随着病变发展，由于肝脏正常结构遭到破坏和肝内血液循环途径被改建，肝脏代偿功能逐渐丧失，患者出现门静脉高压和肝功能障碍。

1. 门静脉高压　门脉性肝硬化时，患者门静脉压力可升高至 25.5cmH$_2$O 以上（正常为 8～12cmH$_2$O）。其发生机制有：①肝小叶中央静脉及肝窦周围纤维组织增生，使门静脉血进入肝窦受阻，此为**窦性阻塞**；②假小叶压迫小叶下静脉，使肝窦内血液流出受阻，进而妨碍门静脉血入肝，此为**窦后性阻塞**；③肝动脉与门静脉的小分支在汇入肝窦前形成异常吻合，压力高的肝动脉血进入门静脉，使门静脉压力增高，此为**窦前性阻塞**（图 14-9）。

图 14-9　肝动脉与门静脉小分支在汇入肝窦前形成异常吻合

由于门静脉高压,使其所属器官的静脉血液回流受阻(图 14-10),发生脾大、胃肠道淤血水肿、腹水和侧支循环形成等临床表现,称为**门脉高压症**。

(1)**脾大**:有 70%～85% 的肝硬化患者由于脾静脉回流受阻,脾脏因慢性淤血而肿大。镜下,脾窦扩张淤血,窦内皮细胞增生,脾小体萎缩,红髓内纤维组织增生,部分可见含铁结节形成。脾脏重量可增加到 400～500g(正常 140～180g),甚至可达 1000g。脾大患者可伴有脾功能亢进,出现贫血、血小板减少和白细胞减少等。

(2)**胃肠道淤血水肿**:由于门静脉高压,胃肠静脉回流受阻,导致胃肠壁淤血、水肿,因而引起消化吸收功能障碍,患者出现食欲减退、腹胀、腹泻、消化不良等症状。

(3)**腹水**:腹腔积液多出现在肝硬化晚期,腹水量达 500ml 以上腹部叩诊呈移动性浊音,通常患者腹水量都很大,以致腹部明显膨隆。腹水为淡黄色、清亮透明的漏出液。其形成的机制:①门静脉高压使门静脉系统淤血,毛细血管流体静压升高,液体漏入腹腔;②肝合成白蛋白的功能降低,致使血浆胶体渗透压下降;③窦性或窦后性阻塞,使肝窦内压升高,液体经肝被膜漏入腹腔;④肝脏对醛固酮和抗利尿激素的灭活功能降低,使其在血中水平升高,导致水钠潴留。同时腹水使肾血流量减少,RAAS 被激活,醛固酮分泌增多。

图 14-10　肝硬化时侧支循环模式图

(4)**侧支循环形成**:门静脉压升高后,门静脉和腔静脉吻合支开放,形成侧支循环(图 14-10),使部分门静脉血经由侧支循环绕过肝脏直接回到右心。其侧支循环的途径、失代偿的表现及其引起的并发症如下:①**食管下段静脉丛曲张**:是门静脉高压最直接的证据,门静脉血经由胃冠状静脉、食管下段静脉丛、脐静脉进入上腔静脉回心,曲张的食管下段静脉丛在胸腹压升高或粗糙食物磨损时,极易破裂,引起致命性上消化道大出血,是肝硬化患者常见死因之一;②**直肠静脉丛曲张**:门静脉血经由肠系膜下静脉、直肠静脉丛、髂内静脉进入下腔静脉回右心,引起直肠静脉丛曲张,形成**痔**,破裂可出现便血;③**脐周静脉丛曲张**:门静脉血经由副脐静脉、脐周静脉网分别流向上、下腔静脉,引起脐周静脉丛曲张,形成**"海蛇头"**现象。

2. 肝功能障碍　因肝细胞数量减少和肝小叶结构毁损致使肝功能显著下降。

(1)**蛋白质合成障碍**:因肝脏合成白蛋白减少,血浆白蛋白与球蛋白比值下降甚至倒置。

(2)**出血倾向**:由于肝脏合成凝血因子减少以及脾功能亢进,血小板破坏增多,患者常出现牙龈、鼻出血及皮下出血。

(3)**黄疸**:由于肝细胞损伤和胆汁淤积等,使肝细胞对胆红素的摄取和排泄障碍,患者可出现肝细胞性黄疸。

(4)**雌激素灭活障碍**:肝脏对雌激素的灭活作用减弱,男性可出现乳腺发育和睾丸萎缩;女性可表现为月经紊乱。雌激素还使小血管扩张,常在面、颈、胸和前臂出现"蜘蛛痣",常有手掌潮红即"肝掌"。

(5)**肝性脑病**:是肝硬化最严重的后果,也是死亡的又一重要原因。由于肝功能衰竭,患者出现以意识障碍为主的神经精神综合征。

(四)结局与合并症

早期,如能消除病因和积极正确治疗,病情可相对稳定或有所减轻,肝功能得到改善。若病变继续发展,晚期患者常死于肝性脑病、上消化道大出血,或合并感染以及发生肝癌而死亡。

二、坏死后性肝硬化

坏死后性肝硬化(postnecrotic cirrhosis)是在肝细胞亚大块坏死的基础上形成的肝硬化。

坏死后性肝硬化的主要原因:①病毒性肝炎:多由亚急性重型肝炎迁延而来;慢性肝炎反复发作

视频:
肝硬化

坏死严重时,也可发展为坏死后性肝硬化。②药物及化学物质中毒:抗真菌、抗寄生虫、抗结核、抗癌药等许多药物及某些化学物质可引起肝细胞广泛坏死,继而出现肝细胞结节状再生和纤维组织增生而发展为坏死后性肝硬化。

肝脏体积缩小,以左叶为甚,重量减轻,质地变硬,表面及切面有较大且**大小不等的结节**,最大直径可达 6cm,呈黄绿色或黄褐色,切面**纤维间隔宽**,且**宽窄不均**。镜下,假小叶大小不一、形态不规则;小叶内的肝细胞坏死较重,有不同程度的胆色素沉积;纤维间隔较宽且薄厚不均,其内有显著炎细胞浸润和小胆管增生。

坏死后性肝硬化因肝细胞坏死较重,肝功能障碍明显并且出现较早,而门静脉高压较轻且出现较晚。癌变率较门脉性肝硬化高。

病例导学

　　某男,59 岁。20 年前起经常右上腹痛,伴食欲下降、乏力。经治疗,时好时发。近 1 个月来症状加重,并出现牙龈出血、腹胀、黄疸。查体:慢性病容,皮肤巩膜黄染,腹部膨隆,全腹无压痛,移动性浊音(+),脾肋下 3cm。实验室检查:HBsAg(+);总胆红素 157.3μmol/L(正常参考值 1.7～17.2μmol/L)、结合胆红素 98.2μmol/L(正常参考值 0～6.8μmol/L);γ- 谷氨酰转肽酶 111U/L(正常参考值 11～50U/L)、天门冬氨酸氨基转移酶 278U/L(正常参考值 8～40U/L)、丙氨酸氨基转移酶 177U/L(正常参考值 8～35U/L)、白 / 球蛋白 32/25(正常参考值 40～55/20～30g/L);B 超:肝脏弥漫小结节。

　　问题:
　　1. 请做出诊断,提出主要依据。
　　2. 为了确诊还应做哪些检查,病变是如何发展的?

第六节　常见恶性肿瘤

消化系统常见恶性肿瘤主要有食管癌、胃癌、大肠癌、肝癌四大类。

一、食管癌

食管癌(carcinoma of esophagus)是由食管黏膜上皮或腺体发生的恶性肿瘤。我国是世界上食管癌高发地区之一,居十大恶性肿瘤的第 4 位,并呈明显的地域性,太行山区、苏北地区、大别山区、川北地区以及闽粤地区等为高发区。男性多于女性,发病年龄多在 40 岁以上。食管癌的典型症状为**哽噎感**和**进行性吞咽困难**。

(一)发病因素

1. 化学和生物因素　在高发区的膳食、饮水、酸菜中亚硝酸盐含量较高,另外,高发区居民食物常被真菌(如白色念珠菌)污染,可促使亚硝胺及其前体的形成。

2. 微量元素缺乏　高发区土壤中缺乏钼、锌、铜等微量元素,可能是引起食管癌的间接原因,特别是钼的缺乏,可使硝酸盐在植物体内蓄积。

3. 饮食和卫生因素　长期饮烈性酒、吸烟,食物过硬、过热及进食过快,导致慢性刺激、炎症、创伤,或口腔不洁、龋齿等均可能与食管癌的发生有关。

4. 遗传因素　食管癌有明显的地域性,并有家族聚集现象,可能与遗传易感性有关。

(二)病理变化

食管癌 90% 以上为鳞癌,其发生、发展是一个多阶段、渐进性的连续过程。食管癌起源于食管鳞状上皮的基底细胞,经过单纯性增生、不典型增生、原位癌、早期浸润癌等阶段演变而来。其他组织学类型有腺癌、未分化癌、腺棘皮癌等,均少见。

食管癌常发生在食管的三个生理狭窄处,**中段最多见**(约占 50%),下段次之(约占 30%),上段最少(约占20%)。根据癌组织浸润的范围,将食管癌分为早期食管癌和中晚期食管癌。

1. 早期食管癌 病变局限,多为原位癌或黏膜内癌,未侵犯肌层,无淋巴结转移。病变黏膜无明显异常或黏膜粗糙,或轻度糜烂,或呈细颗粒状、微小乳头状。X线检查管壁基本正常或仅见轻度局限性僵硬。

2. 中晚期食管癌 大体类型有髓质型、蕈伞型、溃疡型和缩窄型(图14-11)。

图14-11 中晚期食管癌
A. 髓质型;B. 蕈伞型;C. 溃疡型;D. 缩窄型

(三)扩散

1. 直接蔓延 癌组织在食管壁内浸润性生长,穿透管壁直接侵入邻近组织器官。癌组织所发生的部位不同,累及的范围及器官也不同。食管上段癌可侵入喉、气管和颈部软组织;中段癌可侵入支气管、肺;下段癌可侵入贲门、膈肌、心包等处。直接蔓延除导致肿瘤范围扩大外,受浸润的器官还可发生相应的并发症,如食管气管瘘、大出血及脓肿等。

2. 淋巴道转移 食管淋巴管非常丰富,所以癌细胞常常沿着食管淋巴引流途径转移。上段癌常转移到颈部及上纵隔淋巴结,中段癌可转移至食管旁及肺门淋巴结,下段癌常转移到食管旁、贲门旁及腹腔上部淋巴结。晚期各段癌均可转移到左锁骨上淋巴结。

3. 血道转移 晚期食管癌可经血道转移至肝和肺等。

(四)临床病理联系

早期食管癌症状常不明显,但在吞咽粗硬食物时可有不同程度的不适感,包括咽下食物哽噎感、胸骨后烧灼样、针刺样或牵拉摩擦样疼痛。食物通过缓慢,并有停滞感或异物感。哽噎停滞感常通过喝水而缓解消失。症状时轻时重,进展缓慢。

中晚期食管癌典型的症状为进行性吞咽困难,先是难咽干的食物,继而是半流质食物,最后水和唾液也难以咽下。晚期患者因进食困难,加上肿瘤的侵蚀消耗,出现恶病质,最后因全身衰竭而死亡。

(五)预后

早期食管癌治疗后5年生存率达90%以上。中晚期食管癌术后5年生存率仅为10%~30%。

二、胃癌

胃癌(carcinoma of stomach)是由胃黏膜上皮发生的恶性肿瘤。居我国十大恶性肿瘤的第3位,但在某些地区,特别是农村,其发病率和死亡率可居癌症首位。好发年龄为40~60岁,男女之比为2:1~3:1。

(一)发病因素

1. **饮食因素** 大量食用一些过期食物或熏烤食品,食物中所含的二级胺及亚硝酸盐在胃酸的作用下变成具有致癌作用的亚硝基化合物。日本过去胃癌高发可能与居民食用经滑石粉（含有致癌作用的石棉纤维）处理的稻米和熏烤食物有关。近30年来，日本人改变了这种饮食习惯，现在其胃癌的发病率已与亚洲其他国家无异。

2. H.pylori 感染 流行病学调查提示，H.pylori 感染与胃癌的发生密切相关。慢性萎缩性胃炎伴有肠上皮化生的患者易于发生胃癌。

3. 环境因素 胃癌的发生有一定的地理分布特点，移民调查证实，从高发区移民到低发区，或从低发区移民到高发区，其下一代胃癌的发生率也相应降低或升高，提示胃癌的发生与环境因素有关。

（二）病理变化

胃癌主要起源于胃腺颈部和胃小凹底部的成体干细胞，它具有多向分化的潜能，再生修复异常活跃，在致癌物的长期作用下，干细胞异常增生而癌变。胃癌发生的分子机制研究认为，胃癌的发生也是一个经肠上皮化生、非典型增生、癌变的多步骤过程。

胃癌好发于**胃窦部**，尤其是**胃小弯侧多见**（约占75%），胃体和胃底部较少见。根据癌组织浸润范围可分为早期胃癌和中晚期胃癌。

1. 早期胃癌 是指癌组织局限于黏膜层及黏膜下层，未达肌层。胃镜下可分为隆起型、表浅型和凹陷型（图14-12）。

2. 中晚期胃癌 又称进展期胃癌，癌组织浸润深度深达肌层甚至浆膜层。大体类型可分为三型：①**息肉型或蕈伞型**：癌组织向黏膜表面生长，呈息肉状或蕈伞状突向胃腔，表面可有深浅不等的溃疡（图14-13A）；②**溃疡型**：癌组织部分坏死脱落形成溃疡，溃疡一般较大，边缘隆起，如火山口状，底部凹凸不平，此型胃癌应注意与胃溃疡鉴别（图14-13B，表14-3）；③**浸润型**：癌组织在胃壁内呈局限性或弥漫性浸润，与周围正常组织分界不清。当大范围胃壁增厚变硬、皱襞消失、胃腔缩小时，似皮革制成的囊袋，称**革囊胃**（linitis plastica）（图14-13C）。

图 14-12 早期胃癌（箭头所示）

A   B   C

图14-13 中晚期胃癌
A. 蕈伞型；B. 溃疡型；C. 浸润型（革囊胃）

WHO将胃癌的组织学类型分为乳头状腺癌、管状腺癌、黏液腺癌、印戒细胞癌和未分化癌。

（三）扩散

1. 直接蔓延 癌组织可穿透胃壁，直接蔓延至邻近器官和组织，如肝、胰腺及大网膜等。

2. 淋巴道转移 是胃癌的主要转移途径。首先转移到胃冠状静脉旁及幽门下的局部淋巴结，进而可转移到腹主动脉旁、肝门、胰头上方及肠系膜根部等处的淋巴结。晚期经胸导管转移至左锁骨上淋巴结。

表 14-3　胃溃疡与溃疡型胃癌的大体形态鉴别

	胃溃疡	溃疡型胃癌
外形	圆形或卵圆形	不整形,皿状或火山口状
大小	溃疡直径一般<2cm	溃疡直径一般>2cm
深度	较深	较浅
边缘	整齐,不隆起	不整齐,隆起
底部	较平坦	凹凸不平,有坏死,出血明显
周围黏膜	黏膜皱襞呈放射状向溃疡集中	黏膜皱襞中断,该处呈结节状肥厚

3. 血道转移　胃癌晚期,癌组织常经门静脉转移至肝,也可远处转移至肺、骨及脑等器官。

4. 种植转移　癌组织侵至浆膜面,癌细胞脱落种植于腹壁及盆腔器官表面,形成转移瘤,如黏液癌发生种植性转移,常在双侧卵巢形成转移性黏液癌,称 Krukenberg 瘤。

(四)临床病理联系

早期胃癌患者症状不明显。随病变进展及继发肿瘤出血、坏死,可出现上腹部不适、疼痛、食欲减退、消化不良、便隐血、消瘦等一系列临床表现。位于贲门及幽门部肿块可引起梗阻,出现吞咽困难或呕吐。癌组织侵蚀胃壁大血管可引起上消化道大出血,出现黑便及呕血。癌细胞种植于腹壁时可出现血性腹水。晚期上腹部可触及肿块,发生恶病质。

(五)预后

早期胃癌术后 5 年生存率高达 80%～90%。进展期胃癌预后较差,术后 5 年生存率为 10%～20%。癌组织浸润越深,预后越差。

某女,60 岁。4 个月前出现上腹疼痛,伴食欲下降、乏力和消瘦,近 10d 开始呕吐,呕吐物有宿食。查体:上腹部压痛,左锁骨上触及肿块。X 钡餐检查见胃小弯有堤坝样充盈缺损。B 超发现肝脏多发性占位性病变,双侧卵巢肿大,表面呈结节状。

问题:

1. 该患者最可能的诊断是什么?

2. 哪些是转移病灶,转移途径又如何?

三、大肠癌

大肠癌(carcinoma of large intestine)是大肠黏膜上皮发生的恶性肿瘤,又称结直肠癌。居我国十大恶性肿瘤第 5 位,发病年龄范围较大,发病高峰在 40～50 岁,男性多于女性。

(一)发病因素

1. **饮食因素**　在高营养低纤维饮食的人群中,大肠癌发病率较高。这可能是由于此类高营养而少残渣的食物不利于有规律地排便,延长了肠黏膜与食物中可能含有的致癌物的接触时间。

2. **遗传因素**　家族性腺瘤性结肠息肉病患者 50 岁前几乎 100% 恶变,在患者的基因中,发现有一种单基因(抑癌基因 *APC*)突变体,后者对息肉的恶变有易感性,说明大肠癌的发生与遗传有关。

此外,一些发生在大肠的疾病或病变,如大肠绒毛状腺瘤、慢性溃疡性结肠炎及结肠血吸虫病,经久不愈可发生癌变。

(二)病理变化

大肠癌好发部位依次为**直肠**、**乙状结肠**、盲肠以及升结肠、横结肠和降结肠。主要以**高分化管状腺癌**和**乳头状腺癌**多见,其次有黏液腺癌、印戒细胞癌和未分化癌等。肛门附近可发生鳞状细胞癌和腺鳞癌。根据大体形态特点,按发病多少依次为溃疡型、隆起型、缩窄型和胶样型。

（三）扩散

1. **直接蔓延** 当癌组织浸润到浆膜层后，可直接蔓延到邻近器官，如膀胱、前列腺及腹膜等处。

2. **淋巴道转移** 随着癌组织在肠壁浸润的深度，淋巴道转移率明显升高。转移从局部淋巴结再到达远处淋巴结，偶尔经胸导管转移至左锁骨上淋巴结。

3. **血道转移** 晚期癌组织可血道转移至肝、肺、骨等处。

4. **种植转移** 癌细胞穿破浆膜后，可脱落播散到直肠膀胱陷凹和直肠子宫陷凹等处。

（四）临床病理联系

大肠癌的临床表现因发生部位和累及范围不同而异。

1. **右侧大肠癌** 因右侧大肠肠腔较宽，因此，不易引起肠梗阻，但肿瘤多为隆起型，体积较大，故常在右下腹触及包块。因癌组织质脆，易破溃、出血或继发感染，患者常有贫血及发热等全身症状。

2. **左侧大肠癌** 左侧大肠肠腔较小且肿瘤多呈环形生长，可导致肠腔狭窄，引起不全肠梗阻，出现腹痛、腹胀、便秘等表现，如肿瘤破溃出血时，大便可带鲜血。

（五）分期及其预后

大肠癌的预后与其浸润的深度、有无淋巴结转移（即分期）有关（表 14-4）。

表 14-4 大肠癌分期及预后

分期	肿瘤生长范围	5 年生存率（%）
A	癌组织限于黏膜层（上皮内瘤变）	100
B1	癌组织侵及肌层，无淋巴结转移	67
B2	癌组织穿透肌层，但无淋巴结转移	54
C1	癌组织未穿透肌层，有淋巴结转移	43
C2	癌组织穿透肠壁，并有淋巴结转移	22
D	远隔脏器转移	极低

四、原发性肝癌

原发性肝癌（primary carcinoma of liver）是由肝细胞或肝内胆管上皮细胞发生的恶性肿瘤，简称肝癌。列我国十大恶性肿瘤第 2 位，东南沿海一带为高发区。发病年龄多在中年以后，在高发区有发病年龄提前的趋势，男性多于女性。

（一）发病因素

1. **肝炎病毒** 肝炎病毒，尤其是 HBV 和 HCV 与肝癌的发生关系密切。资料表明，在肝癌高发区，60%~90% 的肝癌患者有 HBV 感染。肝癌患者 HBV 基因整合到肝癌细胞的 DNA 中，HBV 基因组中的 X 蛋白能够与抑癌基因 $p53$ 结合并使其失活，还能够活化原癌基因，诱导肝癌发生。在日本约有 70% 的肝癌者 HCV 抗体阳性。

2. **肝硬化** 在我国肝癌与肝硬化有密切关系，约 84.6% 的肝癌患者合并肝硬化，尤其是坏死后性肝硬化导致肝癌者居多。由于我国肝硬化的主要原因是病毒性肝炎，所以一般认为病毒性肝炎、肝硬化、肝癌三者之间有非常密切的关系，是肝脏疾病中的三部曲。

3. **黄曲霉素 B_1** 是最强的致癌物，多存在于发霉的谷物，尤其是花生等。

4. **亚硝胺类** 长期摄入含亚硝胺类化合物较多的食物可引起肝癌。在肝癌高发区的土壤中，硝酸盐和亚硝酸盐的含量显著高于低发区。

5. **寄生虫感染** 华支睾吸虫感染可诱发胆管细胞癌，慢性血吸虫病患者易发生肝细胞癌。

6. **慢性酒精中毒** 酒精性肝病的肝癌发生率也较高。

（二）病理变化

根据肿瘤的大小及数目，分为早期肝癌和中晚期肝癌。

1. **早期肝癌** 指瘤结节不超过 2 个且瘤结节直径总和不超过 3cm 的原发性肝癌，瘤结节呈球形，与周围组织分界清楚，无出血、坏死，又称**小肝癌**。

2. 中晚期肝癌 大多数患者就诊时已是中晚期。

（1）组织学类型：分为：①**肝细胞癌**：**最常见**；②**胆管细胞癌**：较少见；③**混合细胞癌**：具有肝细胞癌和胆管细胞癌两种成分，很少见。

（2）大体类型：分为：①**巨块型**：较常见，多位于肝右叶，瘤体呈巨大肿块，直径可超过10cm。肿瘤内常见出血坏死，周围常有卫星状小癌结节（图14-14A）。此型肝硬化背景相对较少。②**结节型**：最多见，肿瘤形成多个圆形或椭圆形的结节，散在分布，结节大小不等，直径多不超过5cm，也可互相融合成大结节（图14-14B）。此型通常有肝硬化背景。③**弥漫型**：很少见，癌结节较小或无明显结节形成，弥漫分布在肝内（图14-14C）。多在肝硬化基础上发生。

图14-14 中晚期肝癌
A. 巨块型；B. 多结节型；C. 弥漫型

（三）扩散

1. 肝内播散 原发性肝癌首先在肝内浸润蔓延，肿瘤范围不断扩展，并且癌细胞可沿门静脉分支播散，在肝内形成多个转移癌结节，还可逆行至肝外门静脉主干，形成癌栓，阻塞管腔，引起门静脉高压。

2. 淋巴道转移 癌细胞侵入淋巴道转移至肝门、上腹部及腹膜后淋巴结。

3. 血道转移 可较早通过肝静脉转移至肺以及肾上腺、脑、肾等处。

4. 种植转移 浸润到肝表面的癌细胞脱落后，可直接种植在腹腔脏器或腹膜上。

（四）临床病理联系

早期肝癌一般无明显症状和体征，当患者就诊时，多数已到晚期。晚期患者常出现肝大、肝区疼痛、黄疸、腹水、消瘦等表现。通过检测血清甲胎蛋白（AFP）的含量，对肝癌诊断具有重要意义。

（五）预后

原发性肝癌预后极差，尤其晚期肝癌临床进展快，多数在半年内死亡。死亡原因有肝功能衰竭、恶病质、肿瘤破裂或侵蚀大血管导致大出血等。

第七节 肝性脑病

肝是人体最大的消化腺，承担着消化、代谢、解毒、分泌及免疫等多种生理功能。肝功能不全（hepatic insufficiency）是指各种因素引起肝脏代谢、分泌、合成、解毒与免疫功能障碍，机体出现黄疸、出血、继发感染和重要器官功能紊乱的病理生理过程。肝功能衰竭（hepatic failure）属于肝功能不全的晚期，是指肝功能严重障碍引起的一系列临床综合征，主要表现为肝性脑病和肝肾综合征。大多数肝功能衰竭患者都以肝性脑病而告终。

一、概念、分期与分型

肝性脑病（hepatic encephalopathy）是指在排除其他已知脑疾病前提下，继发于肝功能障碍的一系列严重的神经精神综合征，临床表现从人格改变、行为异常、扑翼样震颤到出现意识障碍、昏迷直至死亡。临床上按神经精神症状的轻重将肝性脑病分为四期：**一期又称前驱期**，有轻微的性格、行为改变，昼夜颠倒，轻微扑翼样震颤；**二期又称昏迷前期**，出现语言和书写障碍、嗜睡、淡漠、人格障碍、行为异常和明显的扑翼样震颤等；**三期又称昏睡期**，以昏睡能唤醒、语无伦次、明显精神错乱为主；**四期又称昏迷期**，病人完全丧失神志，昏迷不能唤醒，对疼痛刺激无反应。

肝肾综合征

肝肾综合征（hepatorenal syndrome，HRS）又称肝性功能性肾衰竭，是指肝硬化失代偿期或急性重型肝炎时，继发于肝功能衰竭基础上的可逆性功能性肾衰竭，但若病情持续时间长或伴有肠源性内毒素血症，肾小管也可急性坏死而发生器质性肾衰竭。临床上将 HRS 分为 I、II 两型，I 型起病急，2 周内发生肝、肾衰竭，常伴有黄疸和肝性脑病；II 型起病慢，常伴有顽固性腹水。HRS 的发病机制是因急慢性肝疾病引起的门脉高压使血液回流阻力增加，外周血管床扩张，血液淤积，加之肝性腹水等因素均使有效循环血量减少，激活 RAAS，导致肾血管收缩，肾血流量减少，GFR 降低，肾小管重吸收增加，引起 HRS 的发生。

目前，临床上按照肝脏病变、神经病学的症状和体征以及病程将肝性脑病分为 A、B、C 三型：A 型为急性肝衰竭相关肝性脑病，B 型为无内在肝病的门体旁路相关性肝性脑病，C 型为肝硬化伴门脉高压或门体分流相关的肝性脑病。

1. **A 型肝性脑病**　起病急，病情凶险，无明显诱因，常由急性重型病毒性肝炎、急性中毒性肝病、急性药物性肝病所致，因肝细胞广泛坏死，肝功能急剧下降，患者迅速发生昏迷，预后差。

2. **B 型肝性脑病**　少见，纯粹由门 - 体静脉分流术引起，肝结构正常且无器质性肝病。

3. **C 型肝性脑病**　最常见，常继发于各种慢性肝病，如肝炎后肝硬化、血吸虫性肝硬化、酒精性肝硬化、营养不良性肝硬化、慢性药物性肝病、原发性肝癌、肝豆状核变性等，可分为间歇型、持续型、轻微型三个亚型。

二、发病机制

肝性脑病的发病机制尚未完全阐明，目前认为，肝性脑病的发病机制主要是由于氨中毒、假性神经递质、血浆支链氨基酸与芳香族氨基酸比例失衡、γ- 氨基丁酸或其他神经毒质引起脑组织的功能代谢障碍。本节重点介绍氨中毒和假性神经递质增多这两种机制。

（一）氨中毒

氨中毒学说是目前解释肝性脑病发病机制的**中心环节**。临床上约 80% 肝性脑病患者的血及脑脊液中氨水平升高，且降血氨治疗有效。正常情况下，人体氨的生成和清除之间维持着动态平衡，血氨含量不超过 59μmol/L。当氨生成过多而清除不足时，血氨升高，过量的氨通过血 - 脑屏障进入脑内，作为神经毒素引起肝性脑病。

1. 血氨升高的原因

（1）**氨清除不足**：肠道吸收的氨经门静脉进入肝脏，在肝内经鸟氨酸循环合成尿素，再从肾脏排出或经肠壁渗入肠腔排出体外。①肝功能障碍时，由于肝内酶系统受损、ATP 供给不足、鸟氨酸循环的各种底物缺失等均可使鸟氨酸循环障碍，尿素合成减少导致氨清除不足；②门 - 体侧支循环建立，见于肝硬化门静脉侧支循环和门 - 体静脉分流术后，来自肠道的氨部分或大部分未经肝清除而直接进入体循环，引起血氨升高。

（2）**氨产生增多**：血氨主要来源于肠道产氨。①当肝功能严重障碍时，门静脉回流受阻、肠黏膜淤血水肿、胆汁分泌减少、肠蠕动减慢等使食物消化、吸收障碍，未经消化吸收的蛋白质在肠道潴留，同时肠内细菌生长活跃,释放的氨基酸氧化酶和尿素酶增多,使肠道产氨增多,如果合并上消化道出血,血液蛋白质在肠内细菌作用下更使产氨增多;②肝硬化晚期常并发功能性肾衰竭引起氮质血症,大量尿素弥散至胃肠道,经肠内细菌尿素酶作用而产生大量氨;③肝性脑病患者常有躁动不安、震颤等肌肉活动增强的表现,使肌肉中腺苷酸分解代谢增强而产氨增多;④肠道中氨的吸收率与肠道 pH 有密切关系,当肠道处于酸性环境时,NH_3 与 H^+ 结合成不易吸收的 NH_4^+ 而随粪便排出体外。反之,当肠道处于碱性环境时,肠道吸收氨增多,促使血氨升高。因此,临床上常采用口服乳果糖降血氨,就是因其在肠道被细菌分解后产生乳酸、醋酸,降低肠腔 pH,减少氨的吸收。

2. 氨对脑的毒性作用　氨属于弱碱性,正常时血中仅有 1%,氨可以通过血 - 脑屏障而进入脑内。当细胞因子、自由基等使血 - 脑屏障通透性增高时,即使血氨不增高,进入脑内的氨也会增多。氨可产生以下毒性作用:

(1) 氨使脑内神经递质发生改变:脑内氨水平升高可直接影响脑内神经递质的水平及神经传递。①干扰脑内兴奋性递质谷氨酸的浓度及谷氨酸能神经的传递,肝性脑病早期氨可使脑内谷氨酸生成增多,患者表现为兴奋性增强,后期脑内氨进一步增加,一方面抑制丙酮酸脱氢酶系和 α- 酮戊二酸脱氢酶系的活性,使三羧酸循环受抑制,另一方面使谷氨酸与氨结合生成谷氨酰胺增多,两者均使脑内兴奋性递质谷氨酸减少,神经传递障碍;②使丙酮酸氧化脱羧障碍,乙酰辅酶 A 生成减少,中枢兴奋性递质乙酰胆碱生成减少;③使抑制性递质如 γ- 氨基丁酸、谷氨酰胺等增加,导致抑制性神经元活动增强(图 14-15)。

(2) 干扰脑细胞的能量代谢:脑内能量主要来源于葡萄糖的生物氧化。脑细胞的正常代谢是保持意识清醒和精神正常的基本条件。氨入脑增多可干扰葡萄糖的生物氧化过程,影响能量代谢,使 ATP 生成减少,消耗过多,其具体作用环节包括:①氨与三羧酸循环中的 α- 酮戊二酸结合生成谷氨酸,消耗大量 α- 酮戊二酸,而血液中的 α- 酮戊二酸又不易通过血 - 脑屏障进入脑组织,导致三羧酸循环速度减慢,ATP 生成减少;②消耗了大量还原型辅酶 I(NADH)而妨碍了呼吸链的递氢过程,使 ATP 生成不足;③氨抑制丙酮酸脱氢酶系及 α- 酮戊二酸脱氢酶系(αKGDH)的活性,从而影响三羧酸循环过程,使谷氨酸和 ATP 均生成减少;④氨与谷氨酸结合生成谷氨酰胺增多,ATP 大量消耗。因此,进入脑内的氨使脑细胞完成各种功能所需的 ATP 严重不足,不能维持中枢神经系统的兴奋活动,从而发生功能紊乱乃至昏迷(图 14-15)。

图 14-15　氨对脑内神经递质及能量代谢的影响

(3) 干扰神经细胞膜的离子转运:血氨升高可干扰神经细胞膜 Na^+-K^+-ATP 酶的活性,影响细胞内外 Na^+、K^+ 的分布。氨可与 K^+ 竞争进入细胞内,造成细胞内缺钾。神经细胞膜内外 Na^+、K^+ 的异常分布直接影响膜电位、细胞的兴奋及传导等活动。

（二）假性神经递质增多

脑干网状结构上行激动系统的主要功能是保持清醒状态或维持唤醒功能。去甲肾上腺素和多巴胺是脑干网状结构中传递冲动的主要递质，当这些递质被假性神经递质所取代，这一系统的唤醒功能将不能维持。

正常食物中蛋白质在肠内分解成氨基酸，其中芳香族氨基酸如苯丙氨酸、酪氨酸和色氨酸等经肠道细菌释放的脱羧酶作用，分别被分解为苯乙胺和酪胺，这些胺由肠壁吸收入血，到达肝脏可被单胺氧化酶氧化分解而清除。当肝功能障碍或门 - 体侧支循环形成时，它们未被分解或绕过肝脏直接进入体循环到达脑组织，在神经细胞内经 β- 羟化酶的羟化作用，生成苯乙醇胺和羟苯乙醇胺（图 14-16）。苯乙醇胺和羟苯乙醇胺在化学结构上与正常神经递质去甲肾上腺素和多巴胺极为相似，但生理效应极弱，被称为假性神经递质（false neurotransmitter）。当脑干网状结构中**假性神经递质增多**，可取代去甲肾上腺素和多巴胺被神经元摄取，并贮存在突触小泡中，但其被释放后的生理效应极其微弱，从而阻断了正常神经冲动的传递功能，致使脑干网状结构上行激动系统**唤醒功能丧失**，大脑功能被抑制，出现意识障碍乃至昏迷。

图 14-16 脑内假性神经递质的产生过程

假性神经递质学说建立的主要依据是：①肝性脑病患者脑内的多巴胺和去甲肾上腺素等神经递质减少；②应用左旋多巴可以明显改善肝性脑病患者的状况，左旋多巴进入脑内可转变为多巴胺和去甲肾上腺素，使正常神经递质增多，与假性神经递质竞争，使神经传导功能恢复，促进患者苏醒。

此外，血浆氨基酸失衡、γ- 氨基丁酸的抑制作用和其他神经毒质的毒性作用，也能从一定角度解释肝性脑病的发生发展，并为临床治疗提供理论依据，但仍需进一步深入研究，不断加以完善。

总之，肝性脑病的发病机制较为复杂，每一种学说都不能单独解释肝性脑病的全部发病机制。随着研究的不断深入，诸多因素间的内在联系及相互作用得以揭示，氨中毒学说已经成为解释肝性脑病发病机制的中心环节，与其他学说有密切关系。脑内氨增高可使 γ- 氨基丁酸入脑增多，并大量与 γ- 氨基丁酸受体结合，发挥抑制作用，导致中枢神经系统的功能障碍；高血氨可引起血浆氨基酸比例失衡等。

文档：肝性脑病的其他发病机制

病例导学

患者，男性，48 岁，因"便血、神志恍惚 2d"入院。有乙肝病史 13 年，近 1 年食欲减退、腹胀、疲乏、消瘦。2 个月来腹胀、乏力、消瘦加快，2d 前开始柏油样便，神志恍惚，不应答或答非所问。查体：消瘦，皮肤、巩膜黄染。腹部膨隆，有移动性浊音，腹壁浅静脉曲张，肝未触及，脾大位于肋下 3cm，双下肢轻度水肿。实验室检查：红细胞 $3.0 \times 10^{12}/L$，血小板 $80 \times 10^9/L$，便隐血（+++），血清总蛋白 50g/L，清蛋白 26g/L，球蛋白 38g/L，血清总胆红素 38μmol/L，丙氨酸氨基转移酶 130U。X 线钡餐：食管下段静脉曲张。

问题：

1. 请诊断是否有肝性脑病，发生机制如何，还应做哪些检查？

2. 解释临床表现。

三、诱因与防治原则

（一）诱发因素

1. 氮负荷增加 氮负荷增加是诱发肝性脑病最常见的原因，尤其是肝硬化患者上消化道出血、过量蛋白饮食、输血等外源性氮负荷增加，使血氨升高，易诱发肝性脑病。而感染、碱中毒、氮质血症、尿毒症、便秘等内源性氮负荷过重，也会诱发肝性脑病。

2. 血-脑屏障通透性增高 正常时神经毒质一般不能通过血-脑屏障，但当脑内能量代谢障碍、严重肝病、饮酒等使血-脑屏障通透性增高时，神经毒质则可穿过血-脑屏障参与肝性脑病的发生。

3. 脑敏感性增高 严重肝病患者体内各种毒性物质增多，在毒性物质的作用下，脑对药物或氨等毒性物质的敏感性增高，因此，当使用止痛药、麻醉剂、镇静剂、氯化铵等药物时，易诱发肝性脑病；而感染、缺氧、电解质紊乱等也可增强脑对毒性物质的敏感性，诱发肝性脑病。

（二）防治原则

1. 治疗原发病 肝性脑病通常是由严重肝功能障碍引起，首先应针对原发病如肝炎、肝硬化等进行积极治疗。

2. 防止诱因 在肝性脑病的发生过程中，诱发因素具有重要作用，避免诱发因素的作用可有效防止肝性脑病的发生。①减少氮负荷：严格控制蛋白质的摄入量，每天不宜超过 40g，减少组织蛋白质的分解；②避免进食粗糙质硬的食物，防止上消化道大出血；③灌肠或导泻清除肠内积食，防止便秘，减少肠道有毒物质进入体内；④注意预防因利尿、放腹水、低血钾等情况诱发肝性脑病；⑤由于患者血-脑屏障通透性增高，脑敏感性增高，须慎用止痛药、镇静剂和麻醉剂，防止诱发肝性脑病。

3. 降低血氨 主要方法：①口服乳果糖等使肠道 pH 降低，抑制肠道细菌，减少肠道产氨和利于氨的排出；②应用门冬氨酸鸟氨酸制剂降血氨；③口服新霉素、卡那霉素等，抑制肠道菌群，减少氨的产生；④纠正水、电解质和酸碱平衡紊乱，尤其注意纠正碱中毒。

4. 纠正递质 为了补充正常神经递质，临床上常用左旋多巴，其在脑内可转变为多巴胺和去甲肾上腺素，使脑内正常神经递质增多，与假性神经递质竞争，从而恢复正常神经冲动的传导，促进患者清醒。还可口服或注射支链氨基酸混合液，纠正血浆氨基酸失衡。

本章小结

慢性胃炎分为浅表性和萎缩性，萎缩性 A 型与自身免疫有关，病变弥漫，伴有难治性贫血；B 型与 *H.pylori* 感染等有关，病变在胃窦，与癌变关系密切。溃疡病又称消化性溃疡，在胃和十二指肠形成慢性溃疡，溃疡底可分为渗出、坏死、肉芽和瘢痕四层，胃溃疡多位于胃小弯近幽门部，十二指肠溃疡多发生于十二指肠球部，十二指肠溃疡主要为餐前痛和夜间痛，而胃溃疡常餐后疼痛。出血、穿孔、幽门狭窄和癌变是溃疡病可能的并发症，但十二指肠溃疡不癌变。

我国是乙型肝炎大国。急性病毒性肝炎虽感染病毒类型不同，但都是以肝细胞变性、坏死为主要病变的变质性炎症。慢性病毒性肝炎最终可导致肝细胞反复变性坏死、肝细胞结节状再生和纤维组织增生，形成假小叶，并使肝内血液循环被改建，最终导致肝脏变形、变硬，形成肝硬化，甚至发生癌变。门脉性肝硬化以门静脉压显著升高为特点，同时有肝功能障碍的表现。

食管癌、胃癌、肝癌和结肠癌均列在我国危害最严重的八大恶性肿瘤之中。食管癌以食管中段多发，鳞癌多见。胃癌以腺癌多见，应注意胃癌的溃疡型与胃溃疡在大体上的区别。肝癌以肝细胞癌多见。结肠癌多由腺瘤恶变而来,组织学上可有多种类型的腺癌。

　　肝性脑病是肝功能衰竭的主要临床表现,最常继发于肝炎后肝硬化等所致的肝功能衰竭,称C型肝性脑病,我国最多见;也可继发于急性重症肝炎、肝中毒等引起的暴发型肝功能衰竭,称A型肝性脑病;B型相对少见。患者可表现为人格改变、行为异常、扑翼样震颤甚至出现意识障碍、昏迷和死亡。

　　肝性脑病的主要发生机制是氨中毒,由氨产生增多而清除不足所致。血氨升高的关键毒性是干扰脑细胞的能量代谢,其次也可改变脑内神经递质及神经细胞膜的离子转运产生毒性。假性神经递质苯乙醇胺和羟苯乙醇胺增多、血浆芳香族氨基酸增多而支链氨基酸减少、γ-氨基丁酸入脑增多及其他神经毒质等机制也参与发病。氨负荷增加是肝性脑病最常见的诱因,尤其是上消化道出血、过量摄入蛋白饮食、输血等可增加外源性氨负荷;感染、碱中毒、尿毒症、便秘等可增加内源性氨负荷,因而诱发肝性脑病。

　　临床治疗主要围绕发病机制来进行,可口服乳果糖酸化肠道、口服抗生素杀菌、应用门冬氨基鸟氨酸制剂等均可降低血氨,饮食上严格控制蛋白质摄入、避免粗糙质硬的食物、适当灌肠或导泻防止便秘等减少氨负荷可降低血氨,用左旋多巴补充正常神经递质,用支链氨基酸纠正氨基酸失衡等综合措施进行治疗。

病例讨论1

　　病史摘要:患者,男性,22岁,学生。因反复厌油、纳差、乏力3年,加重伴黄疸1周入院。3年前因厌油、纳差、乏力、黄疸及肝功异常住院治疗,45d后症状消失,肝功恢复正常而出院休息。一年后复学,因过度劳累,上述症状复发并加重,经住院治疗2个月后好转出院,但SGPT仍高于正常。3个月前因功课重,劳累过度,上述症状再次加重入院。

　　体格检查:皮肤、巩膜深度黄染,面部和胸前皮肤可见数个蜘蛛痣。心肺(−)。腹膨隆,肝肋下刚触及,剑下1cm,质硬。脾肋下刚扪及。移动性浊音(+)。肝功:总胆红素545μmol/L(正常1.7～17μmol/L),清蛋白27.0g/L、球蛋白30.6g/L,TT 13U(正常0～6U)。HBsAg(+)。入院后经各种治疗病情无好转,8d前进入昏迷,3d前呕吐咖啡色液体,抢救无效死亡。

　　尸检摘要:全身皮肤、巩膜及各脏器深度黄染。腹水1800ml,胸水900ml,均为黄色清亮液体。肝重1000g,质硬,表面及切面呈灰绿色,满布均匀一致的绿豆大结节。镜下,正常肝小叶结构消失,代之结缔组织包绕的肝细胞团。其中肝细胞广泛气球样变及坏死,Kupffer细胞增生。汇管区及肝实质内有多量淋巴细胞和浆细胞浸润。胆管及结缔组织增生。肝细胞及胆管淤胆。脾重310g,质硬。胃肠腔内有咖啡色液,黏膜水肿,点状出血。双肺均见散在灶性病灶,镜下:肺泡内有浆液及中性粒细胞浸润。脑重1550g,充血水肿明显。

病例讨论1

病例讨论2

　　一位患者患肝硬化已5年,平时状态尚可。1次进食不洁肉食后,出现高热(39℃)、频繁呕吐和腹泻,继之出现说胡话,扑翼样震颤,最后进入昏迷。

病例讨论2

(柴　菲)

扫一扫,测一测

思考题

1. 假小叶是怎样形成的？其结构特点如何？

2. 门脉性肝硬化时引起门脉高压症的原因及其临床表现？

3. 比较早期食管癌、早期胃癌、早期肝癌的特点，如何能够早期发现？

4. 血氨升高的机制及其对脑的毒性作用。

5. 某肝硬化患者，近期常烦躁不安、黑白颠倒、睡眠障碍，能否给予一些安眠药帮他改善睡眠，为什么？

第十五章　泌尿系统疾病

学习目标

1. 掌握：肾小球肾炎、肾盂肾炎、急性肾衰竭、慢性肾衰竭和尿毒症的概念；肾小球肾炎的类型、病理变化及临床病理联系；肾盂肾炎的病理变化及临床病理联系；急性肾功能衰竭、慢性肾功能衰竭机体的功能和代谢变化。

2. 熟悉：肾小球肾炎、肾盂肾炎的病因和发病机制；急性、慢性肾功能衰竭的病因和发病机制。

3. 了解：肾癌、膀胱癌的病理变化特点；慢性肾功能衰竭的原因；尿毒症的病因、发病机制及功能和代谢变化。

4. 能用显微镜识别急性弥漫性增生性肾小球肾炎与慢性硬化性肾小球肾炎、急性与慢性肾盂肾炎的病理变化；能根据不同病因分析急性肾功能衰竭类型的，能根据实验室检查和临床表现初步判定慢性肾功能衰竭的发展趋势。

5. 能应用肾小球肾炎、肾盂肾炎和肾功能不全的基本理论知识，使患者了解泌尿系统疾病的防治措施。

泌尿系统由肾脏、输尿管、膀胱和尿道组成。肾脏的基本结构是肾单位，每个肾脏约有一百多万个肾单位。肾单位由肾小球及肾小管组成。肾脏的主要生理功能是：①排泄功能：排出体内的代谢废物及其他毒素；②调节功能：维持水、电解质及酸碱平衡，参与调节血压；③内分泌功能：产生肾素、促红细胞生成素、前列腺素和 $1,25-(OH)_2-D_3$，灭活甲状旁腺素和促胃液素。肾小管由近端小管、髓袢和远端小管组成。肾小球毛细血管壁有三层结构，中间为基底膜，内侧衬有内皮细胞，外侧被覆肾小囊脏层上皮细胞（足细胞）。毛细血管袢之间充填有系膜细胞和系膜基质，构成毛细血管球的轴心，系膜基质由系膜细胞产生（图15-1）。

泌尿系统疾病分为肾脏病变和尿路病变。病变类型包括炎症、肿瘤、代谢性疾病、尿路梗阻、血管疾病和先天性畸形等。本章主要介绍肾小球肾炎、肾盂肾炎、常见恶性肿瘤和肾功能衰竭。

文档：肾小球滤过膜

图 15-1 肾小球结构示意图

第一节 肾小球肾炎

肾小球肾炎（glomerulonephritis, GN），简称肾炎，是以肾小球损伤和改变为主的一组变态反应性疾病。可分为原发性、继发性以及遗传性三类（表 15-1）。原发性肾小球疾病是指原发于肾脏的独立性疾病，肾脏是唯一的受累器官，多数类型是抗原抗体反应引起的免疫性疾病；继发性肾小球疾病是继发于其他疾病或某些全身性疾病的肾脏病变；遗传性肾小球疾病是指遗传基因突变所引起的遗传性家族性肾小球疾病。本节主要介绍原发性肾小球肾炎。

表 15-1 肾小球疾病分类

原发性肾小球疾病	继发性肾小球疾病	遗传性肾小球疾病
急性弥漫性增生性肾小球肾炎	狼疮性肾炎	Alport 综合征
快速进行性（新月体性）肾小球肾炎	糖尿病性肾病	Fabry 病
膜性肾小球肾炎	淀粉样物沉积症	足细胞/滤过膜蛋白突变
膜增生性肾小球肾炎	肺出血 - 肾炎综合征	
系膜增生性肾小球肾炎	显微型多动脉炎	
轻微病变性肾小球病	Wegener 肉芽肿病	
局灶性节段性肾小球硬化	过敏性紫癜	
IgA 肾病	细菌性心内膜炎相关性肾炎	
慢性硬化性肾小球肾炎		

一、病因与发病机制

肾小球肾炎的病因尚未完全阐明，但发病大都与体液免疫有关，主要是由于抗原抗体形成的免疫复合物沉积于肾小球而致病。此外，细胞介导的免疫机制也会引起某些肾小球肾炎。

（一）抗原抗体复合物沉积

能引起肾小球肾炎的抗原种类很多，可分为内源性和外源性两大类（表 15-2）。

表 15-2　肾小球肾炎的内、外源性抗原

内源性抗原		外源性抗原
肾小球本身抗原	非肾小球本身抗原	
肾小球基底膜抗原	细胞核抗原	1. 生物性抗原（细菌、病毒、真菌、寄生虫等）；
肾小球内皮细胞膜抗原	DNA 抗原	
肾小球足细胞足突抗原	免疫球蛋白	2. 非生物性抗原（药物、异种蛋白、类毒素、化学试剂等）
肾小球上皮细胞刷状缘抗原	甲状腺球蛋白	
肾小球系膜细胞抗原	肿瘤特异性抗原	

抗原抗体复合物主要通过以下两种方式引起肾小球肾炎。

1. 循环免疫复合物沉积　**外源性**和**内源性**的**非肾小球本身抗原**刺激机体产生相应的**抗体**，抗原与抗体在**血液循环内结合**形成抗原抗体复合物，复合物流经肾小球滤过膜时沉积下来，与补体结合引起肾小球损伤。

肾小球损伤的严重程度取决于免疫复合物的大小、溶解度、所携带电荷的种类以及单核 - 巨噬细胞系统的功能状态等。当抗体多于抗原时，易形成大分子不溶性免疫复合物，在血液循环系统中易被单核 - 巨噬细胞系统所吞噬；反之，当抗原明显多于抗体时，形成小分子可溶性免疫复合物，不能结合补体，易通过肾小球滤出，二者均不引起肾小球损伤。只有当抗原稍多于抗体或抗原与抗体等量时，所形成的**中等分子免疫复合物**在血液中保存时间较长，随血液循环流经肾脏时，**沉积在肾小球**而引起肾小球肾炎。循环免疫复合物的沉积部位可在系膜区内、肾小球毛细血管内皮细胞与基底膜之间、毛细血管基底膜内、基底膜与肾小球足细胞之间（图 15-2）。免疫荧光显示肾小球毛细血管基底膜表面可出现不连续的**颗粒状荧光**（图 15-3）。

图 15-2　循环免疫复合物沉积示意图

图 15-3 免疫荧光法显示颗粒状荧光

2. 原位免疫复合物形成 肾小球本身的固有成分在某种情况下成为抗原，或非肾小球抗原与肾小球某一成分结合，形成植入性抗原，两者均可刺激机体产生相应抗体，血液中的抗体在肾小球内与抗原结合形成原位免疫复合物，引起肾小球肾炎。

（1）**肾小球固有成分抗原**：主要见于：①抗肾小球基底膜性肾小球肾炎和肺出血 - 肾炎综合征的肾小球基底膜抗原，包括层黏连蛋白、胶原的 α 链、蛋白聚糖等。抗基膜性肾小球肾炎在人类肾炎中不到 5%，其抗原的形成可能是由于感染或其他因素使基膜结构发生改变或病原微生物与基膜成分具有共同抗原性，相应的自身抗体与肾小球基膜结合，免疫荧光显示连续的**线性荧光**（图 15-4，图 15-5）。②上皮细胞抗原成分诱发膜性肾小球肾炎。③系膜基质抗原、细胞表面抗原等诱发系膜增生性肾小球肾炎。④抗内皮细胞抗原，如血管紧张素转换酶抗原等。

图 15-4 抗肾小球基底膜抗体引起的肾炎示意图

图 15-5 免疫荧光法显示线性荧光

（2）**植入性抗原**：细菌、病毒和寄生虫等感染的产物和某些药物等进入机体，首先与肾小球某一成分结合成植入抗原，刺激机体产生相应抗体。

肾小球内免疫复合物形成或沉积，可以通过不同的机制引起肾小球的损伤：①补体 - 白细胞介导的机制，通过激活补体，产生 C3a 和 C5a，刺激细胞释放组胺等血管活性物质，使毛细血管通透性增高，C5a 又是趋化因子，引起中性粒细胞、巨噬细胞、淋巴细胞的浸润，产生多种蛋白溶解酶、血管活性物质等。②补体的激活可使细胞溶解破坏。③肾小球固有细胞（系膜细胞、内皮细胞和上皮细胞）

受刺激后,分泌白细胞介素(IL-1、IL-6、IL-8 等)和多种细胞因子(上皮细胞生长因子、转化生长因子、肿瘤坏死因子等),参与肾小球肾炎的病理变化过程。

肾小球肾炎的病理学特点

免疫复合物的形成和沉积是多数类型肾炎的特征。临床上需要通过肾组织活检,采用电子显微镜或组织免疫荧光的方法对免疫复合物进行检测,来确诊肾小球肾炎。电子显微镜观察可见免疫复合物为电子致密物沉积,组织免疫荧光法证实免疫复合物内含有免疫球蛋白(如 IgG、IgA、IgM)和补体。不同类型的肾炎在不同部位可呈现出连续的线性荧光或不连续的颗粒状荧光。

肾小球的病变根据其分布特点分为弥漫性与局灶性、球性与节段性。病变累及 50% 以上的肾小球称弥漫性;累及少部分肾小球称局灶性。累及整个或几乎整个肾小球称球性;仅累及肾小球的一小部分称节段性。病理学检查时除了常规的 HE 染色外,还需要借助一些特殊染色,如过碘酸六胺银(PASM)、过碘酸 -Schiff(PAS)、Masson 三色染色和 Fibrin 等特殊染色。

(二)细胞免疫

某些类型的肾小球肾炎无免疫复合物的沉积,或沉积物与肾小球损伤程度不一致,如轻微病变性肾小球肾炎,可能与细胞免疫有关。如,抗肾小球细胞抗体直接引起的细胞毒性反应;在人和实验动物的肾小球肾炎的肾小球内可见激活的巨噬细胞、T 细胞,这些细胞的产物导致肾小球损伤;淋巴细胞和巨噬细胞释放的细胞因子可刺激系膜细胞增生,使系膜基质增加,引起肾小球硬化。

总之,免疫损伤的各个途径并不是互相排斥的,不同的损伤机制可共同作用,引起肾小球肾炎。

二、基本病理变化

肾脏疾病的患者,其临床表现具有很多相似之处,因此,很难区分肾脏疾病的类型,对肾小球肾炎的诊断很大程度上必须依靠肾穿刺活检和病理学检查。肾小球肾炎主要以肾小球病变为主,但常累及肾小管和肾间质,其基本病变为:

(一)肾小球病变

1. 变质 各种蛋白溶解酶和细胞因子的作用导致基底膜通透性增高、肾小球固有细胞变性乃至纤维素样坏死;肾小球的硬化性病变可导致玻璃样变性。

2. 渗出 常有白细胞渗出,主要是中性粒细胞、单核细胞和淋巴细胞等炎性细胞浸润。渗出的中性粒细胞释放蛋白水解酶,破坏内皮细胞、上皮细胞以及基底膜,引起滤过膜通透性增高,导致血浆蛋白、红细胞漏出,肾小囊内有时可见纤维素渗出。

3. 增生 肾小球内固有细胞数目增多,系膜细胞、内皮细胞、肾小囊脏层或壁层上皮细胞均可增生,可导致肾小囊内新月体形成。晚期系膜基质增多,导致肾小球硬化。

(二)肾小管和肾间质的病变

由于肾小球血流动力学和滤过性状的改变,肾小管上皮细胞常发生变性,漏出的蛋白质、细胞及细胞碎片在肾小管管腔内形成管型。肾间质可发生充血、水肿和炎细胞浸润。肾小球发生玻璃样变性和硬化时,可导致肾小管萎缩或消失,间质纤维化。

患者,女,10 岁。2 周前患上呼吸道感染,近 3d 眼睑水肿,晨起时明显,尿量 350ml/24h。体检:上眼睑水肿,咽红,扁桃体肿大;心肺未见异常,血压 130/95mmHg。尿常规:红细胞(++),尿蛋白(++)。B 超:双肾增大。

问题:

请做出初步诊断,阐述发病机制和病变,并解释其临床表现。

文档:病例
导学 1

三、临床病理联系

肾小球肾炎的临床表现和病理类型有密切的联系，但又不完全对应。

（一）尿变化

1. 少尿或无尿　24h 尿量少于 400ml 为**少尿**，少于 100ml 为**无尿**。当肾小球内细胞明显增生挤压毛细血管、肾小囊腔内形成新月体、肾小球结构破坏或硬化，均可造成 GFR 下降，出现少尿或无尿。

2. 多尿、夜尿和等比重尿　24h 尿量超过 2500ml 为**多尿**。肾小球肾炎晚期，大部分肾单位破坏，有效肾单位减少，肾单位浓缩原尿功能下降，因而尿量增多，夜尿增多，尿比重恒定在 1.008～1.012（正常为 1.002～1.035）。

3. 血尿　尿沉渣镜检，每高倍视野（400×）超过 **3 个红细胞**称**镜下血尿**。每 100ml 尿中混有血液大于 1ml，尿呈洗肉水样，称**肉眼血尿**。由于肾小球毛细血管壁严重损伤和断裂，红细胞通过裂口时被挤压及肾小管中渗透压的影响，红细胞变成畸形，与非肾性血尿不同。

4. 蛋白尿　尿中蛋白质含量大于 **150mg/d** 称**蛋白尿**，由肾小球毛细血管通透性增高引起。超过 **3.5g/d** 称**大量蛋白尿**。

5. 管型尿　肾小球或肾小管有病变时，滤出的蛋白质、细胞或细胞碎片等在肾小管内凝聚，成为**管型**，是一种以蛋白质为基本成分的**肾小管铸型**。尿沉渣镜检见有透明管型或其他管型，则称管型尿。管型所含的成分不同，形态和性质不一，有透明管型（白蛋白构成）、颗粒管型（细胞碎片构成）、上皮细胞管型（上皮细胞及碎片构成）、红细胞管型（红细胞及碎片构成）、白细胞管型（白细胞及碎片构成）等。**肾小球病变**时，**透明管型和颗粒管型**多见。

（二）全身性变化

1. 肾性水肿　由于肾功能异常导致血浆**胶体渗透压下降**（尿蛋白长期大量流失）和水钠潴留而引起的水肿。肾性水肿的特点是**组织疏松部位**明显，主要表现为**眼睑及颜面**水肿，严重时可发生腹水、胸水等。

2. 肾性高血压　由肾功能异常导致的高血压称肾性高血压。详见本章第四节慢性肾功能衰竭时机体的功能代谢变化。

3. 肾性贫血和肾性骨病　肾功能严重受损时，肾脏合成的促红细胞生成素减少，从而导致贫血；电解质紊乱，钙磷代谢失调，引起骨质疏松。详见本章第四节慢性肾功能衰竭时机体的功能代谢变化。

（三）肾小球肾炎的临床综合征

根据临床表现、病程经过和其他检查结果，肾小球肾炎常表现为具有结构和功能联系的症状组合，即综合征（syndrome）。

1. 急性肾炎综合征　发病急，主要表现为肉眼血尿、蛋白尿和少尿，常伴有高血压和轻度水肿。常见病理类型是**急性弥漫性增生性**肾小球肾炎。

2. 快速进行性肾炎综合征　发病急，肾功能损害急骤进展，表现为血尿、蛋白尿和贫血，常快速进展为肾功能不全，出现少尿，无尿伴氮质血症。常见病理类型是**新月体性**肾小球肾炎。

3. 慢性肾炎综合征　多缓慢发展，临床上是指蛋白尿、血尿、水肿和高血压等肾小球肾炎症状迁延不愈超过半年或一年以上者。可见于**多种病理类型**的肾小球肾炎。

4. 肾病综合征　临床表现为**大量蛋白尿**、**低蛋白血症**（血浆白蛋白＜30g/L）、**高度水肿**和**高脂血症**。主要见于**轻微病变性**肾小球肾炎、**膜性**肾小球肾炎，还可见于膜增生性肾小球肾炎、系膜增生性肾小球肾炎和局灶性节段性肾小球硬化等。

5. 反复发作性或持续性血尿　发病或急或缓，主要表现为肉眼血尿或镜下血尿，一般无其他症状，常见病理学类型是 **IgA 肾病**。

6. 隐匿性肾炎综合征　患者无症状，仅有**镜下血尿**或蛋白尿，常见病理类型是**系膜增生性**肾小球肾炎。

7. 肾功能不全　患者血肌酐和尿素氮升高、高血压、少尿、无尿或多尿，**血肌酐浓度是判断肾功能损伤程度极有价值的指标**。各种病理类型的肾小球肾炎均可发生肾功能不全。详见本章第四节肾功能不全。

8. 尿毒症　是严重肾功能不全导致的**自身中毒状态**。由于体内毒性物质的刺激和水、电解质紊乱，使多系统出现病变，如毒性物质刺激引起纤维素性心包炎、胸膜炎、腹膜炎、肠炎等，伴有肾性贫血、肾性骨病以及电解质和酸碱平衡紊乱等。详见本章第四节肾功能不全。

四、常见病理类型

1. 急性弥漫性增生性肾小球肾炎（acute diffuse proliferative glomerulonephritis）　临床上又称**急性肾炎**，儿童、青少年多发，成人少见，多在上呼吸道感染1～2周后发病，尤其与A群乙型溶血性链球菌感染有关，又称**链球菌感染后**肾小球肾炎。发病机制为循环免疫复合物沉积。病变特点是肾小球弥漫性毛细血管**内皮细胞和系膜细胞增生**，伴中性粒细胞和巨噬细胞浸润。大体可见双肾肿大，被膜紧张可致疼痛，表面光滑，充血呈红色，故称"大红肾"（图15-6）；有的肾脏可见散在出血点，故有"蚤咬肾"之称（图15-6）。镜下，弥漫性肾小球体积增大，细胞数目增多，系膜细胞、内皮细胞增生明显，可见多少不等的中性粒细胞和单核细胞浸润。增生的细胞使毛细血管腔狭窄，甚至闭塞（图15-6）。电镜下，**基底膜外侧**或上皮下有**驼峰状电子致密物沉积**。免疫荧光显示IgG和补体C3呈**粗颗粒状沉积**在肾小球毛细血管壁。临床表现为**急性肾炎综合征**，多数预后良好，特别是儿童患者，数周至数月恢复正常。约有1%发展为新月体性肾小球肾炎，1%～2%患者迁延不愈转化为弥漫性硬化性肾小球肾炎。成人患者预后较差，15%～50%可转为慢性。

近曲小管上皮细胞变性

肾小球体积增大,细胞数增多

大红肾　　　　蚤咬肾

图 15-6　急性弥漫性增生性肾小球肾炎

2. 新月体性肾小球肾炎（crescentic glomerulonephritis）　又称**急进性肾小球肾炎**（rapidly progressive glomerulonephritis），是以肾小囊壁层上皮细胞增生形成新月体或环状体为特征的肾小球疾病。镜下，肾小球毛细血管壁断裂、出血和大量纤维素进入肾小囊腔，纤维素刺激**壁层上皮细胞增生**形成**新月体**。早期新月体成分是增生的壁层上皮细胞，其间混有单核细胞、中性粒细胞和纤维素，这种以细胞成分为主的新月体称**细胞性新月体**。进而增生的细胞转化为成纤维细胞，并产生胶原纤维，形成细胞和纤维共存的**细胞纤维性新月体**（图15-7）。后期，细胞成分完全被纤维组织代替，形成**纤维性新月体**或硬化性新月体。电镜下，肾小球基底膜不规则增厚、断裂缺损。免疫荧光显示IgG和C3沿肾小球毛细血管壁呈**线状沉积**。临床表现为**快速进行性肾炎综合征**。有新月体或环状体的肾小球不超过全部肾小球的50%者，病程进展缓慢，预后稍好，但最终可发展为弥漫性硬化性肾小球肾炎；超过50%者预后较差，导致肾功能不全甚至尿毒症，需要血液透析和肾移植治疗。

3. 膜性肾小球肾炎（membranous glomerulonephritis）　又称膜性肾病（membranous nephropathy），是引起成人肾病综合征最常见的原因，中老年人多见。病变特点是肾小球基膜上皮细胞侧出现含免疫球蛋白的电子致密沉积物，导致**基底膜显著增厚**，毛细血管壁弥漫性增厚。大体可见双肾弥漫性肿大，颜色苍白，故称"大白肾"。镜下，肾小球毛细血管基底膜明显增厚，肾小球内细胞无增生也无渗出现象。晚期基底膜显著增厚，毛细血管腔变窄，大部分肾小球因缺血发生纤维化和玻璃样变性。电镜下，上皮下电子致密物沉积，上皮细胞足突融合，基底膜增厚。免疫荧光显示IgG和C3沿毛细血

纤维性
新月体

细胞性
新月体

肾脏体积增大，表面光滑，
颜色灰白

图 15-7　新月体性肾小球肾炎

管壁呈**细颗粒状沉积**。临床表现为**肾病综合征**，即高度蛋白尿（为**非选择性蛋白尿**），低蛋白血症，高度水肿和高脂血症。病变轻者，经治疗可逐渐缓解，但多数患者反复发作。约半数患者发病后 10 年左右进展至硬化性肾小球肾炎、慢性肾功能不全。

　　4. 膜增生性肾小球肾炎（membranoproliferative glomerulonephritis）　多见于青少年，是以**弥漫性系膜细胞增生伴基质增多**，并插入内皮细胞与基底膜之间，致**基底膜增厚**为特征的肾小球疾病（图 15-8）。镜下，镀银染色或 PAS 染色基底膜呈双层改变，即**双轨征**，肾小球呈分叶状。免疫荧光显示 IgG 和补体 C3 呈颗粒状和团块状沉积于毛细血管壁和系膜区。临床表现为**肾病综合征**或**慢性肾炎综合征**，也可表现为**无症状性血尿**。呈慢性进行性，50%～70% 病例在 10 年内进展至硬化性肾小球肾炎。

Ⅰ型

内皮下沉积物

插入基膜的
系膜细胞突起

基膜内沉积物

Ⅱ型

图 15-8　膜增生性肾小球肾炎示意图

　　5. 系膜增生性肾小球肾炎（mesangial proliferative glomerulonephritis）　是以**弥漫性系膜细胞增生伴基质增多**，致**系膜区增宽**为特征的肾小球肾炎，毛细血管严重受压。电镜下，系膜细胞增生和系膜基质增多，系膜区电子致密物沉积。免疫荧光显示 IgG 和 C3 沉积在系膜区。临床表现为**隐匿性肾炎综合征**，部分表现为**蛋白尿**或**肾病综合征**。重度系膜增生者可损害肾功能，发展至硬化性肾小球肾炎。

笔记

6. IgA 肾病（IgA nephropathy） 是我国常见的慢性肾炎类型，病因不清，青年和儿童多发。特点是 **IgA 伴有 C3 大量沉积于系膜区**，最终导致**节段性硬化**。电镜下，系膜区电子致密沉积物。免疫荧光显示系膜区大量 IgA 沉积。重者可有节段性坏死，肾功能迅速恶化，预后不良。临床表现为**复发性血尿、伴轻度蛋白尿**，可有高血压，血清 IgA 可升高。儿童患者预后较好，成人较差。

7. 轻微病变性肾小球肾炎（minimal change glomerulonephritis） 又称**脂性肾病**，是儿童肾病综合征最常见的病理类型。其病变特征是电镜下脏层上皮细胞足突融合、消失，故又称**足突病**。肾脏肿大，颜色苍白，因肾小管上皮细胞脂肪变性，故切面皮质增厚且呈黄白色条纹。光镜下肾小球无明显改变或病变轻微，但肾小管上皮细胞脂肪变性很明显及玻璃样变性。发病可能与细胞免疫异常有关。临床表现为**肾病综合征**，尿内蛋白成分主要是小分子白蛋白，属于**选择性蛋白尿**。90% 以上患者对**皮质激素敏感**，治疗效果好，少数病例可发生肾功能不全。

8. 局灶性节段性肾小球硬化（focal segmental glomerulonephritis） 是指肾小球硬化呈局灶性、节段性，仅累及少数或部分肾小球，或者病变局限于肾小球的部分毛细血管节段。病变**局灶分布**，肾小球**节段性系膜增宽、硬化、玻璃样变**。免疫荧光显示肾小球病变处出现免疫球蛋白和补体沉积，主要是 IgM 和 C3。患者约 80% 表现为**肾病综合征**，多为**非选择性大量蛋白尿**，而且多伴有**血尿**和**高血压**。对**皮质激素治疗不敏感**，病变继续发展可进展为硬化性肾小球肾炎。

9. 慢性硬化性肾小球肾炎（chronic sclerosing glomerulonephritis） 又称为**继发性颗粒性固缩肾**，是各类型肾小球肾炎发展到晚期的**终末阶段**，故又称为**终末期肾**。双侧肾脏体积呈对称性缩小，重量减轻，颜色苍白，质地变硬，表面呈细颗粒状。镜下，多数肾小球发生纤维化、玻璃样变性，所属肾小管萎缩、消失。残存肾单位呈代偿性肥大，即肾小球体积增大，肾小管扩张。间质纤维组织增生，并有大量淋巴细胞、浆细胞浸润，使肾小球相互靠拢集中。间质内小动脉硬化，管壁增厚，管腔狭窄（图 15-9）。免疫荧光和电镜检查，多无特异性发现。多数慢性硬化性肾小球肾炎患者的病变发展缓慢，病程较长。临床表现为**多尿、夜尿、低比重尿，肾性高血压，贫血和氮质血症**。早期如果积极合理治疗可控制病情发展；晚期可由慢性肾功能不全发展为**尿毒症**，引起患者死亡。目前，挽救晚期患者生命的有效方法为血液透析或肾脏移植。

肾脏体积缩小，表面呈弥漫性细颗粒状
（肉眼观）

慢性炎症
细胞浸润

肾小球
玻璃样变

间质纤
维增生

肾小球纤维化

图 15-9　慢性硬化性肾小球肾炎

知识拓展

人工肾

　　人工肾是根据膜平衡原理，将尿毒症病人血液与含有一定化学成分的透析液同时引入透析器内，在透析膜的两侧流过，两侧可透过半透膜的分子作跨膜移动，达到动态平衡，从而使尿毒症病人体内蓄积的毒素得以清除。

附：常见肾小球肾炎病理类型的比较（表 15-3）

表 15-3　常见肾小球肾炎病理类型的比较

肾炎类型	光镜	电镜	免疫荧光	临床表现	预后
急性肾小球肾炎	系膜细胞、内皮细胞增生	上皮下有驼峰状电子致密物	毛细血管壁粗颗粒状沉积	儿童、青少年多发，急性肾炎综合征	多数预后较好
新月体性肾炎	壁层上皮细胞增生成新月体	基底膜不规则增厚、断裂缺损	IgG 和 C3 沿毛细血管壁呈线状沉积	快速进行性肾炎综合征	新月体越多，预后越差
膜性肾小球肾炎	弥漫性基底膜增厚，钉状突起	足突融合，基底膜增厚	IgG、C3 沿毛细血管壁呈颗粒状沉积	成人肾病综合征	慢性肾功能不全
膜增生性肾小球肾炎	系膜细胞和系膜基质重度增生、插入	呈双轨状	IgG 和补体 C3 呈颗粒状沉积在毛细血管壁和系膜区	肾病综合征或慢性肾炎综合征	慢性肾功能不全
系膜增生性肾小球肾炎	系膜细胞、基质增多	系膜细胞、基质增多	IgG 和 C3 沉积在系膜区	隐匿性肾炎综合征	系膜硬化和肾小球硬化
IgA 肾病	IgA、C3 沉积系膜区	系膜区电子致密沉积物	系膜区大量 IgA 沉积	复发性血尿，常伴上呼吸道感染	儿童预后较好，成人较差
轻微病变性肾小球肾炎	近曲小管上皮细胞脂肪变	脏层上皮细胞足突融合、消失		儿童肾病综合征	皮质类固醇治疗效果好
局灶性节段性肾小球硬化	毛细血管萎缩，系膜增宽、硬化、玻璃样变		肾小球病变部位 IgM 和 C3 沉积	肾病综合征	肾功能不全
慢性硬化性肾小球肾炎	肾小球硬化、玻璃样变	多无特异性发现	多无特异性发现	多尿、夜尿、低比重尿	肾功能不全

第二节　肾盂肾炎

肾盂肾炎（pyelonephritis）是由细菌引起的**化脓性炎症**，主要侵犯肾小管、肾间质和肾盂。肾盂肾炎（上尿路感染）的发生一般与下尿路感染（尿道炎、前列腺炎和膀胱炎）有关。女性多见，孕妇发病率高，老年人也多见。

病因及发病机制：泌尿系统感染途径有上行性感染和血源性感染。

1. 上行性感染　病原菌多为革兰氏阴性菌，首先引起**尿道炎**或**膀胱炎**，细菌沿输尿管或输尿管周围的淋巴管上行到肾盂，引起肾盂、肾小管和肾间质的炎症。病变可累及一侧或两侧肾。

2. 血源性感染　细菌从身体某处感染灶侵入血流到达肾，引起急性肾盂肾炎，病原菌多为葡萄球菌，两侧肾同时受累。

正常情况下，排尿对泌尿道有冲洗、自净作用，膀胱黏膜的白细胞及产生的抗体具有抗菌作用，细菌不易在泌尿道繁殖，呈无菌状态。当泌尿道结石、前列腺增生等引起尿道阻塞时，可致尿流不畅、尿液潴留，有利于细菌感染、繁殖；导尿、膀胱镜检查及其他尿道手术引起的泌尿道损伤，为细菌感染提供了条件；女性较男性尿道短，易发生上行性感染。

病例导学

患者，女性，35 岁。4d 前寒战、发热，尿频、尿急、尿痛，右侧腰痛。体检：T 39℃，P 112 次 /min，Bp 120/80mmHg；心、肺未见异常，右肾区有叩击痛，无水肿；尿化验：脓细胞（+++），蛋白（++）。

问题：

考虑诊断什么疾病，根据是什么？解释其临床表现。

笔记

肾盂肾炎根据其临床表现和病变特点分为急性和慢性肾盂肾炎。

一、急性肾盂肾炎

急性肾盂肾炎（acute pyelonephritis）是肾盂、肾小管和肾间质的**急性化脓性炎症**。任何年龄均可发病，女性约比男性高10倍。

1. 病理变化　肾体积增大、充血，表面散在大小不等的黄白色**脓肿**，脓肿周围是紫红色充血带。肾盂黏膜表面有脓性渗出物覆盖，可见小出血点。**上行性感染**者肾盂黏膜和肾间质充血、水肿，大量中性粒细胞浸润和肾小管上皮细胞坏死、崩解（图15-10），形成**脓肿**或**条索状化脓灶**。肾小管管腔内见中性粒细胞和脓细胞，肾小球常无病变。**血源性感染**者主要在皮质肾小球内形成**小脓肿**，可见细菌团。

肾间质大量中性粒细胞浸润并破坏肾小管

散在黄白色脓肿

图 15-10　急性肾盂肾炎

2. 临床病理联系　发病急骤，患者有寒战、发热，外周血中性粒细胞升高等全身症状。肾肿大，被膜紧张引起腰痛和肾区叩击痛。化脓性病灶破入肾小管，中性粒细胞、脓细胞和细菌等从尿中排出，因而尿中可查出白细胞、脓细胞和细菌，可见白细胞管型。上行性感染引起的炎症对膀胱和尿道黏膜产生刺激，出现尿频、尿急、尿痛等膀胱刺激征。

3. 结局　急性肾盂肾炎及时治疗**多可痊愈**，一般持续一周即趋于好转，有一定的自限性，但若治疗不彻底或尿路阻塞未解除，脓性渗出物不能排出，可形成**肾盂积脓**；还可导致化脓性炎症侵破肾被膜，蔓延至肾周围组织，形成**肾周围脓肿**；病程迁延、反复发作可转为**慢性肾盂肾炎**。

二、慢性肾盂肾炎

慢性肾盂肾炎（chronic pyelonephritis）是肾盂、肾小管和肾间质的慢性炎症。多为急性肾盂肾炎反复发作逐渐迁延而来；也有临床上急性肾盂肾炎表现不明显，隐性进展导致。

1. 病理变化　单侧或双侧性，肾体积缩小、变硬，表面凸凹不平，有不规则凹陷性瘢痕。切面肾被膜增厚，皮髓质界限不清，肾乳头萎缩，肾盂、肾盏变形，肾盂黏膜增厚、粗糙。光镜下，肾间质大量慢性炎细胞浸润，淋巴滤泡形成，间质纤维化。部分肾小管萎缩、消失。常有肾小球囊壁纤维组织增生。部分肾单位代偿性肥大，肾小管扩张，管腔内充满红染的胶样管型，形似甲状腺滤泡。晚期，肾小球发生萎缩、纤维化、玻璃样变（图15-11）。

2. 临床病理联系　病程较长，常反复发作。临床表现为腰痛、发热、脓尿、菌尿等。因肾小管严重受损，尿浓缩功能降低，多尿、夜尿等症状出现早而明显，蛋白尿较轻。可出现低钾、低钠血症和代谢性酸中毒。如病变累及肾小球，可因RAAS激活引起肾性高血压。

3. 结局　晚期肾小球广泛硬化，最终导致肾功能不全。

肾脏体积缩小,表面凹陷性瘢痕

肾小球球囊壁纤维化

肾小球玻璃样变

间质纤维增生,慢性炎细胞浸润

肾小管腔内胶样管型

图 15-11　慢性肾盂肾炎

第三节　常见恶性肿瘤

泌尿系统肿瘤可发生于泌尿系统的任何部位。肿瘤大多数为恶性,严重威胁患者的健康。在我国,最常见的泌尿系统肿瘤为膀胱移行细胞癌,其次为肾癌、肾盂癌。

一、肾细胞癌

肾细胞癌(renal cell carcinoma),简称肾癌,是发生于肾近曲小管上皮细胞的恶性肿瘤。占成人恶性肿瘤的2%,肾脏恶性肿瘤的80%~90%。多见于60岁左右,男性多于女性。又称肾腺癌。

1. 病因与发病机制　除化学致癌物外,吸烟是引起肾癌的重要因素。其他危险因素有肥胖、高血压及接触石棉、石油产品和重金属等。遗传性肾癌为常染色体显性遗传,发病年龄较小,常双侧、多灶性,较少见。

2. 病理变化　肿瘤多单发,大多呈实体性圆形肿块,发生于肾脏两极,以上极多见。切面见肿瘤多为实性,少数呈囊性,边界较清楚,常有假包膜形成,颜色多样,呈灰黄色(癌细胞胞质内含有大量脂质)或灰白色,有出血(红褐色)、坏死(灰白色)和纤维化(白色)区相间并存,呈多彩颜色。镜下,肿瘤细胞体积较大、多边形、轮廓清楚,胞质淡染、透明(内含有大量脂质和丰富的糖原)或颗粒状,核小而圆。间质较少,为富含毛细血管的少量疏松结缔组织(图15-12)。

瘤细胞体积大,圆形或多边形,胞质丰富,透明,核小而深染

肾细胞癌

肾透明细胞癌

图 15-12　肾细胞癌

3. 临床病理联系　早期常无症状，肿瘤体积很大时才被发现。血尿、腰痛和肾区肿块是**肾癌三联征**，对肾癌的诊断有一定意义，但已属晚期。**无痛性血尿**是肾癌的主要症状，是肿瘤侵及肾盂、肾盏及血管所致。肿瘤体积增大，肾被膜紧张或侵犯肾被膜时引起腰痛。患者可出现发热、乏力等全身症状。

肾癌可产生异位激素和激素样物质，引起**副肿瘤综合征**。如促红细胞生成素增多可引起**红细胞增多症**；甲状旁腺素分泌增多引起**高钙血症**；肾素增多引起高血压；肾上腺皮质激素增多可引起**库欣综合征**；促性腺激素增多可引起**女性化或男性化**等。

4. 转移　肾细胞癌可直接向邻近组织蔓延，还可直接侵入肾盂、肾盏，甚至输尿管。癌细胞穿破肾被膜，可侵犯肾上腺和肾周围脂肪组织。**多早期发生血道转移**，常转移到肺，其次是骨、肝、脑等器官。淋巴道转移常首先转移到肾门和主动脉旁淋巴结。

5. 预后　预后差，5年生存率约为45%。如无转移，早期切除，预后较好。

二、膀胱癌

95% 的膀胱肿瘤起源于上皮组织。**膀胱移行细胞癌**（transitional cell carcinoma of the bladder）是膀胱最常见的恶性肿瘤。多发生于 50～70 岁，男性是女性的 2～3 倍。

1. 发病因素　与长期接触联苯胺、苯胺和萘胺等化学致癌物有关。此外，吸烟、膀胱血吸虫病、膀胱黏膜的慢性炎症引起膀胱黏膜上皮增生，也会导致癌变。

2. 病理变化　好发于膀胱侧壁和膀胱三角区近输尿管开口处。肿瘤可单个或多发，大小不等，多呈乳头状，也可呈息肉状、扁平状或菜花状。依据肿瘤组织的分化程度分 Ⅰ～Ⅲ 级：①移行细胞癌 Ⅰ 级：瘤细胞呈乳头状排列，具有一定的异型性，细胞层次增多，极性紊乱不明显（图 15-13）；②移行细胞癌 Ⅱ 级：瘤细胞呈乳头状排列，或伴有实性癌巢，异型性明显，核分裂象多见，细胞层次明显增多，极性消失；③移行细胞癌 Ⅲ 级：瘤细胞乳头状结构消失，呈实性癌巢，细胞分化差，异型性特别明显，核分裂象多，并有病理性核分裂象。

图 15-13　膀胱癌

3. 临床病理联系　膀胱癌最常见的症状是**无痛性血尿**，因肿瘤乳头断裂、表面坏死或溃破所致。肿瘤侵犯膀胱壁，膀胱黏膜受刺激或继发感染，可引起尿频、尿急、尿痛。如肿瘤侵及输尿管开口，可导致肾盂、输尿管积水或积脓。

4. 转移　可发生局部淋巴结的转移，甚至血行转移。

5. 预后　患者预后与移行细胞癌的病理学分级有关。肿瘤切除后易复发，复发后的肿瘤分化程度可能相应降低。移行细胞癌 Ⅰ 级五年生存率高；移行细胞癌 Ⅲ 级预后最差。

第四节　肾功能不全

肾功能不全（renal insufficiency）是指各种原因引起肾功能严重障碍，代谢产物、药物和毒性物质在体内蓄积，水、电解质和酸碱平衡紊乱，以及肾脏内分泌功能障碍的病理生理过程。肾功能不全与**肾功能衰竭**（renal failure）只是程度上的差别，前者指肾脏功能障碍由轻到重的全过程，后者则是前者的晚期阶段。**肾功能**衰竭根据发病急缓和病程长短,可分为急性肾功能衰竭和慢性肾功能衰竭,二者发展到严重阶段均可导致明显的自身中毒症状,即**尿毒症**(uremia)。

一、急性肾功能衰竭

急性肾功能衰竭(acute renal failure,ARF)是指各种原因在短时间内引起肾脏泌尿功能急剧降低,致使机体内环境发生严重紊乱的病理过程。临床表现有水中毒、高钾血症、代谢性酸中毒和氮质血症,并常伴有少尿或无尿。根据患者尿量的变化分为少尿型 ARF 和非少尿型 ARF,以少尿型多见。

(一)原因与种类

根据发病原因,将急性肾功能衰竭分为肾前性、肾性和肾后性三大类。

1. 肾前性急性肾功能衰竭　肾前性急性肾功能衰竭在临床上较为常见,主要见于各种原因引起的**有效循环血量减少和肾血管强烈收缩**,导致肾血液灌注严重不足,**肾小球滤过率**(glomerular filtration rate,GFR)降低所致的急性肾功能衰竭。常见原因有大失血、严重创伤、脱水、感染等引起的休克及急性心力衰竭。由于早期肾脏没有器质性改变,病因去除后可迅速恢复正常,故又称功能性肾功能衰竭。但若缺血时间持续过长,则会引起肾小管缺血性坏死。

2. 肾性急性肾功能衰竭　肾性急性肾衰竭是由于肾实质器质性病变引起的急性肾功能衰竭,临床上以肾持续性缺血和肾毒性物质引起的急性肾小管坏死最常见。

(1)急性肾小管坏死:是引起肾性 ARF 最常见的原因。主要因素包括:①**肾持续性缺血**:肾前性肾功能衰竭的各种病因,在早期未及时治疗,因持续的肾缺血导致肾小管坏死,引起器质性肾功能衰竭;②**肾毒性物质**:包括重金属(砷、铅、汞等)、细菌内毒素、生物毒素(蛇毒、毒蕈等)、抗生素(新霉素、卡那霉素等)、某些有机毒物(甲苯、甲醇、四氯化碳等)、X 线造影剂等,在经肾排泄时可直接损伤肾小管上皮细胞,引起肾小管变性、坏死。

(2)肾脏疾病:肾小球、肾间质、肾血管的病变,如急性肾小球肾炎、急性间质性肾炎、肾动脉硬化及栓塞、系统性红斑狼疮等,均可引起肾实质损害,导致急性肾功能衰竭。

3. 肾后性急性肾功能衰竭　肾后性急性肾功能衰竭是指从**肾盏到尿道口任何部位的急性阻塞**因素所引起的少尿、无尿而导致的急性肾功能衰竭。常见于双侧输尿管结石、盆腔肿瘤、前列腺增生、前列腺癌等。肾后性急性肾功能衰竭多为可逆性,及时解除梗阻可使肾功能很快恢复。

(二)发病机制

急性肾功能衰竭的病因不同,其发病机制也不尽相同,但其中心环节都是 **GFR 降低**。肾固有细胞的损伤是 GFR 下降的病理生理学基础。其原因归纳如下:

1. 肾血流减少

(1)**肾灌注压下降**:各种原因引起的循环血量不足均可引起肾血流减少,肾血流灌注压降低。研究表明,当动脉压在 80~160mmHg 时,通过肾血管的自身调节,肾血流灌注量和肾小球滤过率可保持稳定。但当动脉血压低于 50~70mmHg 时,肾血流失去自身调节,可引起 GFR 下降。

(2)**肾血管收缩**:当血压下降肾缺血时,肾入球小动脉收缩,造成肾皮质缺血,主要机制为:①有效循环血量减少,引起 RAAS 系统兴奋,血中儿茶酚胺水平升高,肾血流重新分布,导致肾皮质缺血明显;②肾缺血时,GFR 下降,刺激致密斑,使球旁细胞释放肾素,从而使 RAAS 被激活;③前列腺素生成减少,尤其是有明显舒张血管作用的前列腺素 E_2 减少,加重肾缺血;④内皮素合成增加。

(3)**肾血管内皮细胞肿胀**:肾缺血时肾小球毛细血管内皮细胞的"钠泵"失灵,以及肾缺血再灌注产生大量氧自由基损伤内皮细胞,均可使内皮细胞肿胀和管腔狭窄,肾血流减少。

(4)**肾微循环障碍**:部分急性肾小管坏死的患者可出现血液凝固性增高和微血管内皮细胞损伤,其肾小球毛细血管内可有血栓形成,堵塞血管,使肾血流减少。

2. 肾小球病变　急性肾小球肾炎、狼疮性肾炎等可使肾小球滤过膜受损,滤过面积减少,导致 GFR 下降。

3. 肾小管阻塞　服用磺胺类等肾毒性药物引起肾小管坏死时的上皮细胞碎片、异型输血时的血红蛋白、挤压综合征时的肌红蛋白,均可在肾小管内形成各种管型,阻塞肾小管管腔。同时,肾小管腔内压力明显升高,引起肾小囊内压增高,导致肾小球有效滤过压下降,GFR 降低。

4. 肾小管原尿反流　持续肾缺血或肾毒素作用，可引起肾小管上皮细胞变性、坏死并脱落，阻塞肾小管，甚至上皮细胞坏死后基底膜断裂，原尿可经受损肾小管壁反流至肾间质，使间质水肿。间质水肿又压迫肾小管，造成囊内压升高，使 GFR 减少，出现少尿；此外，间质水肿还压迫肾小管周围的毛细血管，加重肾缺血，使 GFR 进一步下降，少尿加重，形成恶性循环。

总之，急性肾功能衰竭的发病机制可能是多种因素共同或先后作用的结果。在多数病例，肾血流减少和 GFR 降低是主要发病机制，肾小管坏死所致的肾小管阻塞和原尿反流则是辅助因素。

（三）机体功能与代谢变化

1. 少尿型急性肾功能衰竭　临床上大多患者属于该类型，分为**少尿期、移形期、多尿期**和**恢复期**四个阶段。

（1）少尿期：是少尿型急性肾功能衰竭病程中的最初表现，也是最危险的阶段，尿量明显减少甚至无尿，代谢产物蓄积，伴有水、电解质和酸碱平衡紊乱，可持续 1～3 周，典型者为 7～14d，持续时间越长，预后越差。

1）尿变化：主要表现为尿量、尿比重、尿液成分的改变。①少尿或无尿：主要由 GFR 下降引起；②低比重尿：常固定于 1.010～1.020，主要由原尿浓缩和稀释功能障碍引起；③血尿、蛋白尿和管型尿：急性肾功能衰竭患者肾小球毛细血管通透性增高以及肾小管损伤，尿中可出现蛋白质、红细胞、变性上皮细胞等成分，这些有形成分在通过肾小管时可浓缩、凝固形成管型；④尿钠增高：由肾小管对钠的重吸收障碍引起。功能性 ARF，其少尿主要是由于 GFR 明显降低引起；器质性 ARF，肾小球和肾小管均出现功能障碍，两者不仅是少尿的发生机制不同，在尿液成分上亦有区别（表 15-4）。临床上正确区别功能性 ARF 和器质性 ARF 对指导治疗和判断预后具有重要意义。

表 15-4　功能性与器质性 ARF 尿变化的不同特点

	功能性 ARF	器质性 ARF
尿沉渣镜检	轻微	显著，颗粒管型，红白细胞及变性上皮细胞
尿蛋白	阴性或微量	+～++++
尿钠（mmol/L）	<20	>40
尿渗透压（mmol/L）	>700	<250
尿比重	>1.020	<1.015
尿/血肌酐比值	>40:1	<20:1

2）**水中毒**：发生机制如下：①少尿使肾脏排水减少；②体内分解代谢增强引起内生水增多，饮水过多或输液过多、过快等，可导致水潴留。水潴留可引起稀释性低钠血症和细胞水肿，严重时可出现肺水肿、脑水肿和心力衰竭。患者出现明显皮下水肿，甚至恶心、呕吐、头痛，严重时出现脑疝、呼吸骤停。临床上对 ARF 患者，应严格控制补液量和补液速度。

3）**高钾血症**：主要原因：①少尿使肾排钾减少；②组织损伤、分解代谢增强、酸中毒等促使细胞内钾释放到细胞外液；③摄入含钾高的食物或药物或输入库存血等。高钾血症可引起心肌兴奋性先高后低、收缩性、传导性和自律性降低，引起心律失常，严重时出现心室纤颤及心脏停搏。

4）**代谢性酸中毒**：发生原因：① GFR 下降，酸性物质（如硫酸根、磷酸根等）不能经肾排出；②肾小管分泌 H^+ 和 NH_3 能力下降，使碳酸氢钠重吸收减少；③循环障碍引起缺氧、分解代谢增强、产酸增加。酸中毒可抑制心血管系统和中枢神经系统功能，并可加重高钾血症。患者出现血压下降、无力、嗜睡、昏迷等症状。

5）**氮质血症**：血中尿素、肌酐、尿酸等非蛋白氮（non-protein nitrogen，NPN）含量显著增高，称为**氮质血症**（azotemia）。当尿量减少时，肾不能充分排出代谢产物，同时体内蛋白质分解增加，导致氮质血症。患者主要表现为厌食、恶心、呕吐、腹胀及腹泻等症状，严重时可出现尿毒症。临床上常用血尿素氮作为氮质血症的指标（NPN 正常值：17.8～21.4mmol/L 或 250～300mg/L）。

6）**其他**：可出现低血钙、高血磷、高血镁等。主要是由于蛋白质分解代谢增加，释放大量镁和磷，而磷升高可使血钙降低。

（2）移形期：患者每日尿量逐渐增至 400ml 以上时，表明患者已经度过危险的少尿期进入移形期。此时，肾小管上皮细胞已经开始修复再生，但肾脏排泄能力仍低于正常，因此，高钾血症、酸中毒和氮质血症等紊乱还不能立即改善。

（3）多尿期：当每日尿量逐渐增至 2500ml 以上，甚至可达 3000ml 或更多，表明患者进入多尿期。进入此期后，标志着病情开始好转。多尿的发生机制：①肾缺血改善，GFR 开始恢复；②潴留在体内的尿素等代谢产物经肾小球大量排出，引起渗透性利尿；③新生的肾小管上皮细胞功能尚不完善，钠水重吸收功能较低；④肾间质水肿消退及肾小管内管型被冲走解除阻塞，使肾小管通畅。

多尿期早期，由于肾功能尚未完全恢复，氮质血症、高钾血症、代谢性酸中毒不能立即改善，后期由于多尿易发生脱水、低血钾、低血钠等。临床上应注意调节患者的水、电解质平衡。多尿期持续 1～2 周即转入恢复期。

（4）恢复期：一般在发病后 1 个月左右进入恢复期，尿量及尿液成分逐渐恢复正常范围，血中非蛋白氮和水、电解质及酸碱平衡紊乱得到纠正，相应症状消失。但肾功能恢复到正常约需半年到 1 年，少数患者可发展为慢性肾功能衰竭。

视频：少尿型急性肾衰竭的功能代谢变化

2. 非少尿型急性肾功能衰竭 非少尿型急性肾功能衰竭的 GFR 下降程度不严重，肾小管部分功能还存在，但浓缩和重吸收功能障碍，其临床特点是：①无明显少尿，可每天在 400～1000ml，没有明显的多尿期；②尿钠含量较低，尿比重也较低且固定；③氮质血症；④多无高钾血症。此型患者临床症状较轻，病程短，并发症少，预后较好。但由于尿量减少不明显，容易被临床忽视而漏诊。

少尿型和非少尿型 ARF 可以相互转化，少尿型经治疗后可转化为非少尿型；而非少尿型因漏诊或治疗不当可转化为少尿型，表示病情在继续恶化，预后不佳。

（四）防治原则

1. 积极治疗原发病 对引起 ARF 的原发病积极采取预防和治疗措施，如大出血、严重脱水、感染等疾病，应尽早采取补充血容量、抗休克、抗感染等，慎用对肾脏有损害的药物。

2. 纠正水、电解质及酸碱平衡紊乱 在少尿期要严格控制输液量，治疗高钾血症（使用钾离子拮抗剂、静脉滴注葡萄糖和胰岛素、应用透析疗法等），及时纠正代谢性酸中毒等。多尿期要及时补充水及钠、钾、维生素等。恢复期注意加强营养。

3. 控制氮质血症 限制蛋白质摄入，给予葡萄糖及必需氨基酸，以促进蛋白质合成，降低血尿素氮含量。

4. 透析疗法 应用腹膜透析、血液透析可排出患者体内有毒物质，是急性肾功能衰竭最重要的治疗措施，能有效纠正水、电解质和酸碱平衡紊乱，有利于疾病的恢复。

如果早期诊断，早期治疗，多数急性肾功能不全的可以逆转的。因此，快速作出诊断，采取有效的治疗措施，对于降低本病的死亡率，挽救患者的生命，具有重要意义。

二、慢性肾功能衰竭

慢性肾功能衰竭（chronic renal failure，CRF）是指各种慢性肾脏疾病导致肾单位进行性、不可逆性破坏，以致残存的肾单位不能充分排出代谢产物和维持内环境恒定，导致体内代谢废物和毒物的潴留，水、电解质和酸碱平衡紊乱，以及肾脏内分泌功能障碍，并伴有一系列临床症状的病理过程。

（一）病因

1. 肾脏病变 凡能造成肾实质破坏的疾病均可引起 CRF。如慢性肾小球肾炎、慢性肾盂肾炎、糖尿病肾病、肾结核、肾肿瘤、红斑狼疮等。

2. 肾血管病变 如高血压肾小球硬化、糖尿病肾小球硬化、结节性动脉周围炎等。

3. 尿路慢性梗阻 如尿路结石、前列腺增生、肿瘤、先天性尿路狭窄等。

目前认为**慢性肾小球肾炎**是 CRF **最常见**的原因，约占 50%～60%。**糖尿病肾病**和**高血压肾病**也是 CRF 的常见原因。

（二）发展过程

肾脏具有很强的代偿储备能力，当有肾单位破坏时，肾功能可由健存的肾单位进行代偿，因而在

笔记

很长一段时间内患者没有明显症状,只有当健存的肾单位不能维持正常的泌尿功能时,才会出现临床表现,发生肾衰竭。因此,CRF是一个缓慢而渐进的过程,可分为以下四期:

1. 代偿期　肾脏病变使肾的储备功能明显降低,但健存肾单位仍能代偿其功能,维持机体内环境的相对稳定,内生肌酐清除率维持在正常值的30%以上,血肌酐水平<278μmol/L。患者可无明显临床症状。但在感染、休克、饮水过多等应激状态下,则转入失代偿阶段。

2. 肾功能不全期　肾实质损害加重,肾脏不能维持内环境的稳定,内生肌酐清除率下降到正常值的25%～30%,血肌酐水平278～450μmol/L。患者可出现轻度的氮质血症、多尿、夜尿等症状。

3. 肾功能衰竭期　肾功能显著恶化,机体内环境严重紊乱,内生肌酐清除率下降到正常值的20%～25%,血肌酐水平450～707μmol/L。患者有较重的氮质血症、酸中毒、夜尿、多尿、高磷血症、低钙血症、贫血等,有部分尿毒症的临床表现。

4. 尿毒症期　肾功能衰竭发展到最严重的阶段,内生肌酐清除率下降到正常值的20%以下,血肌酐水平>707μmol/L。患者出现明显的水、电解质和酸碱平衡紊乱以及多系统功能障碍。临床上出现尿毒症的表现。

(三)发病机制

慢性肾功能衰竭的发生机制目前尚不十分清楚,主要有以下几种学说:

1. 健存肾单位学说　肾脏疾病使肾单位不断遭受损伤而丧失功能,肾功能由健存肾单位进行代偿,但随着病程的进展,健存肾单位日渐减少,肾功能逐渐加重,当健存的肾单位减少到不能维持正常的泌尿功能时,机体内环境发生紊乱,出现CRF的临床表现。

2. 肾小球过度滤过学说　在肾脏疾病晚期,多数肾单位破坏后,健存肾单位发生过度滤过,以致长期负荷过重,可引起肾小球硬化而失去功能,导致健存肾单位越来越少,加剧肾衰竭。

3. 矫枉失衡学说　当肾损害引起肾单位逐渐减少时,体内某些溶质增多,机体通过代偿活动矫正这些溶质数量使其恢复正常,从而维持内环境的稳定。但机体在矫正过程中,可引起其他器官功能、代谢的改变,导致内环境新的紊乱。如,肾衰竭晚期,由于GFR明显降低,尿磷排出减少,引起高磷血症和低钙血症,使甲状旁腺激素分泌增加,促进肾脏排磷,使血磷水平趋向正常,达到"矫正"作用。但甲状旁腺素分泌过多可导致溶骨作用,引起骨营养不良症,以及软组织坏死、皮肤瘙痒及神经系统受损等,使内环境进一步紊乱,出现新的"失衡"。

病例导学

　　患者,女性,33岁,慢性肾小球肾炎6年。近1年来尿量增多,夜间尤甚。本次因妊娠反应严重,呕吐频繁,进食困难而急诊入院。实验室检查:血清[K$^+$]3.6mmol/L,内生性肌酐清除率为正常值的24%,pH 7.39,PaCO$_2$ 43.8mmHg,HCO$_3^-$ 26.3mmol/L,Na$^+$ 142mmol/L,Cl$^-$ 96.5mmol/L。
　　问题:
　　患者有哪种肾衰竭?有无酸碱失衡和钾代谢紊乱?

文档:病例
导学3

(四)机体功能和代谢变化

1. 尿的变化

(1)尿量的变化

1)**夜尿**:正常人白天尿量约占总尿量的2/3,夜间尿量占1/3。CRF患者夜间排尿增多,夜间尿量和白天尿量接近,甚至超过白天尿量,称之为夜尿,其发生机制尚不清楚。

2)**多尿**:形成机制包括:①由于多数肾单位破坏,流经健存肾单位的血流量代偿性增加,这些肾小球产生的原尿增加,原尿通过肾小管时流速增快,肾小管来不及充分重吸收;②原尿中溶质含量增高,渗透压升高发生渗透性利尿;③肾间质损害,不能形成高渗环境,尿浓缩功能降低;④受损的肾小管上皮细胞对抗利尿激素反应减弱,对水的重吸收减少。

3)**少尿**:CRF晚期,当健存的肾单位减少到一定数量,肾血流量极度减少,肾小球滤过率明显降低,每24h尿量可少于400ml。

笔记

（2）尿液成分的变化：尿中可出现蛋白质、红细胞、白细胞和相应的管型等。

（3）尿渗透压的变化：CRF 早期，由于肾浓缩能力减退而稀释功能正常，出现低比重尿或低渗尿。随着病情的加重，肾浓缩和稀释功能均降低，尿的渗透压接近血浆晶体渗透压，尿比重固定在 1.008～1.012，称为等渗尿。

2. 水、电解质及酸碱平衡紊乱

（1）**水代谢紊乱**：CRF 患者，肾脏对水代谢的调节适应能力日益减退，水摄入增加时，可发生水潴留及水中毒；若严格限制水的摄入或使用利尿药时，可出现血容量减少、脱水。

（2）**钠代谢紊乱**：CRF 患者肾脏对钠调节能力降低，对钠的重吸收减少，尿钠排出增多，易出现低钠血症。其主要的发生机制：①渗透性利尿引起失钠；②肾小管对钠的重吸收下降。但过多补充钠盐又可出现钠水潴留，引起高血压，甚至引发充血性心力衰竭。因此，对 CRF 患者要根据患者尿量适当控制钠盐的摄入。

（3）**钾代谢紊乱**：CRF 早期可出现低钾血症，主要是由于持续性多尿、呕吐、腹泻、长期应用排钾性利尿药等。晚期也可发生高钾血症，则是由于少尿、酸中毒、感染、应用保钾利尿药、输入库存血等。高钾血症和低钾血症均可影响神经肌肉的应激性，并可导致心律失常，严重时可危及生命。

（4）**钙、磷代谢紊乱**：CRF 晚期，健存肾单位明显减少，GFR 极度降低时，机体自身代偿不足以维持钙磷的正常水平。①**高磷血症**：CRF 早期，由于 GFR 下降，肾排磷减少，使血磷升高，同时血钙降低，而后者又导致甲状旁腺激素（PTH）分泌增多，抑制健存肾单位肾小管对磷的重吸收，使血磷暂时维持在正常水平。但 CRF 晚期，健存肾单位明显减少，PTH 的增多也不能维持磷的排出，导致血磷升高。②**低钙血症**：由于血液中钙磷浓度的乘积是一个常数，血磷升高则血钙必然降低；血磷升高，肠道磷酸根分泌增加，与钙结合形成磷酸钙，影响肠道钙的吸收；肾实质的破坏，$1,25-(OH)_2-D_3$ 生成不足，肠道钙吸收减少。

（5）**代谢性酸中毒**：CRF 晚期，硫酸、磷酸等酸性代谢产物滤过减少而在体内潴留；肾小管泌氢、产氨能力下降；继发性 PTH 分泌增多，抑制近端小管上皮细胞碳酸酐酶活性，使近端小管重吸收 HCO_3^- 减少而导致代谢性酸中毒。

3. 氮质血症　CRF 晚期，由于 GFR 下降，含氮的代谢终末产物如尿素、肌酐、尿酸等在体内蓄积，导致血中非蛋白氮的含量增加，出现**氮质血症**。感染或高蛋白饮食易加剧氮质血症的发展，因此，应适当限制蛋白质的摄入。

4. 肾性高血压　肾性高血压是指由于各种肾脏疾病引起的高血压，主要是由 GFR 下降引起的钠水潴留和肾素分泌增加所致。

（1）**钠水潴留**：CRF 时，由于肾排钠、排水功能降低，引起钠水潴留，血容量增加和心输出量增多，血压升高，称为**钠依赖性高血压**。对此类高血压患者，采取限制钠盐摄入和使用利尿药促进钠、水排泄，可达到较好的治疗效果。

（2）**RAAS 激活**：某些肾脏疾病如肾小球肾炎、肾动脉硬化等，由于肾小球血流量减少，激活 RAAS 系统，增多的血管紧张素 II 收缩血管，使外周阻力增加，血压升高，称为**肾素依赖性高血压**。对此类高血压患者应采用药物降低 RAAS 的活性，才能起到降压效果。

（3）**肾分泌的降压物质生成减少**：肾实质破坏，肾脏产生的 PGA_2、PGE_2、激肽等舒血管物质减少，外周阻力增加，引起血压升高。

5. 肾性贫血　CRF 患者往往伴有贫血，且贫血程度与肾功能损害程度较为一致。发生机制为：①肾实质破坏，促红细胞生成素生成减少，导致骨髓红细胞生成减少；②体内潴留的毒性物质（如甲基胍）可抑制骨髓造血功能；③毒性物质使红细胞破坏增多；④毒性物质可导致出血和铁的吸收及利用障碍。

6. 出血倾向　约 20% 的 CRF 患者伴有出血倾向，表现为皮下出血、鼻出血、胃肠出血等。主要是由于体内蓄积的毒性物质抑制血小板第三因子的释放，造成凝血功能障碍所致。

7. 肾性骨营养不良　也称肾性骨病，包括儿童的肾性佝偻病和成人的骨质软化、纤维性骨炎、骨质疏松、骨囊性纤维化等，其发病机制为：①高血磷、低血钙；②PTH 分泌增多，加速溶骨作用；③$1,25-(OH)_2-D_3$ 形成减少，骨钙沉着减少；④酸中毒使骨钙溶解。

三、尿毒症

尿毒症是指急、慢性肾功能衰竭发展到最严重阶段,代谢终末产物和内源性毒性物质在体内蓄积,水、电解质和酸碱平衡发生紊乱及内分泌功能失调,引起一系列自体中毒症状。

（一）病因和发病机制

尿毒症是一个非常复杂的病理过程,在尿毒症患者血浆中有200余种代谢产物或毒性物质的蓄积,这些物质称为尿毒症毒素。一般认为尿毒症毒素在尿毒症的临床症状中起着重要的作用。主要的尿毒症毒素有:

1. 甲状旁腺素 PTH可引起中枢及周围神经受损、肾性营养不良、皮肤瘙痒、高脂血症、贫血等。甲状旁腺切除可解除或缓解上述症状;

2. 胍类化合物 是体内精氨酸的代谢产物,可引起嗜睡、肌肉痉挛、出血、呕吐、腹泻等;

3. 尿素 可引起头痛、厌食、恶心、糖耐量降低等;

4. 多胺 氨基酸代谢产物,包括腐胺、精脒和精胺,可引起恶心、呕吐、蛋白尿,也可促进肺水肿和脑水肿的发生;

5. 其他 尿酸、肌酐、酚类、中分子和大分子毒素等,对机体均有一定的毒性作用。

（二）机体功能和代谢变化

尿毒症除了前述的急慢性肾功能不全的临床表现进一步加重外,还有以下中毒症状。

1. 神经系统 中枢神经系统功能紊乱是尿毒症的主要表现,表现为头晕、头痛、记忆力减退、判断力和理解力障碍、烦躁不安,严重者出现嗜睡和昏迷,称为**尿毒症性脑病**。可能与毒性物质蓄积,导致神经细胞变性、脑水肿、脑缺血缺氧有关。**周围神经损害**,血液中的甲状旁腺激素和胍类物质增多,可出现下肢疼痛、无力,甚至麻痹等表现。

2. 消化系统 消化系统症状是尿毒症患者**最早出现**和**最突出**的症状。早期表现为厌食、恶心等,晚期出现呕吐、腹泻、口腔黏膜溃疡以及消化道出血等。可能与肠道分解尿素产氨增多和促胃液素灭活减少刺激胃黏膜引起纤维素性炎症和溃疡有关。恶心、呕吐也与中枢神经系统功能障碍有关。

3. 心血管系统 主要表现为**心力衰竭**和**心律失常**,由肾性高血压、酸中毒、高钾血症、钠水潴留等引起。尿素、尿酸等毒性物质可直接刺激心包引起**纤维素性心包炎**(尿毒症心包炎),患者可出现心前区疼痛,听诊可闻及心包摩擦音,为尿毒症患者最危险的表现之一。

4. 呼吸系统 酸中毒使呼吸加深、加快,严重时可出现潮式呼吸或深大呼吸。由于尿素经唾液酶分解成氨,故**呼气可有氨味**。严重时因钠水潴留、心力衰竭以及低蛋白血症等使组织液生成增多导致肺水肿。尿素刺激胸膜可引起**纤维素性胸膜炎**。

5. 免疫系统 60%以上患者有严重感染,感染是造成患者死亡的主要原因之一。感染主要与细胞免疫异常有关。

6. 皮肤变化 患者常出现**皮肤瘙痒、干燥、脱屑**等,主要是毒性物质刺激皮肤神经末梢及甲状旁腺功能亢进所致。尿素随汗液排出,在皮肤汗腺开口处形成细小白色尿素结晶,称为**尿素霜**。

7. 代谢紊乱 尿毒症期,机体的三大类物质代谢均出现障碍。①**糖代谢障碍**:尿毒症患者50%～70%伴有**葡萄糖耐量降低**,这是因为在毒性物质作用下,胰岛素分泌减少,生长激素分泌增多,胰岛素与靶细胞受体结合障碍等所致。②**蛋白质代谢障碍**:尿毒症患者常出现**低蛋白血症**和消瘦。原因是毒性物质使蛋白质合成障碍,分解增加,加之患者呕吐、厌食等使蛋白质摄入减少,造成**负氮平衡**。③**脂肪代谢障碍**:患者血中甘油三酯含量增高,出现**高脂血症**,这是由于胰岛素拮抗物质使肝脏合成甘油三酯增加,同时脂蛋白酶活性降低,使甘油三酯清除率降低所致。

（三）防治原则

1. 积极治疗原发疾病,改善肾功能,防止肾实质继续破坏。

2. 纠正加重肾功能衰竭的因素,防止肾功能进一步恶化。如控制感染,纠正水、电解质和酸碱平衡紊乱,控制高血压,避免使用肾毒性药物等。

3. 注意蛋白质的合理摄入,低盐饮食。

4. 采用腹膜透析和血液透析(人工肾),可延长患者生命。

5.肾移植是治疗慢性肾功能衰竭和尿毒症的最根本方法。

 知识拓展

肾移植

　　肾移植是将健康者的肾脏移植给有肾脏病变并丧失肾脏功能的患者,是治疗慢性肾功能衰竭的一项有效手段。肾移植因其供肾来源不同分为自体肾移植、同种肾移植和异种肾移植。我们现在经常听到的"肾移植"通常是指同种异体肾移植。肾移植已经成为绝大部分终末期肾病患者的首选治疗方法,成功的肾移植可以使患者免除透析的必要,而且比腹膜透析或血液透析更能有效的治疗肾衰。

本章小结

　　肾小球肾炎发病机制是循环免疫复合物沉积或原位免疫复合物形成。病理变化为肾小球固有细胞变性、纤维素样坏死等。临床表现为尿的变化、全身性变化(肾性水肿、高血压、贫血)和肾小球肾炎临床综合征(急性肾炎综合征、快速进行性肾炎综合征、慢性肾炎综合征、肾病综合征、反复发作性或持续性血尿等)。分为急性弥漫性增生性肾小球肾炎、新月体性肾小球肾炎、膜性肾小球肾炎、IgA肾病、轻微病变性肾小球肾炎、硬化性肾小球肾炎。

　　泌尿系统感染有上行性感染、血源性感染。急性肾盂肾炎是肾盂、肾小管和肾间质的急性化脓性炎症,临床表现有腰痛、发热、脓尿、菌尿等。慢性肾盂肾炎的临床表现和急性肾盂肾炎相似,只是病程较长,反复发作,晚期肾小球广泛硬化,最终导致肾功能不全。

　　肾细胞癌临床表现血尿、腰痛和肾区肿块三联症。膀胱癌好发于膀胱三角区近输尿管开口处,临床表现为无痛性血尿。

　　肾功能衰竭分为急性和慢性肾功能衰竭,两者最终都会发生尿毒症。急性肾功能衰竭分为肾前性、肾性和肾后性。临床表现有水中毒、氮质血症、高钾血症和代谢性酸中毒,多数患者少尿或无尿。慢性肾功能衰竭可分为代偿期、肾功能不全期、肾功能衰竭期和尿毒症期四期,临床表现为多尿、夜尿,晚期出现少尿及等渗尿,出现水、电解质和酸碱平衡紊乱,还表现为氮质血症、肾性高血压、肾性贫血、肾性骨营养不良和出血倾向等。维持性血液透析可延长生命多年,成功的肾移植可使肾功能得到恢复,是治疗尿毒症最有效的方法。

病例讨论

　　患者,男性,8岁。眼睑及双下肢水肿伴尿泡沫增多1周。1周前于"感冒"后出现晨起眼睑水肿,逐渐遍及全身,伴尿量减少及尿泡沫增多,在当地医院化验尿常规"尿蛋白+++",无明显腰痛及肉眼血尿,自觉乏力,食欲尚可。

　　既往史、个人史、家族史:无特殊记载。

　　查体:T 36.5℃,P 84次/min,R 20次/min,BP 135/90mmHg,神志清楚,自动体位,颜面水肿,全身皮肤未见皮疹,浅表淋巴结未触及肿大,心率84次/min,心律正常,双肺未闻及啰音,腹膨隆,移动性浊音阳性,无压痛及反跳痛,双肾区无叩击痛,双下肢可凹性水肿阳性。

　　临床检查:

　　(1)尿常规:蛋白(+++),红细胞10~15/HP,白细胞1~2/HP,尿比重1.031,尿糖(-),24h尿蛋白定量5.2g/d(尿量950ml)。

　　(2)血常规:WBC 8.2×10⁹/L,Hb 146g/L,PLT 261×10⁹/L。

　　(3)血生化:ALT 38.2U/L,AST 12.2U/L,GGT 12U/L,血清白蛋白23.6g/L,GLB 39.5g/L,TG

 笔记

2.71mmol/L，TC6 12mmol/L，血糖 4.6mmol/L，BUN 3.29mmol/L，CO_2CP 26.7mmol/L，UA 341μmol/L，CERB 94μmol/L，抗核抗体谱及血补体未见异常；HBsAg（－），HBcAb（－）。

（4）肾活检：光镜下肾小管上皮细胞脂肪变性明显。电镜下脏层上皮细胞足突融合、消失。

（郑晓东）

扫一扫，测一测

思考题

1. 简述急性弥漫性增生性肾小球肾炎、新月体性肾小球肾炎、硬化性肾小球肾炎的病理变化特点，急性肾炎综合征的表现及其机制。

2. 比较慢性肾盂肾炎与硬化性肾小球肾炎的病理特点。

3. 简述肾病综合征的特点及其发生机制。

4. 简述急性肾功能衰竭、慢性肾功能衰竭和尿毒症的概念及其关系。

5. 简述慢性肾功能衰竭时患者尿液、电解质及酸碱平衡的改变。

第十六章 生殖系统与乳腺疾病

第一节 子宫颈疾病

子宫颈是女性内生殖器的一部分，子宫颈疾病系指宫颈区域发生的各种病变，包括炎症、损伤、肿瘤以及癌前病变等等，是女性最常见的疾患之一，其最严重的疾病是子宫颈癌。

一、慢性子宫颈炎

慢性子宫颈炎（chronic cervicitis）是病原微生物感染引起的子宫颈慢性非特异性炎症，是已婚妇女最常见的妇科疾病。

1. 病因与发病机制 慢性子宫颈炎常由链球菌、大肠杆菌及葡萄球菌等细菌，或单纯疱疹病毒和人类乳头状瘤病毒（HPV）等病毒感染引起。病原体感染与性生活不洁、分娩、流产以及长期慢性刺激有关。

2. 病理变化 妇科检查见子宫颈外口呈鲜红色、糜烂样、肿胀、触之发硬。镜下，子宫颈黏膜充血、水肿，淋巴细胞、浆细胞和单核细胞等慢性炎细胞浸润，间质纤维组织增生。子宫颈柱状上皮及腺体增生，可发生鳞化。根据临床病理特点分为以下四种类型：

（1）子宫颈糜烂（cervical erosion）：指子宫颈阴道部的鳞状上皮因炎症而坏死脱落，形成表浅缺损，称为真性糜烂，较少见。临床上常见的子宫颈糜烂多为假性糜烂，表现为子宫颈阴道部的鳞状上皮损伤后，由子宫颈管黏膜柱状上皮增生下移取代。由于柱状上皮较薄，上皮下充血的血管被显露，临床检查可见子宫颈外口黏膜呈境界清楚的红色糜烂区。当柱状上皮又被化生的鳞状上皮所取代，称为糜烂愈复。

（2）子宫颈腺体囊肿（cervical glandular cyst）：慢性子宫颈炎时，子宫颈管腺体的开口被化生的鳞

笔记

状上皮或黏液阻塞，使黏液潴留，腺体扩大成囊状，形成子宫颈腺体囊肿，又称纳博特囊肿（Nabothian cyst）。

（3）子宫颈息肉（cervical polyp）：由子宫颈黏膜上皮、腺体和纤维组织局限性增生形成的息肉状物。常为单个，数毫米到数厘米，质软，粉白色或粉红色，常有蒂。镜下，息肉主要由腺体、血管和纤维组织构成，表面覆以单层柱状上皮或鳞状上皮，间质充血、水肿，慢性炎细胞浸润。

（4）子宫颈肥大（cervical hypertrophy）：由于长期慢性炎症刺激，子宫颈腺体和纤维组织增生，导致整个子宫颈均匀性增大、变硬，可达正常子宫颈的2～4倍。

3. 临床病理联系　临床表现为白带增多，为乳白色黏液状或淡黄色脓性，时有白带带血，可伴有腹坠、腰酸等症状。

二、子宫颈上皮内瘤变

慢性子宫颈炎时，糜烂与愈合过程反复进行，局部鳞状上皮可由异型（非典型）增生发展至原位癌，**子宫颈上皮内瘤变**（cervical intraepithelial neoplasia, CIN）就是描述这个连续演变过程的术语。

1. CIN分级　根据病变程度和范围，CIN分为Ⅰ～Ⅲ级，分别表示低级别、中级别和高级别（见第五章图5-12）。

2. 临床病理联系　CIN多无自觉症状，检查时仅见子宫颈鳞-柱上皮交界带黏膜糜烂，需用碘液涂抹染色进行初步识别，患处对碘不着色，再取活检送病理确定诊断。CINⅠ级和Ⅱ级如能及时正确治疗可以治愈，CINⅢ级在10年内发展为浸润癌的概率高达20%。

三、子宫颈癌

子宫颈癌（cervical carcinoma）是女性生殖系统最常见的恶性肿瘤，发病率仅次于乳腺癌。由于广泛开展子宫颈脱落细胞学普查工作，尤其是CIN能早期诊断和治疗，使子宫颈癌的发病率和死亡率明显降低，5年生存率显著提高。液基细胞学（liquid-based cytology）检测法提高了涂片的质量及阅片效率，有效降低了假阴性率，成为目前子宫颈脱落细胞学普查的主要方法。

1. 发病因素　目前认为经性传播的**人类乳头状瘤病毒（HPV）**感染，尤其是16、18、31和33型HPV感染，被认为是大多数子宫颈癌的主要致病因素。此外，可能还与早婚、早育、多产、性生活紊乱、宫颈裂伤、包皮垢刺激等因素有关。

知识拓展

液基细胞学检查

液基细胞学检查是采用液基薄层细胞检测系统检测宫颈细胞，并进行细胞学分类诊断，它是目前国际上较先进的一种宫颈癌细胞学检查技术，与传统的宫颈刮片巴氏涂片检查相比明显提高了标本的满意度及宫颈异常细胞检出率。宫颈防癌细胞学检查对宫颈癌细胞的检出率为100%，同时能发现部分癌前病变和微生物感染，如霉菌、滴虫、病毒、衣原体等。所以液基技术是应用于妇女宫颈癌筛查的一项先进的技术。

2. 病理变化　子宫颈癌大部分发生于子宫颈鳞状上皮与柱状上皮交界处（子宫颈外口）。

（1）大体类型：根据子宫颈癌生长方式和外观形态分为四种类型：①**糜烂型**：为较早期的表现，病变处黏膜潮红、粗糙或颗粒状，质脆，触之易出血，与一般子宫颈糜烂外观上不易区别。组织学上多为原位癌或早期浸润癌。②**外生菜花型**：癌组织向子宫颈表面生长，呈息肉状、乳头状或菜花状，表面常有坏死和浅表溃疡形成。③**内生浸润型**：癌组织向子宫颈深部组织浸润性生长，使子宫颈肥大、变硬，子宫颈表面常光滑或仅有浅表溃疡，临床检查易漏诊。④**溃疡型**：外生型或内生型在发展过程中，癌组织发生坏死脱落形成溃疡，溃疡边缘隆起，底部凹凸不平，易发生出血和感染（图16-1）。

（2）组织学类型：分两种类型，以鳞癌居多，腺癌很少。①鳞癌：占子宫颈癌的90%以上。由CIN发展而来，其演变过程是连续发展的，即鳞状上皮异型增生-原位癌-早期浸润癌-浸润癌（见第五章图5-14）。早期浸润癌是指癌细胞突破基底膜向间质浸润，浸润深度不超过基底膜下5mm者。癌组织浸润深度超过基底膜下 5mm 者,即为浸润癌。②腺癌:大体上与鳞癌无明显区别。可为乳头状腺癌、管状腺癌及黏液腺癌。此外,还有腺棘皮癌和腺鳞癌等。

图 16-1　子宫颈癌(溃疡型)
箭头处为癌组织

　　(3)扩散:子宫颈癌的扩散途径主要为直接蔓延和淋巴道转移,少数也可经血道转移。①**直接蔓延**:癌组织浸润性生长,直接侵犯邻近组织。向下侵及阴道穹窿部;向上侵犯破坏整个子宫颈;向两侧侵及子宫旁和盆壁组织,晚期还可侵犯和压迫输尿管导致尿路阻塞;向前、向后分别侵及膀胱、直肠,晚期可形成膀胱阴道瘘或直肠阴道瘘。②**淋巴道转移**:是子宫颈癌最主要的转移途径,并且发生较早。首先转移至子宫旁淋巴结,然后依次至闭孔、髂内、髂外、髂总、腹股沟及骶前淋巴结,晚期可转移至左锁骨上淋巴结。③**血道转移**:较少见,晚期可经血道转移至肺、骨、肝、脑及皮肤等处。

　　(4)临床病理联系:早期常无明显症状,随病变进展,可出现一系列临床表现:①**阴道分泌物增多**:初期由于癌组织刺激子宫颈腺体分泌亢进,出现黏液样白带,若癌组织坏死继发感染,白带似淘米水样或伴有特殊腥臭味。②**阴道不规则流血**:早期主要为接触性出血及少量血性白带,晚期若侵蚀大血管,可引起致命性阴道大流血。③**疼痛**:晚期癌组织浸润或压迫盆腔神经,可出现下腹部及腰骶部疼痛。④**其他症状**:晚期子宫颈癌侵犯膀胱,可引起尿频、尿痛,甚至发生子宫膀胱瘘。输尿管受压阻塞可致肾盂积水和肾压迫性萎缩,双侧受累可发生肾功能衰竭。侵犯直肠,可有里急后重、排便困难,甚至形成子宫直肠瘘。

第二节　子宫体疾病

　　子宫体疾病包含发生于子宫体的增生性疾病、子宫肿瘤及子宫内膜异位症。

一、子宫内膜异位症

　　子宫内膜异位症(endometriosis)是指子宫内膜腺体和间质出现在子宫内膜以外的部位。80% 见于卵巢,其余依次为子宫肌层、直肠子宫陷凹、子宫阔韧带、直肠、腹部手术瘢痕、脐部、阴道、外阴和阑尾等处。子宫内膜异位症是较常见的妇科疾病,多发生于 30～40 岁,近年来发病率有明显升高趋势。

病例导学

　　患者,女性,36 岁,主诉:剖宫产术后 5 年,腹痛伴腹壁包块 2 年入院。患者既往月经尚规则,7/23～28d,量中等,痛经(-)。5 年前患者于当地医院行剖宫产术,手术过程顺利,术后恢复好。2 年前出现腹壁伤口处周期性疼痛,于经期出现,经后缓解。自扪及切口处包块逐渐增大至 3cm。入院体检:生命体征平稳。心肺听诊无异常。耻骨联合上 2 横指可见横切口长约 12cm,愈合好,切口左侧瘢痕皮下可及直径 3cm 质硬结节,边界不规则,轻压痛。妇科检查:外阴阴道无异常,宫颈光滑,子宫前位,常大,质中,无压痛,双附件区未触及异常。辅助检查:腹部超声显示子宫 5.0cm×4.1cm×3.9cm,肌层回声均匀,内膜光滑,居中,厚 0.6cm,回声均匀,左卵巢大小形态正常,内部结构清楚,右卵巢大小形态正常,内部结构清楚。盆腔未见游离液性暗区,于左侧下腹部皮下组织可见 3.2cm×3.0cm×1.2cm 低回声块影,边界欠清,内部回声欠均匀。

　　问题:
　　1. 请问患者的诊断是什么?
　　2. 疾病是如何发生发展的?

1. 病因与发病机制　病因未明，有三种学说：①种植学说：月经期子宫内膜经输卵管反流至腹腔器官，或子宫内膜因手术种植在手术切口；②播散学说：子宫内膜经淋巴及静脉播散至远方器官；③化生学说：异位的内膜由体腔上皮化生而来。

2. 病理变化　异位的子宫内膜受卵巢分泌激素的影响，出现周期性反复出血，病灶周围组织纤维化、粘连，最终形成结节或包块。切开可见陈旧性出血及瘢痕。如发生于卵巢，由于反复出血可形成含有咖啡色黏稠液体的囊肿，称为**巧克力囊肿**。若子宫内膜异位于子宫肌层（距子宫内膜基底层 2～3mm 以上）称**子宫腺肌病**（adenomyosis）（图 16-2）。镜下，异位处子宫内膜的组织结构与正常内膜基本相同，此处还有红细胞和含有铁血黄素的巨噬细胞。

3. 临床病理联系　子宫内膜异位症是一种良性病变，常因发生部位不同而出现不同的临床症状和体征。主要表现为痛经，少数患者发生月经紊乱、不孕等。

图 16-2　子宫腺肌病
子宫肌层中出现子宫内膜腺体及间质

二、子宫内膜增生症

子宫内膜增生症（endometrial hyperplasia）是子宫内膜腺体及间质的增生性病变，多发生于青春期和更年期妇女。

1. 病因与发病机制　病因不十分清楚，与内源性或外源性雌激素长期刺激有密切关系。

2. 病理变化　子宫内膜弥漫性或局灶性增厚，可达 1cm 以上，表面光滑，也可伴有息肉形成，质地柔软。镜下，依据增生腺体与间质的比例以及腺体分化程度的不同，分为**单纯性增生**、**复杂性增生**和**异型增生**三种类型（图 16-3）。单纯性增生约 1% 可发展为子宫内膜腺癌，复杂性增生的癌变率约 3%，异型增生的癌变率高达 1/3。

图 16-3　子宫内膜异型增生
子宫内膜腺体明显增生，排列拥挤，上皮细胞呈轻至中度异型

3. 临床病理联系 临床上主要表现为**功能性子宫出血**,即月经不规则、经期延长和月经量过多,长期子宫出血可引起贫血。子宫出血与卵巢雌激素分泌过多而孕酮缺乏有关。卵巢持续分泌雌激素,一方面引起子宫内膜增生,另一方面抑制垂体前叶卵泡刺激素的分泌,导致卵泡因失去卵泡刺激素的支持而发生退化,雌激素分泌因而急剧下降,增生的子宫内膜由于雌激素突然不足而发生坏死脱落,引起子宫出血。

三、子宫体肿瘤

子宫体肿瘤以子宫平滑肌瘤、子宫内膜癌多见。

1. 子宫内膜癌(endometrial carcinoma) 是子宫内膜上皮发生的恶性肿瘤,又称子宫内膜腺癌或子宫体癌。多见于绝经期和绝经后妇女,以 55~65 岁为发病高峰。近年来,因女性平均寿命延长以及更年期激素替代疗法的应用,其发病率有上升趋势。

(1)发病因素:病因尚未明确,一般认为与**过量雌激素**长期持续作用有关。子宫内膜**复杂性增生**、**异型增生**和**内膜腺癌**,无论是形态学还是生物学都是一个连续的演进过程,病因和发生机制也极为相似。长期使用外源性雌激素可增加子宫内膜癌的发生率。肥胖、糖尿病、高血压和不孕症可能是其高危因素。

(2)病理变化:根据其病变范围分为局限型和弥漫型两种:①**局限型**:多见于早期。肿瘤组织仅局限于子宫内膜某一区域,以子宫底或子宫角多见,呈乳头状或菜花状隆起于内膜表面。癌组织可浸润肌层,深浅不一。若癌组织可在诊断性刮宫时全部被清除,在切除的子宫内找不到癌组织。②**弥漫型**:癌组织沿子宫内膜面广泛生长,使内膜弥漫增厚,常有出血、坏死或溃疡形成(图 16-4)。癌组织不同程度地侵犯子宫肌层。

子宫内膜癌根据分化程度可分三级:Ⅰ级(高分化腺癌)、Ⅱ级(中分化腺癌)和Ⅲ级(低分化腺癌),以高分化腺癌居多。少数可为乳头状腺癌、腺棘皮癌及腺鳞癌。

图 16-4 子宫内膜癌
切面见癌组织灰白色,质实,充满宫腔织小而表浅

(3)扩散:子宫内膜癌一般生长缓慢。扩散途径主要是直接蔓延和淋巴道转移,晚期可发生血道转移。

(4)临床病理联系:患者常出现**阴道不规则流血**。当癌组织坏死脱落时,可由阴道排出米汤样、脓性及伴有臭味的物质。晚期患者由于肿瘤压迫神经而发生腰骶部及下腹部疼痛,可向腿部放射。刮宫病理活检可早期发现。

(5)预后:子宫内膜癌的预后较好。其预后与临床分期、病理类型、肌层浸润程度、治疗的充分与否及淋巴结有无转移、腹腔有无癌细胞、癌组织雌激素受体(ER)和孕激素受体(PR)水平以及患者年龄等因素相关。

2. 子宫平滑肌瘤(leiomyoma of uterus) 来源于子宫肌层平滑肌细胞,简称子宫肌瘤,是女性生殖系统**最常见**的良性肿瘤,多见于生育期妇女,30~50 岁最多,绝经后子宫肌瘤可逐渐萎缩。子宫肌瘤呈良性经过,恶变率极低。

(1)发病因素:病因尚未完全清楚,一般认为与雌激素增多有关,还有一定遗传倾向。

(2)病理变化:子宫肌瘤可单发或多发,常位于子宫肌层,称壁间肌瘤;有的位于浆膜下,称浆膜下肌瘤,凸向腹腔;有的位于黏膜下,称黏膜下肌瘤,凸向宫腔。肿瘤大小不一、质韧、界限清楚、无包膜。切面灰白色,呈编织状或旋涡状(图 16-5)。当肌瘤生长较快或血供不足时,可发生玻璃样变、黏液变、囊性变等继发性改变。镜下,瘤细胞与正常子宫平滑肌细胞相似,排列成纵横交错的束状、编织状或旋涡状,与周围正常组织界限清楚。

(3)临床病理联系:主要表现为:①月经过多、经期延长或不规则阴道流血,主要为黏膜下肌瘤的表现;②因子宫增大、变硬致腹胀、下腹部肿块;囊性变时,质地软,有波动感;③肌瘤较大时可压迫

膀胱，引起尿频、尿急、排尿困难；压迫直肠，可致排便困难；④下腹部及腰骶部酸痛，当浆膜下肌瘤扭转时出现急性腹痛；⑤肌瘤改变了宫腔形态及妨碍孕卵着床，子宫角部肌瘤影响孕卵或精子运送。

图 16-5　子宫平滑肌瘤
位于子宫内膜下、子宫浆膜下、子宫肌层多发性，
大小不等结节

第三节　滋养层细胞疾病

滋养层细胞疾病（gestational trophoblastic disease，GTD）是胎盘绒毛滋养层细胞异常增生的一组疾病。根据滋养细胞的增生程度、侵袭能力以及是否有绒毛结构等特点，将其分为葡萄胎、侵蚀（袭）性葡萄胎、绒毛膜癌及胎盘部位滋养细胞肿瘤，本节主要介绍前面三种。

一、葡萄胎

葡萄胎又称水泡状胎块（hydatidiform mole），是胚胎异常引起胎盘绒毛水肿和滋养层细胞增生的良性疾病。形成累累成串、细蒂相连的水泡，状如葡萄而故名。以"崩下血泡"为临床特点，多见于 20 岁以下和 40 岁以上妊娠妇女。葡萄胎分为完全性和部分性两类，多数是完全性，而且转为恶性者（侵蚀性葡萄胎、绒癌）较多。

1. 发病因素　确切病因尚不清楚，近年来对葡萄胎染色体研究表明，90% 以上完全性葡萄胎为 44，XX，可能在受精时，父方的单倍体精子（22，X）在丢失了所有母方染色体的空卵中自我复制成纯合子（44，XX）；10% 为空卵在受精时与两个精子结合（22，X 和 22，Y），染色体核型为 44，XY，提示完全性葡萄胎均为男性遗传起源，因而不见胚胎发育。部分性葡萄胎的核型常是三倍体，80% 为 66，XXX 或 66，XXY，由带有母方染色体的正常卵细胞（22，X）与一个没有发生减数分裂的双倍体精子（44，XY）或两个单倍体精子（22，X 或 22，Y）结合所致，能见到胚胎的部分发育。

2. 病理变化　绝大多数葡萄胎发生于子宫内，局限于子宫腔，致使子宫增大，不侵入肌层。个别可发生在异位妊娠的所在部位。**多数为完全性葡萄胎，累及所有绒毛**，形成大小不等的水泡，小的如米粒，大的直径可达 1.0cm，内含清液，透明或半透明，细蒂相连成串，无胎儿。**部分性葡萄胎**仅胎盘的**一部分绒毛水肿**，保留部分正常绒毛，两者分界明显，伴有**死胎**。

镜下，葡萄胎有 3 个特点：①**绒毛间质血管消失**或见少量没有红细胞的无功能血管；②**绒毛因间质高度水肿而胀大**；③**滋养层细胞**（合体滋养层细胞和细胞滋养层细胞）不同程度地**增生**，可有轻度异型性（图 16-6）。在这些特点中以滋养层细胞增生最为重要。完全性葡萄胎往往增生明显，部分性葡萄胎常为局限性轻度增生。

图 16-6　葡萄胎
胎盘绒毛显著肿大、间质水肿、血管消失、滋养层细胞明显增生

3. 临床病理联系　主要为：①**停经史和阴道流血**：停经 2～3 个月后，由于增生的滋养层细胞侵袭血管，患者常出现反复阴道流血，并混有水泡状物，即以"崩下血泡"为特点。②**子宫增大**：由于绒毛水肿及宫腔积血致子宫增大，常大于停经月份。当"崩下血泡"量大时，子宫也可小于停经月份。③**胚胎死亡**：临床检查听不到胎心，扪不到胎体，患者也不觉胎动，B 超检查可确诊。④**尿妊娠试验强阳性**：由于增生的滋养层细胞产生大量的人绒毛膜促性腺激素（human chorionic gonadotropin，HCG），患者血和尿中的 HCG 明显升高，是协助诊断和观察预后的重要指标之一。

4. 预后　葡萄胎一经确诊应立即予以刮宫彻底清除，80%～90% 患者经彻底清宫后即可痊愈，10%～15% 可发展为侵蚀性葡萄胎，2%～3% 可恶变为绒毛膜癌。临床上应注意葡萄胎患者刮宫后的出血情况，并连续观察血、尿的 HCG 水平，如血、尿的 HCG 水平持续阳性或不断升高，表示有胎块残留或恶变可能，应进一步检查并确定治疗方案。

二、侵蚀性葡萄胎

侵蚀性葡萄胎（invasive mole）又称恶性葡萄胎（malignant mole），其病变特征是水泡状绒毛侵入子宫肌层。其生物学行为介于葡萄胎与绒毛膜癌之间。

1. 发病因素　多在葡萄胎清宫后 6 个月内发生。目前认为是完全性葡萄胎的水泡状绒毛直接浸润子宫肌层而引起，但也有一开始即为侵蚀性葡萄胎者。

2. 病理变化　在子宫肌层有浸润的水泡状绒毛，形成紫蓝色出血结节，也可穿透子宫壁累及宫旁组织。镜下，子宫肌层内见有完整的水泡状绒毛，滋养层细胞增生程度和异型性比葡萄胎显著，常见出血、坏死。

3. 临床病理联系　主要表现为葡萄胎清宫后，血和尿 HCG 持续阳性。因水泡状绒毛侵入子宫肌层，破坏组织，甚至侵破肌层大血管引起大出血，因而患者可出现阴道持续或间断不规则流血。水泡状绒毛可经血道栓塞至肺等远处器官，患者可伴有咯血。有时阴道（逆行栓塞）可出现紫蓝色结节，破溃时可发生反复出血。

4. 预后　侵蚀性葡萄胎呈恶性经过，但对化疗敏感，预后较好。

三、绒毛膜癌

绒毛膜癌（choriocarcinoma）简称绒癌，是绒毛滋养层细胞异常增生所形成的高度恶性肿瘤。

1. 发病因素　绒癌约 50% 继发于葡萄胎，25% 继发于自然流产，20% 发生于正常妊娠，5% 发生于早产或异位妊娠。发病年龄以 20～30 岁为多见。与妊娠无关、起源于卵巢或睾丸原始生殖细胞的绒癌较少见。

2. 病理变化　绒癌的原发灶大都位于子宫体，最常见于胎盘着床部位，可突向子宫腔内，常侵入深肌层，甚至穿透子宫壁达浆膜外，切面呈暗红色，质软而脆，伴出血、坏死。

可见癌组织位于子宫底部，浸润破坏肌层，呈暗紫红色，结节状，可见出血坏死（图 16-7）。镜下，癌组织由分化差的细胞滋养层细胞和合体滋养层细胞两种癌细胞组成，细胞异型性明显，排列紊乱，核分裂象易见；绒癌组织中无间质及血管，依靠侵犯子宫正常血管获得营养（这是正常滋养层细胞就具有的特性），故常见广泛出血坏死；**绒癌不形成绒毛结构**，借此与侵蚀性葡萄胎相鉴别。另外，异位妊娠的部位也可发生绒毛膜癌。

图 16-7　绒毛膜癌
子宫腔中见暗红色结节，颇似血肿

3. 扩散　绒癌极易侵犯血管，早期即可发生血道转移。最常转移至肺，其次为阴道、脑、肝、脾、肾、肠等。

4. 临床病理联系　临床主要表现为葡萄胎、流产或妊娠分娩数月甚至数年后，阴道出现持续不规则流血、子宫增大、血和尿中 HCG 持续升高。肺转移可有咯血、胸痛；脑转移可出现头痛、呕吐、偏瘫及昏迷；肾转移可出现血尿等症状。

5. 预后　绒癌是高度恶性肿瘤，但化疗效果好，治愈率接近 100%。死亡者多因脑转移。少数病例在原发灶切除后，转移灶可自行消退。

第四节　卵巢上皮性肿瘤

卵巢上皮性肿瘤是起源于卵巢的表面上皮及其衍化成分的肿瘤，是最常见的卵巢肿瘤，占卵巢肿瘤的 90%。大体为囊状，组织学上的类型分为浆液性、黏液性和子宫内膜样，依分化程度分为良性、交界性和恶性。

一、浆液性肿瘤

1. 浆液性囊腺瘤　浆液性囊腺瘤（serous cyst adenoma）是由类似于输卵管上皮或卵巢表面上皮的瘤细胞构成的良性肿瘤，多见于 30～40 岁妇女。

（1）病理变化：肿瘤大小不一，大者可达数十千克。表面光滑，为单房或多房囊性，囊内充满**清亮浆液**，内壁光滑。肿瘤基部通常有蒂相连。镜下，囊壁被覆**单层**立方或低柱状上皮，瘤细胞排列整齐，形态无异型，常形成乳头状突起（图 16-8）。

（2）临床病理联系：肿瘤中等大小时，可有腹胀，并在下腹部摸到囊性肿块。特大者腹部似腹水样膨隆，可引起尿频、尿急和行动不便等。若发生蒂扭转，引起肿瘤出血性梗死，出现急腹症表现。

2. 浆液性交界性囊腺瘤　浆液性交界性囊腺瘤（serous borderline cyst adenoma）指形态和生物学行为介于良性和恶性之间，具有低度恶性潜能的囊腺瘤。大体观察，与良性者相似。镜下，上皮细胞层次达 2～3 层，异型性比良性者明显，但无间质浸润。约占浆液性肿瘤的 10%，预后比较好，易复发。

图 16-8 卵巢浆液性乳头状囊腺瘤

肿瘤呈乳头状生长，表面被覆单层立方上皮，形态一致，无异型

3. 浆液性囊腺癌 浆液性囊腺癌（serous cyst adenocarcinoma）由类似于输卵管上皮、异型性明显的癌细胞组成，是**卵巢恶性肿瘤中最常见**的类型。

（1）病理变化：多数为囊性伴有实性区域，囊腔内或肿瘤表面有乳头状突起，常伴出血坏死。镜下，乳头分支多且复杂，或呈实性细胞团。瘤细胞增生超过3层，细胞异型性明显，核分裂象多见，包膜和间质有浸润，砂粒体较多见。根据分化程度分为高、中、低分化。

（2）扩散：卵巢浆液性囊腺癌常发生种植转移，种植到腹腔、盆腔引起**癌性腹水**。部分经淋巴道可转移至腹股沟淋巴结、纵隔淋巴结及左锁骨上淋巴结。少数晚期常经血道转移至肝、胰、肺、骨等处。

（3）临床病理联系：患者下腹部可触及肿块。癌组织种植到腹膜时，可产生血性腹水。当癌组织蔓延到阔韧带、输卵管或子宫时，肿块与子宫粘连，并可侵及直肠和膀胱。

（4）预后：恶性程度较高，一旦诊断，需及时手术治疗。多数病例就诊时已有转移，预后较差。

二、黏液性肿瘤

1. 黏液性囊腺瘤 是由类似于子宫颈上皮的瘤细胞构成的肿瘤。较浆液性肿瘤少见，发病年龄与其相同。

（1）病理变化：肿瘤大小不等，体积巨大者可几十千克。圆形或卵圆形，常为多房性，表面光滑，内含浓稠黏液。囊内壁光滑，较少有乳头形成（图16-9）。镜下，囊内壁被覆单层高柱状黏液性上皮，核位于基底。

（2）临床病理联系：瘤体较大时，下腹部可触及包块。较大肿瘤常有蒂，易发生扭转、出血性梗死及破裂。

2. 黏液性交界性囊腺瘤 是卵巢潜在低度恶性黏液性上皮性肿瘤，形态和生物学行为介于良性和恶性之间，但无间质和被膜浸润。

3. 黏液性囊腺癌 为卵巢的一种恶性上皮性肿瘤，好发年龄在40~60岁。

（1）病理变化：20%为双侧性。肿瘤体积较大，表面光滑，常与周围器官粘连。多为多房性伴有实性区域，实性区多为灰白色的乳头状物，常伴出血坏死。囊内含有黏液血性混浊液体。镜下，癌细胞明显异型，多超过3层，形成复杂的腺体和乳头结构，与交界性黏液性囊腺瘤的区别在于有明显的间质浸润。依据分化程度分为高、中、低分化。

图 16-9 卵巢黏液性囊腺瘤

肿瘤为多房性，光滑湿润，囊腔内充满灰白色黏液部，细胞无异型，间质为纤维结缔组织

（2）临床病理联系：临床表现与浆液性囊腺癌相似，预后一般好于浆液性囊腺癌。

第五节　乳腺疾病

乳腺由腺叶组成，腺叶间由富含脂肪组织的结缔组织分隔。乳腺受雌激素影响出现周期性变化。当乳腺出现肿块时，需要及时做活体组织检查以明确诊断。

一、乳腺增生症

乳腺增生症（mazoplasia）又称乳腺腺病（adenosis of breast）或乳腺结构不良，是最常见的乳腺疾病。一般认为由于卵巢内分泌功能失调，使孕激素减少而雌激素过多，长期刺激乳腺组织，导致乳腺腺体和（或）间质增生，形成乳腺肿块，需与乳腺癌相鉴别。

1. 乳腺纤维囊性变　乳腺纤维囊性变（fibrocystic change of the breast）是以小叶末梢导管和腺泡高度扩张成囊为特征。多发生于25～45岁女性，绝经后一般不再进展，极少在青春期前发病。

病变特点常为**双侧**，**多灶**、**小结节**性分布，**边界不清**，相互聚集的囊肿和增生的纤维组织间质相间交错，可产生斑驳不一的外观。**大的囊肿**因含有半透明的混浊液体，外表面呈蓝色，故称作**蓝顶囊肿**（blue-domed cysts）。镜下，根据有无上皮细胞增生可分为**非增生型**和**增生型**两种。非增生型被覆的上皮可为扁平上皮或立方上皮，上皮亦可完全缺如，仅见纤维性囊壁，囊肿上皮常可见大汗腺化生。增生型伴有上皮增生，尤其是有上皮异型增生时，有癌变的可能，属于癌前病变。

2. 硬化性腺病　硬化性腺病（sclerosing adenosis）是以乳腺纤维间质和腺体成分明显增生为特点，且纤维增生超过腺体增生。小叶结构存在，保存肌上皮细胞和双层结构，腺泡受增生的纤维组织挤压而扭曲，病灶周围的腺泡扩张。**组织图像易与乳腺硬癌混淆**，通过免疫组织化学证实**肌上皮细胞**的存在是**排除硬癌**的关键。

二、乳腺纤维腺瘤

乳腺纤维腺瘤（breast fibroadenoma）是由乳腺腺上皮和纤维组织构成的**乳腺最常见的良性肿瘤**。多数发生于生育期妇女，以20～35岁多见。与**雌激素**升高有关。好发于乳腺的外上象限。肿瘤常为单发，呈圆形或卵圆形结节状，有完整菲薄的包膜，表面光滑，边界清楚，质地硬韧，切面灰白色，可见细小裂隙。镜下，肿瘤的实质由增生的**纤维组织**和**腺上皮细胞**构成。腺体呈圆形、卵圆形（管周型），或由于增生的纤维组织压迫，使腺管伸长、弯曲及变形呈裂隙状（管内型），间质较疏松，富于黏多糖，可发生玻璃样变（图16-10）。手术易切除干净，不易复发。

图16-10　乳腺纤维腺瘤（管内型）
由增生的腺体和间质组成，腺体呈裂隙状

三、乳腺癌

乳腺癌（carcinoma of breast）是来自乳腺终末导管 - 小叶单元上皮的恶性肿瘤。其发病率居我国女性恶性肿瘤首位。常发生于 40～60 岁的妇女，半数以上发生于乳腺外上象限。男性乳腺癌占全部乳腺癌的 1% 左右。

1. 发病因素　一般认为，乳腺癌与雌激素长期作用有关。此外，家族遗传因素、环境因素、生育方式及长时间大剂量接触放射线亦与乳腺癌的发生关系密切。

病例导学

患者，女性，71 岁，半年前发现左乳外上象限有一无痛性肿块，近期生长快，直径约 4cm。手术切除肿块，病理检查报告：肿物色灰白，质脆，界限不清。镜下瘤细胞排列成实性团块状，瘤细胞异型性明显，呈浸润性生长。胸部 CT 显示：右肺上叶近支气管处见一个结节状突起，直径约为 5.0cm，内为厚壁空洞影，内侧壁较厚，洞壁欠光滑，周围大片密度增高影，边缘欠佳，纵隔未见肿大淋巴结。行 B 超引导下肿瘤穿刺活检术，术后病理：右肺非小细胞癌，伴坏死。

问题：

1. 请问该患者诊断是什么？
2. 疾病如何发生发展的？

2. 病理变化　乳腺癌组织形态十分复杂，类型较多，根据组织学结构将其分为非浸润性癌和浸润性癌两大类。

（1）**非浸润性癌（原位癌）**：分为：①导管原位癌（ductal carcinoma in situ, DCIS）：也称导管内癌（intraductal carcinoma），是来源于小叶外终末导管、小叶间导管和叶间导管的原位癌。镜下，癌细胞位于扩张的导管内，导管基底膜完整（图 16-11）。有些癌细胞团的中央可发生大片坏死，称粉刺型导管原位癌。②小叶原位癌（lobular carcinoma in situ）：发生于乳腺小叶的末梢导管和腺泡。镜下，癌组织局限于小叶末梢导管和腺泡内，未突破基底膜，小叶结构尚存。癌细胞较导管内癌的癌细胞小，形状较为一致，核分裂象罕见。多无癌细胞坏死，亦无间质的炎症反应和纤维组织增生。

图 16-11　导管原位癌

导管基底膜完整，导管内癌细胞排列呈实性团块，中央有坏死，可挤出粉刺状物

（2）浸润性癌：分为：①浸润性导管癌（invasive ductal carcinoma）：由导管原位癌发展而来，是乳腺癌中**最常见的类型**。肿瘤呈结节状，大小不等，灰白色，质硬，与周围组织界限不清，呈蟹足状侵入邻近组织。镜下，癌细胞呈团索状、簇状或腺样结构，细胞异型性明显，核分裂象多见。间质可见纤维组织增生及明显的淋巴细胞浸润。②浸润性小叶癌（invasive lobular carcinoma）：由小叶原位癌突破基底膜向间质内浸润所致。临床上可触及肿块，界限不清，也可呈弥漫性多灶性分布，易漏诊。镜下，癌细胞呈单个或单行条索状浸润于成束的纤维组织之间，有时癌细胞围绕正常导管呈靶环样排列。癌细胞小，异型性不明显。有时可见从小叶原位癌向浸润性小叶癌过渡的形态。③特殊类型癌：包括典型髓样癌、黏液癌、神经内分泌肿瘤及乳头佩吉特病等。

3. 扩散　主要有以下几种方式：

（1）直接蔓延：癌细胞早期沿乳腺导管直接蔓延，继而突破腺上皮的基底膜，沿筋膜间隙浸润扩展，可侵犯皮肤、胸大肌及筋膜等。

（2）淋巴道转移：是乳腺癌**最常见**的**转移途径**，发生早。**最早**转移至**同侧腋窝淋巴结**，晚期可转移至锁骨上、下淋巴结、乳内淋巴结和纵隔淋巴结，甚至对侧锁骨上淋巴结。

（3）血道转移：晚期乳腺癌可沿血道转移至肺、脑、肝、骨等器官。

4. 临床病理联系　乳腺癌早期症状不明显，随后为**无痛性肿块**，偶尔患者在自我检查或体检时发现，约 50% 病例已经发生局部淋巴结转移。如果肿瘤侵犯皮肤，阻塞真皮淋巴管导致皮肤水肿，而毛囊汗腺处皮肤相对下陷，使皮肤呈**橘皮样外观**；如侵及乳头，出现**乳头下陷**；晚期癌组织侵入周围组织，形成**卫星结节**。

5. 预后　乳腺癌预后与其临床分期密切相关。目前，ER、PR 和癌基因 *c-erbB-2* 等生物学标志物已成为乳腺癌的常规检测手段，可以作为乳腺癌内分泌治疗和预后评估的重要指征。乳腺钼靶 X 线有助于乳腺癌的早期诊断和预示术后复发情况。

文档：ER、PR 与乳腺癌

 知识拓展

乳腺癌与遗传

　　乳腺癌有明显的家族遗传倾向。流行病学调查发现，5%～10% 的乳腺癌是家族性的。如有一位近亲患乳腺癌，则患病的危险性增加 1.5～3 倍；如有两位近亲患乳腺癌，则患病率将增加 7 倍。发病的年龄越轻，亲属中患乳腺癌的危险越大。一部分患者罹患乳腺癌是由其父母通过特异的遗传基因（*BRCA1/BRCA2* 基因）遗传下来的。这些基因所导致的结构或功能异常，会使其携带者乳腺癌发病危险度远高于一般人群。已有研究证明，大约 70%～85% 的 *BRCA1/BRCA2* 基因突变携带者，在其一生中将发展成乳腺癌患者。低于 30 岁妇女中，超过 25% 的乳腺癌患者是由于一个遗传基因的突变引起的。

第六节　前列腺疾病

前列腺疾病是成年男性的常见疾病，通常指前列腺增生症及前列腺癌等。

一、前列腺增生症

前列腺增生症（prostatic hyperplasia）又称结节状前列腺增生，也有称"前列腺肥大"，但不准确，是一种老年男性的常见病，以前列腺腺体和间质增生为特征。病因不清，认为与体内雄激素与雌激素的平衡失调有关。

前列腺呈**结节状肿大**，灰白或灰黄色，切面呈蜂窝状，质韧，肛诊指压可有白色混浊液体溢出（图 16-12）。增生的前列腺由不同程度**增生的腺体**、**平滑肌**和**纤维组织**组成。三种成分所占比例各不相同。腺泡腔内常有淀粉样小体或钙化小结，间质中常有淋巴细胞浸润。此外，还可见小梗死灶（图 16-13）。

图 16-12　前列腺增生
前列腺明显增大，部分区域可见扩张成小囊的腔隙

图 16-13 前列腺增生

腺体数目增加,腺腔扩张,上皮细胞双层排列,腺腔内可
见淀粉小体

患者最初症状是尿频,尿流变细,夜间较明显。继而发展为进行性排尿困难,射程缩短,终呈滴
沥状,甚至出现尿潴留及尿失禁。

二、前列腺癌

前列腺癌(prostatic carcinoma)是源自前列腺上皮的恶性肿瘤。多发生于 50 岁以后,并且随年龄
的增长发病率显著增加。病因尚不十分清楚,目前研究表明,雄激素在其发生和发展中起着重要作
用。还可能与环境因素、生活方式、遗传因素相关。

常好发于前列腺外周区,以后叶近包膜区多见,中叶较少见。肿瘤常为单个结节状,界限不清,
切面实性、质硬,灰白色乃至橙黄色。多为腺癌,少数为移行细胞癌或鳞状细胞癌。

由于癌组织浸润后尿道或膀胱颈部引起膀胱颈部梗阻症状,表现为尿频、尿流变细、排尿困难及
尿潴留等。当肿瘤穿透包膜侵犯周围神经时,可出现会阴部疼痛。广泛浸润尿道外括约肌时,可出现
尿失禁。

除淋巴道转移外,晚期常发生**血道转移**,主要转移到骨,尤以**脊椎骨**最常见。中老年男性骨转移
瘤应首先想到前列腺癌的可能。

本章小结

慢性子宫颈炎是非特异性炎症,有子宫颈的糜烂、腺体囊肿、息肉和肥大。CIN 分三级,描述
子宫颈鳞状上皮不同程度的异型增生至原位癌的连续过程。子宫颈癌的主要病因是 HPV 感染,
90% 以上是由 CIN 发展而来的鳞癌,癌细胞浸润深度不超过基底膜下 5mm 为早期浸润癌。

子宫内膜异位症 80% 异位于卵巢,异位于子宫肌层称子宫腺肌病,主要症状是痛经。子宫内膜
增生症与雌激素增多有关,主要表现是"功血",按分化高低分为单纯型、复杂型和异型增生,癌变率
依次增高。子宫内膜腺癌无论病因还是发生,均与子宫内膜增生症极为相似,为连续演变的过程。

滋养层细胞疾病的共性是血和尿 HCG 升高。葡萄胎有绒毛间质血管消失、绒毛间质水肿胀
大和滋养层细胞增生三种病变,以"崩下血泡"为临床特点,完全性者无胎儿、恶变较多,部分性者
有死胎。在子宫肌层见到完整绒毛是侵蚀性葡萄胎的特征。绒癌有两种癌细胞,无间质及血管,
无绒毛。

卵巢上皮性肿瘤按起源上皮的类型分为浆液性和黏液性,以分化程度有良性、交界性和恶性
之分,"卵巢囊肿"可发生蒂扭转。乳腺癌主要类型有导管和小叶的非浸润癌与浸润癌,居我国女
性恶性肿瘤之首,发病与雌激素有关,ER、PR 阳性适合激素治疗,预后好。

前列腺增生症是引起中老年男性排尿障碍最为常见的一种良性疾病，主要表现为下尿路症状为主的临床症状以及尿动力学上的膀胱出口梗阻。前列腺癌早期多无特别症状，当癌细胞生长时，挤压尿道可引起排尿困难。

病例讨论

病例讨论

患者，女性，32岁，因消瘦、咯血4个多月入院。曾妊娠4个月后流产，诊为葡萄胎，行刮宫4次，未作HCG监测。X线显示左肺大片阴影。子宫孕9周大小，血HCG 64.4万U/L。1周后开胸探查，见左下肺巨大肿物，约21cm×13cm×7.5cm，颜色暗红，边界不清，行切除术。病理报告肿物内有广泛坏死、出血，肿物凸入左下叶支气管。镜下见肿块组织出血坏死明显，其中有成片的异常增生的滋养层细胞，排列紊乱，参差镶嵌，细胞具有高度异型性，但无间质及血管，未见绒毛结构。

（闵 静）

扫一扫，测一测

思考题

1. 简述葡萄胎、侵蚀性葡萄胎和绒毛膜癌的病理特点及其鉴别。
2. 简述CIN（非典型增生、原位癌）、早期浸润癌和中晚期浸润癌的关系及病变特点。
3. 简述乳腺癌扩散途径。

第十七章　内分泌系统疾病

学习目标

1. 掌握：非毒性甲状腺肿的病理变化；甲状腺肿瘤的分类和病理变化；糖尿病的概念、类型、病因、病理变化及临床病理联系；胰岛细胞瘤的病理变化及临床病理联系。
2. 熟悉：慢性淋巴细胞性甲状腺炎、弥漫性毒性甲状腺肿的病理变化。
3. 了解：甲状腺肿、糖尿病的发病机制；甲状腺癌的分型与预后的关系。
4. 能够对非毒性甲状腺肿、甲状腺肿瘤、糖尿病和胰岛细胞瘤做出初步诊断。
5. 能够对甲状腺肿及糖尿病患者进行健康教育。

内分泌系统（endocrine system）是由内分泌腺和散在分布于其他器官的内分泌细胞组成，它通过分泌各种**激素**（hormone）作用于靶器官或靶细胞，对人体生长、发育、生殖、代谢等生命现象进行调节，以维持人体内环境的相对平衡和稳定。激素的合成与分泌既受神经系统的调控，也受下丘脑 - 垂体 - 靶器官之间的调节机制所控制。通过调节，保持激素水平的相对恒定。如果某种原因打破了上述平衡，引起激素分泌增多或不足，就可使相应器官腺体增生、肥大或萎缩，临床表现为功能亢进或减退。

第一节　甲状腺疾病

甲状腺（thyroid）由左、右两侧叶和峡部构成。侧叶位于甲状软骨下方气管两旁，中间以峡部连接。甲状腺分泌甲状腺素，调节机体基础代谢并影响生长和发育。

一、甲状腺肿

（一）弥漫性非毒性甲状腺肿
弥漫性非毒性甲状腺肿（diffuse nontoxic goiter）亦称**单纯性甲状腺肿**（simple goiter）。常呈地域性分布，又名**地方性甲状腺肿**（endemic goiter），也可为散发性。本病主要表现为甲状腺肿大，一般无临床症状。

1. 病因与发病机制
（1）缺碘：地方性土壤、水、食物中缺碘，或青春期、妊娠期和哺乳期对碘需求量增加而相对缺碘，甲状腺素合成减少，刺激垂体分泌促甲状腺素（TSH）增多，使甲状腺滤泡上皮增生，摄碘功能增强。如果长期缺碘，一方面滤泡上皮增生，另一方面所合成的甲状腺球蛋白未能碘化而不能被上皮细胞吸收利用，则滤泡腔内充满胶质，使甲状腺肿大。用碘化食盐和其他富含碘的食品可治疗和预防本病。

(2) 高碘：常年饮用含高碘的水，可致碘的有机化过程受阻，引起甲状腺代偿性肿大。

(3) 致甲状腺肿因子：水中大量钙和氟可影响肠道碘的吸收，引起甲状腺肿；某些食物(如卷心菜、木薯和菜花等)和药物(如硫脲类药、磺胺药等)也可致甲状腺肿。

(4) 遗传：过氧化物酶、去卤化酶缺乏及碘酪氨酸耦联缺陷可导致家族性甲状腺肿。

2. 病理变化 按其发生、发展过程和病变特点可分为三期。

(1) 增生期：又称**弥漫性增生性甲状腺肿**(diffuse hyperplastic goiter)。甲状腺**弥漫性对称性增大**，重量一般不超过 150g(正常 20～40g)，表面光滑，功能无明显改变。镜下，滤泡上皮增生呈立方或低柱状，伴小滤泡和小假乳头形成，胶质少，间质充血。

(2) 胶质贮积期：又称**弥漫性胶样甲状腺肿**(diffuse colloid goiter)。甲状腺**弥漫性对称性显著增大**，重约 200～300g，表面光滑，切面呈淡褐色，半透明胶冻状。镜下，滤泡上皮复旧变扁平，滤泡腔扩大，腔内贮积大量胶质(图 17-1)。

图 17-1 弥漫性胶样甲状腺肿

(3) 结节期：又称**结节性甲状腺肿**(nodular goiter)。甲状腺呈**不对称结节状肿大**，结节大小不一，周围无包膜或包膜不完整，切面可有出血、坏死、囊性变、钙化和瘢痕形成(图 17-2)。镜下，部分滤泡上皮增生伴小滤泡形成，部分上皮复旧或萎缩，胶质贮积；间质纤维组织增生并伴有间隔包绕，形成大小不一的结节状病灶(图 17-3)。

图 17-2 结节性甲状腺肿

左右叶甲状腺内有多发性结节，有的分界不清，无完整包膜

3. 临床病理联系 甲状腺显著肿大时，压迫气管及喉返神经，引起呼吸困难和声音嘶哑，一般不伴甲状腺功能亢进或低下。极少数(1%～2%)可癌变。

图 17-3 结节性甲状腺肿
可见纤维分割，形成结节

病例导学

患者，女性，28 岁。心悸、烦躁易怒、怕热多汗、食欲亢进、乏力、体重减轻 10 个月。体检：T 36.8℃，P 96 次 /min，R 22 次 /min，BP 140/76mmHg。双手震颤，双眼球突出，双侧甲状腺弥漫性中度肿大，甲状腺区闻及血管杂音。脾肋下可触及。心尖区可闻及 I 级收缩期吹风样杂音。实验室检查：基础代谢率增高。

问题：

1. 请做出初步诊断，并写出诊断依据。

2. 请解释临床表现。

（二）弥漫性毒性甲状腺肿

弥漫性毒性甲状腺肿（diffuse toxic goiter），又称为 **Graves 病**或 **Basedow 病**，是一种由于血中甲状腺激素（TH）过多而引起**甲状腺功能亢进症**（hyperthyroidism）的自身免疫病。临床上主要表现为甲状腺肿大，基础代谢率和神经兴奋性升高，如心悸、多汗、怕热、多食、消瘦、乏力、神经过敏、紧张多虑、多言多动等。约 1/3 患者伴有眼球突出，故又称**突眼性甲状腺肿**。多见于 20～40 岁女性，男女之比约为 1:5。

1. 病因与发病机制 本病是在遗传的基础上，因精神创伤等因素诱发机体免疫功能紊乱，产生针对 TSH 受体、甲状腺球蛋白、甲状腺激素（T_3 和 T_4）的自身抗体而发病，属于抑制性 T 淋巴细胞功能缺陷所导致的**器官特异性自身免疫病**。

2. 病理变化 甲状腺**弥漫性对称性增大**，约为正常的 2～4 倍，表面光滑，质较软，切面灰红色分叶状，质如肌肉。镜下：①**滤泡上皮增生**呈高柱状，可形成乳头突入腔内，并有小滤泡形成；②滤泡腔内**胶质稀薄**，周边可见大小不一的吸收空泡；③**间质血管丰富、充血，淋巴组织增生**（图 17-4）。

除甲状腺病变外，可有淋巴组织增生、胸腺和脾增大，心脏肥大、扩张，心肌和肝细胞变性、坏死及纤维化。部分病人因眼球外肌水肿、球后纤维脂肪组织增生、淋巴细胞浸润和黏液水肿而出现眼球外突。

3. 临床病理联系 由于 T_3、T_4 分泌过多和**交感神经兴奋性增高，基础代谢率增高**，病人出现乏力、皮肤温暖潮湿、怕热多汗、体重锐减和长期低热，神经过敏、多言多动、紧张多虑、焦躁易怒、不安失眠、思想不集中、注意力减退、心悸、胸闷、气短、食欲亢进、多食消瘦、肌无力、肌肉萎缩，女性月经减少或闭经，男性出现阳痿等，严重者可出现甲状腺危象、甲亢性心脏病等。由于滤泡上皮和间质淋巴样组织增生，甲状腺体积增大；血管扩张和血流加快导致甲状腺侧叶上、下极出现震颤或血管杂音。

图 17-4　弥漫性毒性甲状腺肿
滤泡腔内有上皮细胞的吸收空泡,间质淋巴组织增生

甲状腺危象

　　甲状腺危象又名甲状腺风暴,是甲亢最严重的并发症。甲状腺危象的主要临床表现有高热(39℃以上);心动过速(140 次 /min 以上),可伴心房颤动或心房扑动;厌食、恶心、呕吐、腹泻、大汗、休克;神情焦虑、烦躁、嗜睡、谵妄或昏迷,可合并肺水肿、黄疸、败血症等。甲状腺危象常危及生命,一经确诊,应积极采取抢救措施,包括 ICU 监测、支持治疗(补充水分、营养、吸氧和退热)、抗甲状腺制剂(丙硫氧嘧啶或他巴唑)、碘剂、β 受体阻滞药和糖皮质激素等。如诊断和抢救措施不及时,死亡率约为 20%～50%,死因多为高热虚脱、心力衰竭、肺水肿、水电解质紊乱。

二、甲状腺炎

　　甲状腺炎分为急性、亚急性和慢性三种,其中急性甲状腺炎少见。

(一)亚急性甲状腺炎

　　亚急性甲状腺炎(subacute thyroiditis)又称肉芽肿性甲状腺炎(granulomatous thyroiditis),好发于中青年女性,其发生可能与病毒感染有关。临床表现为甲状腺肿大、压痛,常伴有发热,可有短暂性甲状腺功能异常,病程短,常在数月内恢复正常。甲状腺呈不均匀结节状轻 - 中度肿大,质韧如橡皮。镜下,病变呈灶性分布,部分滤泡被破坏,胶质溢出,形成肉芽肿,并有多量的中性粒细胞、淋巴细胞和嗜酸性粒细胞浸润,伴异物巨细胞反应(图 17-5)。

图 17-5　亚急性甲状腺炎
甲状腺内有大量炎细胞浸润,肉芽肿形成,肉芽肿中央可
见残留的胶质,但无干酪样坏死

（二）慢性甲状腺炎

1. 慢性淋巴细胞性甲状腺炎（chronic lymphocytic thyroiditis）　又称桥本甲状腺炎（Hashimoto thyroiditis），属自身免疫病。多见于中年女性，临床表现为甲状腺弥漫性对称性肿大，常伴有甲状腺功能低下。甲状腺光滑或稍呈结节状，质韧，实质广泛破坏、萎缩，间质大量淋巴细胞浸润、淋巴滤泡形成、纤维组织增生（图 17-6）。

图 17-6　慢性淋巴细胞性甲状腺炎
甲状腺实质广泛破坏，间质大量淋巴细胞浸润，淋巴滤泡形成

图片：纤维性甲状腺炎

2. 纤维性甲状腺炎（fibrous thyroiditis）　又称慢性木样甲状腺炎。病因不清，罕见。病变呈结节状，质硬似木样，与周围组织粘连紧密。

三、甲状腺肿瘤

（一）甲状腺腺瘤

甲状腺腺瘤（thyroid adenoma）是起源于甲状腺滤泡上皮的良性肿瘤。中青年女性多见。肿瘤多为单发，直径 3～5cm，圆形或类圆形，包膜完整。切面多为实性，色暗红或棕黄，可并发出血、囊性变、钙化和纤维化，常压迫周围组织（图 17-7）。

图 17-7　甲状腺腺瘤
肿瘤呈卵圆形，包膜完整，分界清楚

图片：甲状腺滤泡性腺瘤

结节性甲状腺肿和甲状腺腺瘤的诊断及鉴别要点：①前者常为多发结节、无完整包膜；后者一般单发、包膜完整；②前者滤泡大小不一致；后者滤泡大小多一致；③前者周围甲状腺组织无压迫现象，邻近的甲状腺内与结节内有相似病变；后者周围甲状腺组织有压迫现象，周围与邻近甲状腺组织均正常。

（二）甲状腺癌

甲状腺癌（thyroid carcinoma）是起源于甲状腺上皮细胞的恶性肿瘤。青壮年女性多见。甲状腺癌的主要组织学类型如下：

1. 乳头状癌 是甲状腺癌中**最常见**的类型，约占 60%，青少年女性多见。肿瘤生长慢，**恶性度较低**，预后较好，但颈部淋巴结转移较早。肿瘤多呈圆形，直径 2～3cm（小于 1cm 者称为微小癌或隐匿性癌），无包膜，质地较硬。肿瘤常伴有出血、坏死、纤维化、钙化和囊性变，囊内有乳头（图 17-8）。镜下，癌细胞呈乳头状排列，乳头中心有纤维血管间质，间质内常见同心圆状的钙化小体，即**砂粒体**（图 17-9），有助于诊断。

图 17-8 甲状腺乳头状囊腺癌
肿瘤呈囊状，囊内癌组织形成许多乳头状结构

图 17-9 甲状腺乳头状癌
有砂粒体形成，癌细胞核呈毛玻璃状或有核沟

图片：甲状腺癌的组织学类型

视频：甲状腺癌的组织学类型

2. 滤泡癌 占甲状腺癌的 20%～25%，恶性程度比乳头状癌高，**早期易发生血道转移**，预后差。多见于 40 岁以上女性。肿瘤呈结节状，包膜不完整，境界较清楚，质软。镜下，可见不同分化程度的滤泡。

3. 髓样癌 由滤泡旁细胞（即 C 细胞）发生的恶性肿瘤，属于 **APUD 瘤**，占甲状腺癌的 5%～10%。40～60 岁为高发期，部分为家族性常染色体显性遗传。90% 的肿瘤**分泌降钙素**，产生严重腹泻和低钙血症，有的还同时分泌其他多种激素和物质。肿瘤为单发或多发，可有假包膜，质实而软。镜下，瘤细胞多呈实体巢状排列，或呈乳头状、滤泡状排列，间质内常有淀粉样物质沉着。

4. 未分化癌 较少见，多发生于 50 岁以上女性。肿瘤生长快，**恶性程度极高**，早期即可发生转移，预后差。肿瘤形状不规则，无包膜，切面灰白，常有出血、坏死。镜下，癌细胞大小、形态、染色深浅不一，核分裂象多见。

第二节 胰岛疾病

成人胰岛内主要由四种内分泌细胞组成，即分泌胰高血糖素的 A 细胞、分泌胰岛素的 B 细胞、分泌生长抑素的 D 细胞和分泌胰多肽的 PP 细胞。各种内分泌细胞可以增生或形成肿瘤，引起有关激素分泌过多和功能亢进；也可以变性、萎缩，引起有关激素分泌不足和功能低下。

病例导学

患者，男性，50 岁，因多饮、多尿、易饥、体重减轻 3 个月就诊。体检：消瘦。T 36.5℃，P 85 次/min，R 19 次/min，BP 120/80mmHg。实验室检查：尿酮（−），尿糖（++），空腹血糖 12.8mmol/L。

问题：

1. 请做出初步诊断，并写出诊断依据。

2. 请解释临床表现。

笔记

一、糖尿病

糖尿病（diabetes mellitus）是由于胰岛素分泌相对或绝对不足，或靶细胞对胰岛素敏感性降低，或胰岛素本身存在结构上的缺陷而引起的碳水化合物、脂肪和蛋白质代谢紊乱的慢性疾病。其主要特点是**高血糖**和**糖尿**。临床上表现为**多饮、多食、多尿**和**体重减少**（即"**三多一少**"）以及多种并发症的症状。本病患病率日益增高，已成为世界性的**常见病、多发病**。

（一）病因与发病机制

糖尿病可分为原发性糖尿病和继发性糖尿病。原发性糖尿病（即日常所俗称的糖尿病）又分为 1 型和 2 型两种。

1. 原发性糖尿病

（1）1 型糖尿病：约占糖尿病的 10%，主要特点是青少年发病，起病急、病情重、发展快，"三多一少"症状明显。**胰岛 B 细胞明显减少**，血中胰岛素降低，**易出现酮症，治疗依赖胰岛素**。目前认为本型是在遗传易感性的基础上，由病毒感染等诱发的针对 B 细胞的一种**自身免疫性疾病**。

（2）2 型糖尿病：约占糖尿病的 90%，主要特点是成年发病，起病缓慢、病情较轻、进展较慢，"三多一少"症状不明显。**胰岛数目正常或轻度减少**，血中胰岛素可正常、增多或降低。肥胖者多见，**较少出现酮症，可不依赖胰岛素治疗**。本型病因、发病机制尚不清楚，一般认为是胰岛素相对不足和组织对胰岛素敏感性降低所致，多与**肥胖**有关。

2. 继发性糖尿病　指由已知原因如胰腺炎、肿瘤、手术或其他损伤，某些其他内分泌疾病造成的胰岛素分泌不足所致的糖尿病。

（二）病理变化

1. 胰岛病变　1 型糖尿病早期为**非特异性胰岛炎**，继而胰岛 B 细胞变性、坏死、消失，胰岛变小、数目减少，纤维组织增生及玻璃样变；2 型糖尿病早期病变不明显，后期常见**胰岛淀粉样变性**，B 细胞可减少（图 17-10）。

图 17-10　糖尿病胰岛
胰岛内见粉染的淀粉样变性物质

2. 血管病变　**非常广泛**，从毛细血管到大中动脉均可有不同程度的病变。大、中动脉有动脉粥样硬化或中层钙化，粥样硬化病变程度重。毛细血管和细、小动脉内皮细胞增生，基底膜明显增厚，血管壁增厚、变硬、玻璃样变，管腔狭窄；部分血管壁发生纤维素样变性和脂肪变性，血管通透性增强。

3. 肾脏病变　早期肾脏体积增大，继而出现**结节性肾小球硬化**，表现为肾小球内玻璃样物质沉积，损害肾小球毛细血管壁和系膜，使毛细血管腔变窄或完全闭塞，最终导致肾小球缺血和玻璃样变性。可出现急、慢性肾盂肾炎，常伴肾乳头坏死，表现为肾小管上皮细胞出现颗粒样和空泡样变性，肾间质纤维化、水肿和淋巴细胞、浆细胞和多形核白细胞浸润，晚期肾小管萎缩。

4. 视网膜病变　早期可表现为微小动脉瘤和视网膜小静脉扩张，继而出现渗出、水肿、微血栓形成和出血等非增生性视网膜病变；血管病变可引起缺氧，刺激纤维组织增生、新生血管形成等增生性视网膜病变。可发生白内障，严重者可因视网膜脱离而失明。

5.神经系统病变　周围神经可因血管病变引起缺血性损伤，脑细胞可发生广泛变性。

6.其他组织器官病变　可出现皮肤黄色瘤、肝脂肪变和糖原沉积、骨质疏松、糖尿病性外阴炎以及合并结核病、化脓性炎症和真菌感染等。

（三）临床病理联系

糖尿病病人典型症状为多饮、多食、多尿和体重减少。血糖升高导致渗透性利尿而引起糖尿及多尿；血浆渗透压增高，刺激下丘脑渴感中枢，出现口渴、多饮；葡萄糖不能被有效利用，机体动员脂肪和蛋白质，引起体重减轻、乏力。此外，因抗体生成减少，抵抗力降低，易发生感染性疾病。病变严重时，可出现酮血症和酮尿症，导致酮症酸中毒，发生糖尿病性昏迷。晚期患者常因并发心肌梗死、肾衰竭、脑血管意外和合并感染而死亡。合理饮食、坚持运动、应用降糖药物等长期有效控制血糖，防治或延缓并发症的发生，是糖尿病治疗的关键。

胰岛素泵

胰岛素泵持续皮下输注和每日多次皮下注射胰岛素是目前常用的两种强化治疗糖尿病的方法。"多次皮下注射法"不能模拟正常人体胰岛素分泌的时相，容易出现餐后高血糖，如用药剂量大又会诱发低血糖，血糖波动较大。胰岛素泵是一个形状、大小如同小手机，通过一条与人体相连的软管向体内持续输注胰岛素的装置。胰岛素泵能模拟生理胰岛素基础分泌，不需每天多次注射，避免了血糖波动，增加了糖尿病病人进食的自由，使生活多样、灵活，改善了生活质量。

二、胰岛细胞瘤

胰岛细胞瘤（islet cell tumor）又称**胰岛细胞腺瘤**（islet cell adenoma），好发部位依次为胰尾、体、头部。根据激素的分泌状况和患者的临床表现，可分为**功能性**和**无功能性**两种，其中75%～85%为无功能性胰岛细胞瘤。肿瘤多为单个，体积较小，约1～5cm，圆形或椭圆形，境界清楚，包膜完整或不完整，色浅灰红或暗红，质软、均质，可继发纤维组织增生、钙化、淀粉或黏液样变性和囊性变。镜下，瘤细胞**排列形式多样**，可呈岛片状、团块状、腺管状、实性、不规则排列等，其间为毛细血管，可见多少不等的胶原纤维分隔瘤组织（图17-11），并可见黏液、淀粉样变性、钙化等继发改变。瘤细胞形似胰岛细胞，形态较一致，呈小圆形、短梭形或多角形。

图 17-11　胰岛细胞瘤

A.瘤细胞围绕纤维血管轴心，形成乳头；B.瘤细胞团呈结节状，状似"胰岛"

　　胰岛素瘤（insulinoma）是最常见的胰岛细胞瘤，来源于 B 细胞。由于肿瘤分泌大量胰岛素，可导致**顽固性低血糖**，引起面色苍白、出汗、心悸、震颤、软弱无力等。

　　弥漫性非毒性甲状腺肿多与缺碘有关，主要表现为甲状腺肿大，一般无临床症状。按其发生、发展过程和病变特点可分为弥漫性增生性、弥漫性胶样和结节性甲状腺肿。弥漫性毒性甲状腺肿是指具有甲状腺毒症的甲状腺肿，滤泡上皮过度增生是本病的基本病变。甲状腺腺瘤又名甲状腺单发结节，要注意与结节性甲状腺肿相区别。甲状腺癌可分为乳头状癌、滤泡癌、髓样癌和未分化癌，其中乳头状癌是甲状腺癌最常见的类型，恶性程度低，其间质内常见砂粒体，有助于诊断；滤泡癌恶性程度高，预后差，早期易发生血道转移；髓样癌属 APUD 瘤，多分泌降钙素；未分化癌的恶性程度高，早期即可发生浸润和转移，预后差。

　　糖尿病是由于胰岛素分泌相对或绝对不足，或靶细胞对胰岛素敏感性降低，或胰岛素本身存在结构上的缺陷而引起的碳水化合物、脂肪和蛋白质代谢紊乱的慢性疾病。临床上主要表现为多饮、多食、多尿和体重减少（即"三多一少"）。1 型多发生于青少年，B 细胞数量明显减少，"三多一少"症状明显，易发生酮症，治疗依赖胰岛素；2 型为成人型，肥胖者多见，B 细胞一般不减少，病情较轻，不易出现酮症，胰岛素治疗不敏感。糖尿病患者血管病变非常广泛，从毛细血管到大中动脉均可有不同程度的病变，其中微血管病变最具特征性。胰岛细胞瘤即胰腺神经内分泌肿瘤，其最常见类型为胰岛素瘤，后者可分泌大量胰岛素，导致顽固性低血糖。

病例讨论

　　患者，女性，62 岁，乏力、多尿伴体重减轻 3 年。发病以来，食欲佳，睡眠尚可，体重减轻 5kg。既往体健，无高血压、冠心病病史。无烟酒嗜好。父亲患有 2 型糖尿病。体检：T 36.5℃，P 72 次 /min，R 18 次 /min，BP 140/85mmHg。实验室检查：空腹血糖 8.9mmol/L，餐后 2h 血糖 13.2mmol/L。

（吴新刚）

扫一扫，测一测

思考题

　　1. 简述弥漫性非毒性甲状腺肿的病理变化。
　　2. 简述甲状腺癌的类型及病变特点。
　　3. 简述 1 型糖尿病和 2 型糖尿病的主要区别。

第十八章　传 染 病

18章课件

学习目标

1. 掌握：结核病的病因、基本病理变化及转化规律；原发性肺结核病和继发性肺结核病的病理变化和结局；细菌性痢疾的病因、病理变化及临床病理联系；伤寒的病因、肠道及肠道外病理变化及临床病理联系；流行性脑脊髓膜炎和流行性乙型脑炎的病因、病理变化及临床病理联系；艾滋病、尖锐湿疣、淋病的病因、基本病理变化及临床病理联系。

2. 熟悉：结核病的传播途径和发病机制；肺外器官结核病的病理变化；肾综合征出血热、梅毒和钩端螺旋体病的病理变化及临床病理联系。

3. 了解：伤寒、细菌性痢疾、流行性脑脊髓膜炎、流行性乙型脑炎、肾综合征出血热、钩端螺旋体病、淋病、尖锐湿疣、梅毒和艾滋病的发病机制及结局与并发症；狂犬病、人禽流感、手足口病的病因、发病机制、病理变化及结局与并发症。

4. 能够区别原发性肺结核与继发性肺结核的特点，流行性脑脊髓膜炎与流行性乙型脑炎的特点，肠结核、伤寒与细菌性痢疾所致肠溃疡的特点；能够运用病理学知识阐述常见传染病的临床表现。

5. 能够根据常见传染病的三个基本环节，利用所学知识对常见传染病的预防，开展宣传和健康教育。

　　传染病是指由病原微生物引起、有传染性、在一定条件下可以在人群中传播的感染性疾病。传染病的流行必须具备传染源、传播途径和易感人群三个基本环节。其共同特点是：①病原微生物常有一定的侵入门户；②病原微生物选择性地定位于不同组织或器官；③病理变化均属于炎症，但又有各自的特征性病变；④病程发展具有一定的阶段性，包括潜伏期、前驱期、发病期和愈复期等。近年来，结核病、梅毒、狂犬病等传统传染病的发病率出现上升趋势，而且还出现了 SARS、人禽流感等新的传染病，严重威胁了人类的生命与健康。

知识拓展

计划免疫

　　计划免疫是根据某些特定传染病的疫情监测和人群免疫状况的分析，按照规定的免疫程序，有计划、有组织地利用疫苗进行免疫接种，以提高人群的免疫水平，预防、控制乃至最终消灭相应传染病。我国计划免疫工作的主要内容是对 7 周岁及以下儿童进行卡介苗、脊髓灰质炎疫苗、百白破混合疫苗、乙肝和麻疹疫苗接种，使儿童获得对结核病、脊髓灰质炎、百日咳、白喉、破伤风、乙肝和麻疹的免疫。部分省份还把流行性乙型脑炎、流行性脑脊髓膜炎和流行性腮腺炎等传染病的预防纳入计划免疫管理。

笔记

文档:
卡介苗

第一节 结 核 病

结核病(tuberculosis)是由结核杆菌引起的常见慢性传染病,全身各组织器官均可发生,以**肺结核最常见**。世界人口中有1/3感染过结核杆菌,每年约有800万新发病例,至少有300万人死于该病。旧中国结核病死亡率居各病之首,新中国人民生活水平提高,政府极为重视群防群治,儿童普遍接种卡介苗,其发病率和死亡率大大降低。但世界范围内由于艾滋病、吸毒、贫困和免疫抑制剂的应用等原因,结核病的发病率又有上升趋势。

一、病因与发病机制

结核杆菌为抗酸杆菌,分为人型和牛型,引起人类结核病的主要是**人型**,少数为牛型。结核病的传染源主要是排菌的开放性肺结核患者,其次是患病动物,主要经呼吸道传染,少数病人经消化道感染,偶可经皮肤伤口感染。

结核杆菌无内、外毒素,其致病力主要与菌体细胞壁所含的类脂、蛋白质和多糖成分有关,其中以糖脂最为重要。结核杆菌的毒力就是与糖脂的衍生物——索状因子及蜡质D相关,索状因子对组织和细胞有强烈的损伤作用;蜡质D能引起机体对结核杆菌产生变态反应,还能抑制吞噬细胞的吞噬体与溶酶体融合,使结核杆菌能在吞噬细胞中长期生存。此外,结核杆菌的蛋白成分具有抗原性,可使机体发生变态反应;多糖物质可作为半抗原参与免疫反应。

人从空气中吸入带菌的飞沫可发生初次感染。到达肺泡的结核杆菌趋化巨噬细胞并被吞噬,在细胞免疫形成之前,巨噬细胞不仅难以将其杀灭,而且结核杆菌还会在细胞内繁殖,一方面引起局部炎症,另一方面通过血道和淋巴道播散到全身各组织器官。30~50d人体对结核杆菌形成以细胞免疫为主的获得性免疫,即在致敏T淋巴细胞释放的淋巴因子作用下,趋化和激活巨噬细胞,使其吞噬和杀灭结核杆菌的能力增强,并向感染部位聚集,形成结核性肉芽肿,使初次感染病灶局限,可不治而愈。需要指出,在初次感染结核杆菌时发生的全身播散,由于细胞免疫的逐渐形成,多不在当时产生明显的病变,但可使结核杆菌在播散的部位潜伏下来,成为以后发生肺外器官结核病和继发性肺结核病的主要根源。

机体在形成对结核杆菌免疫反应的同时,也产生了迟发型超敏反应,两者相伴发生。超敏反应的出现表示机体已获得免疫力,但超敏反应较强时会造成病变局部组织的严重破坏,发生干酪样坏死。免疫反应与超敏反应贯穿在结核病的始终,结核杆菌的数量多少、毒力强弱以及机体抵抗力等因素决定着两者的彼此消长。年龄、营养状况、有无全身性疾病(尤其是艾滋病、糖尿病、硅肺等)均可影响机体的抵抗力。当菌量少、毒力弱、机体抵抗力强时,以免疫反应占优势,病变向着局限、痊愈的方向发展;反之,则以超敏反应为主,病变向着恶化的方向进展。

二、基本病理变化与转化规律

(一)基本病理变化

1. 以渗出为主的病变 渗出性病变多发生在结核病的早期或病变恶化时,主要表现为**浆液**或**浆液纤维素**渗出,早期还可有中性粒细胞渗出,但很快被巨噬细胞取代。渗出性病变可以被完全吸收或转变为增生性病变,但如果感染的细菌数量多、毒力强或机体抵抗力下降、超敏反应剧烈,也可进一步发生干酪样坏死。

2. 以增生为主的病变 当细菌数量少、毒力低或机体的免疫力强时,结核病灶内可出现增生性病变,形成具有诊断价值的结核性肉芽肿,即**结核结节**。单个结核结节较小,肉眼不易看到,几个结节融合时可形成灰白色、粟粒大小、境界清楚的病灶。镜下可见典型结核结节中央为干酪样坏死,周围为大量由巨噬细胞转变而来的上皮样细胞、Langhans巨细胞,大量淋巴细胞聚集和纤维组织增生(图18-1)。

3. 以坏死为主的病变 在细菌数量多、毒力强、机体免疫力低下、超敏反应强烈时,结核病的病变组织发生变质性病变,主要表现为**干酪样坏死**,是结核病的相对特征性病变。

图 18-1　结核结节

结节中央为干酪样坏死，周围为大量由巨噬细胞转变而
来的上皮样细胞、Langhans 巨细胞，再外围有大量淋巴
细胞聚集和纤维组织增生，左上图为 Langhans 巨细胞

上述三种病变并不是孤立的，往往同时存在，以某一种病变为主，并在一定的条件下互相转化。

（二）转化规律

结核病的转归随细菌的数量和毒力、机体的免疫力和超敏反应的强弱、治疗方法等情况而不断发生变化，其结局有以下两种情况：

1. 转向愈合

（1）吸收消散：渗出性病变经淋巴管、血管吸收，病灶缩小或完全消失。小的增生性病变和干酪样坏死物也可被吸收。X 线检查见病灶边缘模糊的云絮状阴影缩小甚至消失。

（2）纤维化、纤维包裹及钙化：结核结节、小的干酪样坏死灶及未被吸收的渗出性病变可以通过纤维化形成瘢痕而愈合；坏死灶较大时，不能全部被纤维化，则由其周围纤维组织增生将其包裹；部分坏死组织内有钙盐沉积而发生钙化，钙化灶内常残存少量结核杆菌，易成为机体再次感染的来源。X 线检查，纤维化病灶表现为边界清楚的条索状较高密度的阴影，钙化灶则为边缘清晰密度更高的阴影。

2. 转向恶化

（1）浸润进展：原有病灶周围出现**新的渗出性病变**，进而发生干酪样坏死或形成结核结节，病灶范围逐渐扩大。X 线检查见原有病灶周围出现模糊的云絮状阴影，若有干酪样坏死，则阴影密度较高。

（2）溶解播散：干酪样坏死组织经蛋白酶作用可发生溶解、液化。若为肺结核，则常溃入邻近支气管而随痰液排出，在局部形成空洞。由于病人痰液中含有大量结核杆菌，因而成为重要的传染源，临床上称为"开放性肺结核"。液化的坏死物还可经支气管播散到肺的其他部位，形成新的病灶。此时，X 线检查可见空洞性病变呈现透亮区，其他部位可见新播散病灶的阴影。除经自然管道播散外，结核杆菌还可经淋巴道、血道播散，引起淋巴结和远处器官的结核病变。

病例导学

患者，男性，32 岁。幼年患过结核病，近期潮热、盗汗、乏力 1 个月余，咳嗽半个月，咯血 3d 入院。入院查体：体温 38.2℃，X 线检查：右肺上叶边缘模糊，中央密度增高，呈片状致密阴影及纤维条索状影。痰涂片及细菌培养检到大量抗酸结核杆菌。

问题：

1. 此患者属于什么类型的肺结核病？

2. 患者的痰与血中为何有结核杆菌？

文档：结核病标准化疗方案

视频：结核病的概述

三、肺结核病

结核病中**最常见**的是肺结核病。由于机体在初次感染和再次感染结核杆菌时的反应性不同，肺部病灶的发生、发展也不相同，因而将肺结核病分为原发性和继发性两类。

1. 原发性肺结核病（primary pulmonary tuberculosis） 是指机体**初次感染**结核杆菌时所引起的肺结核病，多见于**儿童**。严重免疫功能低下的成年人因丧失对病菌的免疫力，也可多次发生原发性肺结核病。

（1）病变特点：结核杆菌常先在通气较好的**肺上叶下部或下叶上部靠近胸膜处**引起病变，称为**原发灶**。原发灶通常只有一个，偶见两个或两个以上者，以右肺多见。病变开始时是渗出性病变，继而发生干酪样坏死，坏死组织周围有结核性肉芽组织形成。原发灶呈圆形，直径多在 1cm 左右，色灰黄。由于机体缺乏对结核杆菌的免疫力，细菌很快侵入淋巴管，随淋巴液引流到所属肺门淋巴结，引起结核性淋巴管炎和肺门淋巴结结核，肺门淋巴结出现肿大和干酪样坏死。肺的**原发灶**、**结核性淋巴管炎**和**肺门淋巴结结核**三者合称为**原发综合征**（图 18-2），是原发性肺结核病特有的病理变化。X 线检查表现为哑铃状阴影。

（2）临床表现：原发性肺结核病患者大多无明显的症状，仅表现结核菌素试验阳性。少数病变较重者，可有乏力、食欲减退、潮热、盗汗等中毒症状。

（3）结局：**绝大多数**原发性肺结核病患者因机体对结核杆菌的特异性免疫逐渐增强而**自然痊愈**，病灶可完全吸收或纤维化，较大的坏死灶可发生纤维性包裹或钙化。有时肺内原发病灶已愈合，而肺门淋巴结病变继续发展，形成支气管淋巴结结核。经有效治疗，大多仍可痊愈。少数患儿由于营养不良或同时患有其他传染病，致使病情恶化，局部蔓延、病灶扩大，并可发生**淋巴道**、**血道**和支气管播散。

图 18-2　原发性肺结核
右侧肺上叶下部胸膜下白色病灶为原发灶，肺门部圆形白色病灶为干酪样变的淋巴结

1）淋巴道播散：肺门淋巴结的结核杆菌，可沿淋巴管蔓延到纵隔和颈部淋巴结，也可逆流至腹膜后及肠系膜淋巴结。初期淋巴结肿大，结核结节形成，随后发生干酪样坏死，互相粘连成团、成串，重者干酪样坏死可液化，并穿破局部皮肤，形成经久不愈的窦道。

2）血道播散：肺部或淋巴结的干酪样坏死可腐蚀血管壁，结核杆菌侵入血流，或由淋巴道入血，发生全身粟粒性结核病或血行播散型肺结核（又称粟粒性肺结核）。血道播散也见于继发性肺结核病和肺外器官结核病。

3）支气管播散：原发综合征病灶的干酪样坏死范围较大并发生液化时可以腐蚀邻近的支气管，含有大量结核杆菌的干酪样坏死物质在咳出体外的同时，会经支气管播散到肺的其他部位，形成小叶性或大叶性干酪性肺炎。支气管播散在原发性肺结核病中较少见。

2. 继发性肺结核病（secondary pulmonary tuberculosis） 是指机体**再次感染**结核杆菌时所发生的肺结核病，肺内的病变常开始于肺尖，多见于**成年人**。其再感染的来源：①内源性再感染：即结核杆菌从体内原有病灶（原发性肺结核或肺外结核）经血道播散至肺（常在肺尖），形成潜伏性病灶，当免疫力下降时，结核杆菌复活；②外源性再感染：即结核杆菌又从外界再次吸入肺内而发病。过去一直认为以内源性再感染为主，但近年来外源性再感染可能成为重要来源，这是由于普遍接种卡介苗的缘故。

由于继发性肺结核病患者对结核杆菌已有一定的免疫力或过敏性，所以其病变与原发性肺结核病有所不同：①由于超敏反应，病变发生迅速而且剧烈，易发生干酪样坏死；②由于免疫反应较强，在坏死组织周围常有巨噬细胞增生，形成结核结节；③病变大多局限于肺内，很少发生淋巴道和血道播散；④病程较长，并且随着机体免疫力和超敏反应的变化，病变有时以增生为主，有时以渗出、坏死为

主,新旧病变并存,患者病情时好时坏。继发性肺结核病根据其病变特点分为以下几种主要类型:

(1)局灶型肺结核:是继发性肺结核病的**最初类型**。病变多位于**肺尖下2~4cm处**,右肺较多。病灶可为一个或数个,一般约0.5~1cm大小,多数为中央有干酪样坏死的增生性病变。如患者免疫力较强,病灶常发生纤维化、钙化而痊愈。反之,则可发展为浸润型肺结核。

(2)浸润型肺结核:大多由局灶型肺结核发展而来,是继发性肺结核病**最常见**的一种类型,属于**活动性肺结核**。病变多位于**肺尖或锁骨下区**,表现为结核性渗出性肺炎,中央常有较小的干酪样坏死区。如能早期适当治疗,病变可经吸收或纤维化、包裹和钙化而痊愈。病人免疫力差或未得到及时治疗时,病变可继续发展,干酪样坏死灶扩大,坏死物液化经支气管排出后形成**急性空洞**。此时,病变还可经**支气管播散**,在肺内形成新的病灶。坏死组织中的细菌随患者的痰液排出后可造成本病的传播,此型是结核病的主要传染源。临床上,患者常有低热、盗汗、食欲不振、全身无力、咳嗽、咯血等症状。痰中常可查出结核杆菌。PPD试验常强阳性。X线检查示云雾状边界模糊的淡薄阴影,有空洞形成时则见透光区。经过适当治疗后,急性空洞可被肉芽组织填充形成瘢痕而痊愈。若急性空洞经久不愈,则可发展为慢性纤维空洞型肺结核。

(3)慢性纤维空洞型肺结核:多在浸润型肺结核形成急性空洞的基础上发展而来。病变特点是在肺内有一个或多个**厚壁空洞**形成。空洞大小不一,不规则形。空洞壁厚,可分为三层:内层是干酪样坏死物,内含大量结核杆菌;中层为结核性肉芽组织;外层为纤维结缔组织。病情恶化时,内层坏死组织液化脱落,中层发生坏死,空洞不断增大;同时,病变可经支气管播散到同侧和对侧肺的其他部位,形成**新旧不一、大小不等的病变**(图18-3)。最终,肺组织遭到严重破坏,发生广泛的纤维化,演变为硬化型肺结核,肺体积缩小、变形、变硬、胸膜广泛增厚并与胸壁粘连,可严重影响肺功能甚至引起**慢性肺源性心脏病**。临床上,病程常历时多年,患者的症状时轻时重,可有咳嗽、咳痰、咯血等表现。由于空洞与支气管相通,含菌的坏死组织可随痰液排出,因此,此型肺结核患者是结核病**最重要的传染源**。较小的结核空洞经过适当治疗可形成瘢痕而愈合,较大的空洞经治疗后,空洞壁坏死物脱落,结核性肉芽组织逐渐转变为纤维组织,形成开放性愈合。

(4)干酪样肺炎:多发生于机体免疫力极低,对结核杆菌的超敏反应过高的病人,可由浸润型肺结核恶化进展而来,也可由肺组织或肺内淋巴结的干酪样坏死物经支气管播散引起。表现为小叶性或大叶性干酪样坏死性肺炎。此型肺结核患者病情危重,**病死率高**,曾被称为"奔马痨",目前已极少见。

(5)结核球:又称结核瘤,是由**纤维包裹**、境界清楚、直径**大于2cm**、孤立的球形**干酪样坏死灶**。临床上易误诊为肺癌。结核球多为一个,有时多个,常位于肺上叶(图18-4)。结核球为相对静止的病变,患者多无明显症状。但因其中的干酪样坏死物内含有结核杆菌,有时病变可恶化进展,表现为干酪样坏死灶溃破包膜、形成空洞和经支气管播散。因此,结核球在临床上多考虑手术切除。

图18-3 慢性纤维空洞型肺结核

图18-4 结核球

（6）结核性胸膜炎：在原发性和继发性肺结核病的各个时期均可发生，主要因胸膜对菌体蛋白产生超敏反应引起。结核性胸膜炎按病变性质可分为渗出性和增生性两种：①渗出性结核性胸膜炎多见于青年人，病变为浆液纤维素性炎，可引起**胸腔积液**。适当治疗，渗出液可吸收痊愈，若渗出物中纤维素较多，可使胸膜粘连、机化。②增生性结核性胸膜炎较少见，以增生性病变为主，很少有胸腔积液。一般通过纤维化愈合，常使**胸膜增厚、粘连**。

原发性肺结核与继发性肺结核的比较（表18-1）。

表 18-1　原发性肺结核与继发性肺结核的比较

项目	原发性肺结核	继发性肺结核
好发年龄	儿童	成年人
感染源	初次感染（外源性）	再次感染（内源性或外源性）
始发部位	右肺上叶下部或下叶上部靠近胸膜处	肺尖部
机体抵抗力、病程	低，病程短，大多自愈	强，病程长，波动，需治疗
播散方式	淋巴道、血道为主	支气管播散为主
病变特点	原发综合征	病变复杂，空洞、结核球、干酪样肺炎等

四、肺外结核病

1. 肠结核病　可由活动性空洞型肺结核病患者咽下含菌痰液或食物直接感染引起。好发于**回盲部**，按病变特点不同分为两型：①溃疡型：**较多见**，结核杆菌侵入肠壁淋巴组织形成结核结节，发生干酪样坏死并融合、破溃形成溃疡。**溃疡长径与肠长轴垂直**，边缘不整齐，底部有干酪样坏死，其下为结核性肉芽组织，可达肌层。溃疡愈合后因瘢痕收缩而致**肠腔狭窄**（图18-5）。临床有腹痛、腹泻、肠梗阻和结核中毒症状。②增生型：较少见，回盲部结核性肉芽组织增生，引起肠壁纤维化，致肠壁增厚、肠腔狭窄。病灶处黏膜可有浅溃疡和息肉形成。右下腹可触及包块，易误诊为结肠癌。

图 18-5　溃疡性肠结核
溃疡呈条带状，长径与肠纵轴垂直，边缘不整齐

2. 结核性腹膜炎　由肠结核、肠系膜淋巴结结核、输卵管结核直接蔓延引起。可分干性、湿性和混合性，以混合性多见。其共同特点为腹膜上密布**无数粟粒大小的结核结节**，出现草黄色和血性腹腔积液。病人表现为腹部包块，腹痛、腹泻、腹胀，触诊腹壁呈**柔韧感**等症状。

3. 结核性脑膜炎　常由原发性肺结核病或肺外结核病经血道播散引起。多见于**儿童**，以脑底部**最明显**，脑桥、脚间池、视神经交叉等处的软脑膜和蛛网膜以及蛛网膜下隙最重。大体，可见蛛网膜混浊、增厚，**蛛网膜下隙**积聚**大量渗出物**。镜下可见渗出物内有纤维素、巨噬细胞、淋巴细胞。临床表现脑膜刺激征和颅内压增高，脑脊液内可找到结核杆菌。部分病程迁延的病例，可因渗出物机化使蛛网膜下隙发生粘连，第四脑室正中孔和外侧孔堵塞并发生脑积水。

4. 肾结核　患者常为**男性青壮年**。常由原发性肺结核病血道播散引起，其次为骨、关节、淋巴结

和肠结核病血道播散而致。泌尿系统结核多由肾结核开始,常单侧,病变多起始于肾**皮质和髓质交界处或肾乳头内**,由初期的结核性肉芽肿发展为干酪样坏死,坏死物向皮质扩展,破入肾盂形成肾内多个**肾空洞**(图 18-6),致使肾功能损害。含结核杆菌的干酪样坏死物随尿排出,致使输尿管、膀胱相继受累。

5. 生殖系统结核病　男性生殖系统结核病多由泌尿系统结核直接蔓延而来,常导致**附睾**肿大变硬,其内可见结核性肉芽肿和干酪样坏死,可以引起**不育症**。女性生殖系统结核多由肺结核病通过血道播散而来,少数来自腹膜结核。常见于**输卵管结核**,该病是女性**不孕症**的常见原因之一。子宫内膜和卵巢结核病则常为输卵管结核病蔓延的结果。

6. 骨与关节结核　多由血道播散所致,常见于青少年。骨结核多累及**椎骨**、指骨及长骨骨骺等处,早期形成小结核病灶,之后骨质破坏形成干酪样坏死及死骨,坏死液化后可在骨旁形成没有红、痛、热的脓肿,故称“冷脓肿”;若脓肿穿破皮肤,则形成经久不愈的窦道。脊椎结核多发生于**第 10 胸椎至第 2 腰椎**,常破坏椎间盘和邻近椎体,引起椎体塌陷造成驼背(图 18-7),甚至压迫脊髓引起瘫痪。关节结核以髋、膝、踝、肘等关节多见。常继发于骨结核,少数由血道直接感染关节滑膜而发病。

图 18-6　肾结核
肾实质内多数干酪样坏死灶和空洞形成

图 18-7　脊椎结核
椎体和椎间盘干酪样坏死,造成椎体破坏

7. 淋巴结结核　**颈部淋巴结结核最多见**,其次是肺门、支气管旁和肠系膜淋巴结。病灶常粘连成大块,灶内有结核性肉芽肿和干酪样坏死形成。坏死物液化后穿破颈部皮肤,造成经久不愈的窦道。

患者,男性,42 岁。半年前出现咳嗽,少痰。1 周前咳嗽加剧,多痰,伴有咯血约数十毫升,症状日渐加重,反复出现畏寒、低热及胸痛,精神萎靡,体质明显减弱,并出现腹痛和间歇交替性腹泻和便秘。体温 38.5℃,慢性病容,消瘦,右肺中上闻及湿啰音,腹软,腹部触之柔韧。X 线可见右肺有大小不等的透亮区及结节状阴影,痰液检出抗酸杆菌。

病例讨论

患者,女性,25 岁。7d 前全身不适,发热,头痛并伴有腹泻,无脓血,病情逐渐加重。入院查体:体温 40℃,脉搏 80 次 /min,表情淡漠,脾脏肿大,在左肋缘下二横指,上腹部有少量散在红色皮疹,压之褪色。实验室检查:白细胞总数 $4.3×10^9$/L,分类中性粒细胞减少。

> 问题：
> 1. 此患者所患疾病的基本病变是什么？
> 2. 如何解释患者体温、脉搏、脾肿大、血细胞的变化？

第二节 伤 寒

伤寒（typhoid fever）是由伤寒杆菌引起的经**消化道传播**的急性传染病。病变特征是全身单核 - 巨噬细胞系统增生和伤寒肉芽肿形成。以回肠末端淋巴组织的病变最为突出，称肠伤寒。临床表现为长程发热、相对缓脉、脾大、皮肤玫瑰疹、外周血白细胞减少等。人群普遍易感，**儿童和青壮年多见**。全年均可发病，以夏秋两季最多。病后可获得稳固的免疫力，极少再感染。

一、病因与发病机制

图片：伤寒杆菌

伤寒杆菌是革兰氏阴性杆菌，其菌体"O"抗原、鞭毛"H"抗原及表面"Vi"抗原均能使人体产生相应抗体，尤以"O"和"H"抗原性较强，故可用血清凝集试验（肥达反应，Widal reaction）来测定血清中抗体的增高，可作为临床诊断伤寒的依据之一。

伤寒患者或健康带菌者是本病的传染源。细菌随粪、尿排出，污染食品、饮用水等，或以苍蝇为媒介，经口入消化道而感染。伤寒杆菌进入消化道是否发病主要取决于到达胃的菌量和机体抵抗力等。当感染菌量较多时，细菌得以进入小肠并穿过小肠黏膜上皮细胞，侵入回肠末端集合淋巴小结和孤立淋巴小结，被巨噬细胞不完全吞噬，在巨噬细胞内生长繁殖。继而沿淋巴引流，经胸导管进入血液，引起菌血症。血液中的细菌很快被全身单核 - 巨噬细胞系统的细胞吞噬，并在其中大量繁殖，导致肝、脾、淋巴结肿大。这段时间患者没有临床表现，称潜伏期，约 10d 左右。此后，随着细菌的繁殖及内毒素再次入血，患者出现败血症和毒血症的临床表现。由于胆囊内大量的伤寒杆菌随胆汁再次进入肠道，重复侵入已致敏的肠壁淋巴组织，发生强烈的过敏反应导致肠黏膜坏死、脱落及溃疡形成。

二、病理变化与临床病理联系

伤寒的病变主要累及全身的**单核 - 巨噬细胞**系统，以肠道淋巴组织、肠系膜淋巴结、肝、脾、骨髓等处最为明显。病变组织内**巨噬细胞增生**，体积变大，胞质中常有被吞噬的伤寒杆菌、红细胞、淋巴细胞和坏死细胞碎片等，这种巨噬细胞称为**伤寒细胞**。伤寒细胞常聚集成团，形成结节状的**伤寒肉芽肿**，称为**伤寒小结**（图 18-8），是伤寒的**特征性病变**。

图 18-8 伤寒肉芽肿
由大量伤寒细胞形成，胞质内有被吞噬红细胞（↑），右下角示放大的伤寒细胞

（一）肠道病变

伤寒的肠道病变以**回肠末端**集合淋巴小结和孤立淋巴小结最为明显,按其发展过程可分为4期:

1.髓样肿胀期 发病后第1周,病变处**淋巴组织**明显肿胀,色灰红,质软,隆起于黏膜表面,形似脑回。镜下可见淋巴组织内伤寒细胞大量增生,形成典型的伤寒小结,肠壁充血水肿。此期患者有畏寒、发热、腹痛、腹泻等症状,血液和骨髓细菌培养阳性。

2.坏死期 发病后第2周,由于细菌毒素的作用和病灶局部血液循环障碍,增生肿胀的淋巴滤泡中心和肠黏膜发生**小灶性坏死**,以后坏死区逐渐扩大并相互融合,使得病变肠黏膜变得高低不平。患者持续高热,消化道症状继续存在,大多数患者有轻、中度肝、脾肿大,严重时可出现谵妄、颈项强直,甚至昏迷。此期起粪便培养伤寒杆菌阳性率逐渐升高。

3.溃疡期 发病后第3周,坏死肠壁组织脱落后形成溃疡。**集合淋巴小结**处发生的溃疡,其**长轴与肠的长轴平行**。孤立淋巴小结处的溃疡小而圆。溃疡一般深及黏膜下层,严重病例可达肌层或浆膜层。此期临床表现与坏死期基本相同,溃疡深者可致**肠穿孔**,引起急性弥漫性腹膜炎;如累及小动脉,可引起**肠出血**。

4.愈合期 发病后第4周。溃疡内坏死组织完全脱落,从溃疡底部长出肉芽组织并逐渐将其填平,溃疡边缘上皮再生覆盖而愈合。此期各症状逐渐减轻,直至消失。

伤寒的肠道各期病变见图18-9。

髓样肿胀期　　　　　　　坏死期　　　　　　　溃疡期

图18-9 肠伤寒

（二）其他病变

肠系膜淋巴结、肝、脾有伤寒肉芽肿形成和灶状坏死;骨髓除形成伤寒小结和灶状坏死外,内毒素影响造血功能,尤其使中性粒细胞减少;内毒素还可引起心肌细胞水肿、脂肪变性,甚至坏死;肾小管上皮细胞可发生细胞水肿;皮肤出现淡红色小丘疹(玫瑰疹);膈肌、腹直肌和股内收肌常发生凝固性坏死,患者出现肌肉疼痛和皮肤知觉过敏。慢性感染病例亦可累及关节、骨、脑膜及其他部位。

三、结局与并发症

伤寒患者若无并发症,经治疗一般4~5周痊愈,并获得持久免疫力。主要并发症有肠出血、肠穿孔,其次是支气管肺炎。少数患者因伤寒杆菌在胆汁中大量繁殖,即使临床痊愈后,细菌仍可在胆汁中生存和繁殖,随胆汁由肠道排出,一定时期内仍是带菌者,个别患者可成为慢性带菌者或终身带菌者。

第三节　细菌性痢疾

细菌性痢疾(bacillary dysentery)是由**痢疾杆菌**引起的常见**肠道传染病**,简称菌痢。病变以大肠黏膜的**假膜性炎**为特征,假膜脱落形成不规则浅表性溃疡。临床表现主要有发热、腹痛、腹泻、里急后重和黏液脓血便等。食物和饮水的污染可引起菌痢的暴发流行。全年均可发生，以夏秋两季多见。好发于**儿童**，其次是青壮年。

一、病因与发病机制

痢疾杆菌是革兰氏阴性短杆菌，包括志贺氏、福氏、鲍氏和宋内氏四个群，均能产生内毒素，志贺氏菌可产生外毒素。患者和带菌者是本病的传染源，细菌多经消化道传播，苍蝇是重要的传播媒介。细菌进入消化道后，多数被胃酸杀灭，少数进入肠道，当机体抵抗力下降时，细菌在肠道生长繁殖，侵入肠黏膜并释放毒素，引起肠壁炎性反应，毒素入血可引起全身中毒症状。

二、病理变化与临床病理联系

病变主要位于**大肠**，尤以**乙状结肠和直肠**最为明显。按其病变特点和临床经过，分为以下几种类型：

（一）急性细菌性痢疾

初期表现为急性黏液性卡他性炎，肠黏膜充血、水肿、中性粒细胞浸润、黏液分泌增多，可见点状出血。病变进一步发展，黏膜浅层发生坏死。在黏膜表面的渗出物中含有**大量纤维素**，后者与坏死组织、渗出的白细胞、红细胞及细菌一起形成特征性的假膜。假膜呈糠皮状，一般呈灰白色，如有明显出血可呈暗红色，被胆色素浸染则呈灰绿色。大约一周左右，假膜被中性粒细胞崩解后释放的蛋白水解酶溶解、液化而开始脱落，形成大小不等，形状**不规则的浅表溃疡**（图18-10）。极少数严重病例，小溃疡可相互融合为大溃疡，深达肌层，甚至穿孔。经适当治疗后，渗出物和坏死组织逐渐被吸收、排出，缺损由周围健康组织再生而修复。小而浅的溃疡愈合后不遗留明显的瘢痕；较深的溃疡修复后形成瘢痕，但极少引起肠腔狭窄。

黏膜表面呈糠皮样外观假膜

纤维素和黏膜坏死构成假膜

肠黏膜中性粒细胞

图 18-10 细菌性痢疾

临床表现为腹痛、腹泻，黏液脓血便，偶尔排出片状假膜；由于炎症刺激直肠内神经末梢及肛门括约肌，导致里急后重和排便次数增多。急性菌痢的病程一般1～2周，适当治疗大多痊愈，少数转慢性。

（二）慢性细菌性痢疾

病程达2个月以上者即为慢性菌痢。多由急性菌痢未及时有效治疗转变而来，以福氏志贺菌感染者居多。慢性菌痢病程长者可达数年，在此期间肠道病变此起彼伏，原有溃疡尚未愈合，又可形成新的溃疡，因此，新旧病灶同时存在。由于组织的**损伤和修复反复交替发生**，黏膜常过度增生而形成息肉。肠壁各层有慢性炎细胞浸润和纤维组织增生，从而使肠壁不规则增厚、变硬、严重时可引起肠腔狭窄。

慢性菌痢引起肠功能紊乱，病人表现腹痛、腹胀、腹泻、便秘等，炎症加剧时，可出现急性菌痢症状，称慢性菌痢急性发作。

（三）中毒性细菌性痢疾

多见 **2～7 岁儿童**，起病急骤、**全身中毒症状重**、急性循环障碍出现早，而**肠道症状轻**，病变呈卡他性炎，发病后数小时即出现中毒性休克或呼吸衰竭。

第四节 流行性脑脊髓膜炎

流行性脑脊髓膜炎（epidemic cerebrospinal meningitis）简称流脑，是由**脑膜炎奈瑟菌**引起的脑、脊髓膜的**急性化脓性炎症**，多流行于冬春季节，好发于 **5 岁以下儿童**，尤以 6 个月至 2 岁的婴幼儿发病率最高。临床表现为高热、寒战、头痛、呕吐、颈项强直及皮肤瘀点等。严重病例因中毒性休克和脑实质损害而危及生命。

一、病因与发病机制

脑膜炎奈瑟菌又称脑膜炎双球菌，属奈瑟菌属，革兰氏染色阴性。带菌者和病人是本病的传染源。本病主要经**呼吸道传播**。大多数感染者仅在上呼吸道局部发生炎症，只有少数抵抗力低下的病人，细菌侵入血流并在其中大量繁殖，到达脑脊髓膜后引起脑脊髓膜炎。病菌释放的内毒素可激活补体系统，使血清中炎症介质明显增多，进而引起微循环障碍和休克。

图片：脑膜炎奈瑟菌

二、病理变化与临床病理联系

1. 上呼吸道感染期 细菌在鼻咽部黏膜内繁殖，经 2～4d 潜伏期后，表现为上呼吸道感染症状。黏膜充血、水肿伴少量中性粒细胞浸润。约 1～2d 后，部分患者进入败血症期。

2. 败血症期 患者皮肤出现瘀点或瘀斑，并出现高热、头痛、呕吐及中性粒细胞增高等，此期血细菌培养呈阳性。

3. 脑膜炎症期 大体可见脑脊髓膜血管充血，**蛛网膜下隙**内有大量灰白色或灰黄色**脓性渗出物**，覆盖着脑沟、脑回，脑室积脓（图 18-11）。镜下，可见蛛网膜血管充血，蛛网膜下隙充满中性粒细胞、少量单核细胞、淋巴细胞及纤维素（图 18-12），重者脑膜周围脑实质有炎症病变，称脑膜脑炎。

临床上患者除有高热、中毒症状外，主要表现为中枢神经系统症状：①因脑膜血管充血、蛛网膜下隙渗出物堆积、脓性渗出物影响脑脊液吸收而引起颅内压升高，患者表现为**剧烈头痛、喷射状呕吐**和**视神经盘水肿**三主征，婴幼儿前囟饱满。②由于炎症波及脊神经根周围软脊膜和蛛网膜，脊神经在通过椎间孔处受压，患者颈部和腰背部肌肉运动时引起疼痛，为缓解疼痛肌肉处于保护性痉挛状态而

图 18-11 流行性脑脊髓膜炎（大体）
婴幼儿蛛网膜下隙中见大量脓液积聚、致脑表面沟回结构不清

图 18-12 流行性脑脊髓膜炎（镜下）
脑实质表面软脑膜血管扩张、充血、蛛网膜下隙内大量中性粒细胞浸润

呈现**颈项强直**，小儿可呈角弓反张。做屈髋伸膝试验时，由于坐骨神经受牵拉，**凯尔尼格征及布鲁津斯基征**阳性。③脑脊液压力升高，**混浊，含糖及氯化物减少，蛋白质增多**，有大量的脓细胞，涂片及培养可找到病原菌。脑脊液检查对诊断本病具有重要价值。④第Ⅲ、Ⅳ、Ⅴ、Ⅵ和Ⅶ对脑神经出现神经麻痹症。

三、结局与并发症

及时治疗，多痊愈，如治疗不当可转慢性，并可出现以下后遗症：①脑积水：由脑膜粘连，脑脊液循环障碍所致；②脑神经受损麻痹：如耳聋、视力障碍、斜视、面瘫等；③脑底血管炎致管腔阻塞：引起脑缺血、梗死。

第五节　流行性乙型脑炎

流行性乙型脑炎（epidemic encephalitis type B）简称乙脑，是由**乙型脑炎病毒**引起的脑实质的**变质性炎症**，多发生于**10岁以下儿童**，常于夏秋季流行。临床上表现为高热、头痛、呕吐、嗜睡、抽搐、昏迷等。

一、病因与发病机制

乙脑病毒为 RNA 病毒，传染源为病人或家畜、家禽（中间宿主）等，通过**蚊子（库蚊）传播**。当带有病毒的蚊子叮咬人时，病毒可进入人体内。当免疫力强，血 - 脑屏障功能正常时，病毒不能进入脑组织致病，称隐性感染，多见成人；反之，病毒侵入中枢神经系统，可激发机体免疫反应，导致组织损伤。

二、病理变化与临床病理联系

病变可累及整个中枢神经系统的灰质，以**大脑皮质、基底核、视丘**最严重，其次是小脑皮质、脑桥及延髓，脊髓的病变最轻。大体可见脑膜充血，脑水肿明显，切面多处灰质可见界限清楚、粟粒或针尖大小半透明的坏死灶。镜下：①**神经细胞变性坏死**：神经细胞肿胀，尼氏小体消失，胞质内出现空泡，核偏位或固缩、碎裂、溶解等。在变性坏死的神经细胞周围，常见增生的少突胶质细胞围绕，称为**神经细胞卫星现象**（图 18-13）。还可见嗜神经细胞现象，即小胶质细胞及中性粒细胞侵入坏死的神经细胞内。②**软化灶形成**：神经细胞坏死后液化，形成染色变淡的筛网状软化灶（图 18-14）。此种病变具有一定的病理诊断价值。③**血管变化和炎细胞浸润**：脑组织内血管扩张、充血，血管周围间隙增宽，**淋巴细胞围绕血管呈袖套状浸润**（图 18-15）。④**胶质细胞增生**：在小血管或坏死的神经细胞附近，小胶质细胞增生明显，形成小胶质细胞结节。

图 18-13　乙脑的卫星现象
圆圈处为卫星现象

图 18-14　流行性乙型脑炎（筛网状软化灶）
脑组织内见圆形或卵圆形境界清楚之镂空筛网状软化灶，病灶内为神经细胞液化性坏死组织碎屑及吞噬细胞

图 18-15　淋巴细胞血管袖套
淋巴细胞围绕血管间隙呈袖套状浸润

患者可有高热、全身不适等病毒血症的表现。由于脑实质的炎症和神经细胞广泛的变性坏死，患者可有嗜睡、抽搐甚至昏迷。炎症累及脑膜时患者可出现脑膜刺激症状。因脑组织充血、水肿，患者颅内压可升高，表现为头痛、呕吐，严重时发生脑疝，引起呼吸、循环衰竭而死亡。

三、结局与并发症

多数患者经合适治疗而痊愈，少数遗留有痴呆、语言障碍、肢体瘫痪以及脑神经损害所致的吞咽困难、中枢性面瘫、眼球运动障碍等，严重病例可因呼吸循环衰竭或并发肺炎而死亡。

流行性脑脊髓膜炎与流行性乙型脑炎的鉴别（表 18-2）。

表 18-2　流脑和乙脑的主要区别

	流脑	乙脑
病因	脑膜炎双球菌	乙型脑炎病毒
传染源	患者、带菌者	主要是猪
传播途径	经呼吸道传播	蚊虫叮咬
好发年龄	5 岁以下，6 个月至 2 岁最多	10 岁以下儿童
流行季节	冬春季	夏秋季
病理变化	脑脊髓膜化脓性炎。脑膜血管扩张、充血，蛛网膜下隙见脓性渗出物，严重者累及脑实质	脑实质变质性炎。①软化灶形成；②淋巴细胞呈袖套状浸润；③胶质细胞增生
临床表现	①上呼吸道感染期：上感症状；②败血症期：高热、头痛、呕吐和皮肤黏膜瘀斑；③脑膜炎期：脑膜刺激症状，颅内高压症状	①病毒血症的表现：高热、全身不适；②脑实质损害的表现：嗜睡、抽搐、昏迷；③可伴有颅内高压表现及轻微的脑膜刺激症状
脑脊液特点	混浊，细胞数（中性粒细胞）、蛋白质增多，糖、氯化物减少，有细菌	透明、细胞数（淋巴细胞）、蛋白质轻度增加，糖、氯化物正常，无细菌
预后	多数可痊愈，少数遗留脑积水、耳聋、视力障碍等	多数可痊愈，少数遗留痴呆、语言障碍和肢体瘫痪等

患儿，男，5 岁，急性发病，高热、剧烈头痛、喷射状呕吐。体检：T 40.5℃，P 122 次 /min，BP 114/72mmHg。嗜睡，颈强直，浅反射及腹部反射减弱，凯尔尼格征和布鲁津斯基征均阳性。外周血 WBC 18.2×10^9/L，中性粒细胞 85%。脑脊液压力增高，葡萄糖低，蛋白高，有大量中性粒细胞。

病例讨论

第六节 肾综合征出血热

肾综合征出血热（hemorrhagic fever with renal syndrome，HFRS）是由汉坦（Hantann）病毒感染引起的急性自然疫源性疾病，又称流行性出血热（epidemic hemorrhagic fever，EHF）。基本病理变化是全身小血管广泛性损伤，临床上以发热、休克、充血、出血和急性肾功能衰竭为主要表现。

一、病因与发病机制

本病由**汉坦病毒**感染引起，鼠类是主要传染源，其传播途径有，①**呼吸道传播**：鼠类含病毒的排泄物如尿、粪、唾液等污染尘埃后形成的气溶胶，被人体吸入后引起感染；②**消化道传播**：进食被鼠类含病毒的排泄物所污染的食物，可经口腔或胃肠道黏膜而感染；③**接触传播**：被病鼠咬伤或皮肤伤口接触带病毒的鼠类排泄物或血液后亦可导致感染；④**垂直传播**。肾综合征出血热的发病机制尚不完全清楚，一般认为与病毒损害血管内皮细胞、骨髓、肾等细胞的结构和功能有关。

二、病理变化与临床病理联系

肾综合征出血热的基本病变是**全身小血管**（包括小动脉、小静脉和毛细血管）损害，**内皮细胞肿胀、坏死、脱落**，部分内脏的小血管壁发生纤维素样坏死并伴微血栓形成。病变明显的器官主要有：

1. 肾 脂肪囊呈胶冻状水肿，肾体积增大，表面可见点状出血，切面见皮质苍白，有灶性出血，髓质高度充血和明显出血。镜下可见髓质肾小管周围小血管高度扩张充血，间质水肿和出血，**肾小管上皮细胞变性、坏死**，管腔狭窄。肾小球充血，肾小囊内出血。部分病例肾小球毛细血管和间质小血管内有微血栓形成。

2. 心 可见**右心房和右心耳心内膜下广泛出血**，心肌纤维有不同程度变性坏死，部分心肌纤维可断裂。

3. 垂体前叶 **可见充血、出血和片状坏死**。

4. 其他器官 肾上腺皮质和髓质充血、出血，皮质内还可见坏死区及微血栓形成；肝和脾充血肿大，肝组织内还可见出血、坏死灶；脑实质充血、水肿和出血，部分神经细胞变性坏死，胶质细胞轻度增生。

典型病例临床经过可分为发热期、低血压休克期、少尿期、多尿期和恢复期五期。发热期患者因病毒血症有畏寒、发热、全身酸痛、头痛等全身中毒症状。低血压休克的发生主要与全身小血管广泛受损，大量血浆外渗，血容量急剧减少有关，心肌损害引起的心功能障碍等也发挥重要作用。大多数患者因为低血压休克和肾本身的病变，发展为**急性肾功能衰竭**，并成为导致患者死亡的主要原因。

三、结局与并发症

绝大多数患者经积极有效治疗可获痊愈。由于抵抗力下降，患者容易继发感染。另外，少数患者还可有脑炎、脑膜炎和急性呼吸窘迫综合征等并发症。

第七节 钩端螺旋体病

钩端螺旋体病（leptospirosis）简称钩体病，是有**致病性钩端螺旋体**引起的急性动物源性传染病。好发于**青壮年农民**，以夏秋季（6～10月份）多见。严重的钩体病患者往往有明显的肝、肾、中枢神经系统损害和肺的弥漫性出血，可危及病人生命。

一、病因与发病机制

钩端螺旋体呈细长丝状，一端或两端弯曲成钩状，革兰氏染色阴性，我国已发现19个血清群和74个血清型。**鼠类和猪**是主要的储存宿主和传染源，感染的动物排尿污染环境后，人体接触疫水或土壤，钩端螺旋体即可**经皮肤破损处或黏膜**侵入人体，这是钩体病主要的传播途径。

钩端螺旋体侵入人体后，在血液中繁殖并产生毒素，引起钩体血症，随后可侵入多个脏器，尤其是肝、肾、脑、肺等，由于毒素的作用，病变器官血管发生损害，实质细胞出现变性、坏死。疾病后期，组织的病变和临床表现还与超敏反应有关。

二、病理变化与临床病理联系

病变主要累及**全身的毛细血管**，引起不同程度的出血和循环障碍，同时，可见广泛的**实质脏器变性、坏死**伴轻微的炎症反应。脏器的病变主要包括：

1. 肝　肿大，包膜下可有出血。镜下，可见肝细胞水肿、脂肪变性和小叶中央灶性坏死，门管区有淋巴细胞、中性粒细胞和少量嗜酸性粒细胞浸润，小胆管内见胆汁淤积。

2. 肾　显著肿胀，表面充血并有散在出血点。镜下，可见以间质性肾炎为主要病变，肾小管上皮细胞变性、坏死，间质水肿、出血，有单核细胞、淋巴细胞浸润。

3. 脑　部分病例有脑膜及脑的充血、出血、炎细胞浸润和神经细胞变性等改变，以脑膜炎型患者最明显。

4. 肺　轻者为点状出血，严重时出血点增多、扩大并融合为弥漫性出血，甚至导致气管、支气管腔内均充满血液。

5. 其他　心包膜和心内膜可见出血点，心肌细胞水肿，偶可见灶性坏死，间质有水肿、出血；腓肠肌肿胀、横纹消失或溶解坏死，间质见出血和炎细胞浸润；脾、淋巴结可因单核 - 巨噬细胞增生和炎细胞浸润而肿大。

主要表现为发热、乏力、头痛，全身肌肉酸痛等全身感染中毒症状，部分可形成流感伤寒型、肺出血型、黄疸出血型等多种临床类型，少数患者热退进入恢复期后再次出现发热和新的症状，称为钩体后发症。

三、结局与并发症

病情轻并及时有效治疗者预后好。有肺弥漫性出血、肝 - 肾功能衰竭或未获及时正确处理者，病死率高。有葡萄膜炎和脑内动脉炎者，可长期有眼部和神经系统后遗症。

第八节　其他重要的病毒性传染病

一、狂犬病

狂犬病（rabies）是由**狂犬病病毒**引起的一种人畜共患的中枢神经系统急性传染病。临床表现为头痛、发热、不安、怕风、饮水时反射性咽喉痉挛，又称为恐水病（hydrophobia）。后期可发生昏迷和呼吸衰竭。近年来，狂犬病致死人数一直占我国传染病致死人数的第一或第二位。

1. 病因与发病机制　狂犬病病毒是 RNA 病毒，人被携带病毒的犬、猫等动物**咬、抓伤**后可致感染发病，是否发病及发病时间与年龄、伤口部位、伤口深浅、病毒入侵数量、受伤后是否进行正规扩创处理和接种疫苗预防等有关。狂犬病毒对神经系统有强大的亲和力，病毒侵入人体后先在伤口处骨骼肌和神经中繁殖，此为局部少量繁殖期，继而侵入神经末梢，到达脊髓后即大量繁殖，24h 后遍布整个神经系统。

2. 病理变化　主要为**急性弥漫性脑、脊髓炎**，以**大脑基底面的海马回**、**脑干及小脑**处损害最为显著。大体可见病灶充血、水肿及微小出血。镜下，可见神经细胞变性，有炎细胞浸润。在海马和小脑浦肯野细胞胞质内可见圆形或椭圆形、直径约 3～10μm、染色后呈樱桃红色、由病毒集落形成的嗜酸性包涵体，称为 **Negri 小体**（图 18-16），对本病具有诊断价值。

3. 临床病理联系　狂犬病的潜伏期通常为 1～3 个月，少数头面部严重咬伤的潜伏期可短至 7d，极少数病例的潜伏期也可能大于 1 年。前驱期常出现全身症状如低热、头痛、乏力、全身不适等，继而烦躁、恐惧不安。兴奋期患者高度兴奋，恐怖异常，怕水、怕风、怕声、怕光，最典型的症状是**恐水**。麻痹期患者由兴奋转为安静和昏迷，最终因呼吸循环衰竭而死亡。

图 18-16 狂犬病 Negri 小体

狂犬病患者小脑浦肯野细胞胞质内可见圆形或椭圆形的 Negri 小体

文档：如何预防狂犬病

4. 结局与并发症 狂犬病是所有传染病中最凶险的病毒性疾病，一旦发病，**病死率几乎达 100%**。因此，管理好传染源、正确处理动物咬伤、积极进行预防接种对于预防本病的发生和降低死亡率具有重要的意义。

二、人禽流感

人禽流感是由禽甲型流感病毒某些亚型中的一些毒株引起的急性呼吸道传染病，又称人感染禽流感。近年新发现流行的 H_5N_1 病例多为年轻人和儿童，H_7N_9 病例以老年人居多。

1. 病因与发病机制 禽流感病毒属甲型流感病毒。甲型流感病毒目前可分为 15 个 H 亚型（植物血凝素亚型，$H_1 \sim H_{15}$）和 9 个 N 亚型（神经氨酸酶亚型，$N_1 \sim N_9$）。甲型流感病毒除感染人外，还可感染猪、马、海洋哺乳动物和禽类。主要传染源为患禽流感或携带禽流感病毒的鸡、鸭、鹅等禽类。经呼吸道传播，也可通过密切接触感染的家禽分泌物和排泄物、受病毒污染的物品和水等被感染。

2. 病理变化 以**呼吸系统为主的多系统损伤**，除表现为弥漫性肺损伤外，同时伴有不同程度的心脏、肝脏和肾脏等多器官组织损伤。大体，肺脏可呈不同程度的充血和实变。早期镜下，可见肺间质内及肺泡腔内有少量浆液渗出，很快病变呈现弥漫性肺泡损伤，大部分气管、支气管上皮及肺泡上皮变性、坏死及脱落，肺泡腔内有多少不等的脱落上皮细胞及单核细胞，肺泡间隔内毛细血管扩张充盈伴少量淋巴、单核细胞浸润；后期主要以增生性和纤维化性改变为主，表现为支气管、细支气管上皮和肺泡上皮增生及鳞状上皮化生。肺泡间隔可有不同程度增宽伴间质纤维化；严重者由于肺间质水肿，增加小气道陷闭倾向，导致肺不张，加之肺充血，使肺容量减小和肺顺应性下降，可引起急性呼吸窘迫综合征等严重并发症。

3. 临床病理联系 潜伏期一般在 7d 以内。早期症状主要表现为发热、咳嗽，伴有头痛、肌肉酸痛和全身不适，可出现流涕、鼻塞、咽痛等。部分患者肺部病变较重时出现胸闷和呼吸困难等症状。重症患者病情发展迅速，多在 5～7d 出现重症肺炎，体温大多持续在 39℃ 以上，出现呼吸困难，可快速进展为急性呼吸窘迫综合征、感染性休克等。部分重症患者同时合并其他多个系统或器官的损伤或衰竭。

4. 结局与并发症 人禽流感的预防主要是加强对禽类的监测，及时销毁病死禽类并进行彻底的环境消毒。一旦确诊，应严格隔离。一般预后良好，但感染 H_5N_1 和 H_7N_9 者预后较差，病死率高。

三、手足口病

手足口病（hand-food-mouth disease）是以手、足和口腔出现疱疹为特征，多发生于儿童的一种肠道病毒性传染病。常发生学龄前儿童，3 岁以下婴幼儿多见。潜伏期 3～7d，多数病人突然起病。

1. 病因与发病机制 引起手足口病的肠道病毒有 20 多种（型），其中以柯萨奇病毒 A16 型（Cox A16）和肠道病毒 71 型（EV 71）最常见。本病传染性强，传播途径很复杂，可在短时间内造成较大规模流行，常在幼托机构发生聚集发病现象。传染源为患者、健康带毒者和隐性感染者。通过粪 - 口途

笔记

径和(或)呼吸道飞沫传播。

2.病理变化 主要在手、足、口及臀四个部位出现散在疱疹。早期,口腔黏膜出现粟米样斑丘疹或水疱,呈圆形或椭圆形扁平凸起,周围红晕,舌、颊和硬腭黏膜等处为多,也可波及软腭、牙龈、扁桃体和咽部。手、足、臀部出现斑丘疹,后转为疱疹,疱疹周围可有炎性红晕,疱内液体较少。皮疹数量少则几个多则几十个,手足部较多,掌背面均有。皮疹常在一周左右消退,消退后不留痕迹,无色素沉着。部分病例仅表现为皮疹或疱疹性咽峡炎,部分病例皮疹表现不典型。

我国近几年发病数增多,少数患儿病情进展迅速,发病1~5d出现脑干脑炎、脑干脊髓炎以及心肌炎、肺水肿等严重并发症。死亡病例在增加,脑干脑炎和脑干脊髓炎是重要死因。据数例尸检观察,病变主要位于脑干,向下累及脊髓,向上可累及基底节,但不累及大脑皮质和小脑。病理改变与乙型脑炎基本相同。死于中枢性呼吸衰竭或呼吸肌弛缓性麻痹所致的呼吸衰竭。

3.临床病理联系 发病急,水疱及皮疹有不痛、不痒、不结痂、不结疤的四不特征。除口腔黏膜、手掌或脚掌部出现疱疹外,病毒还会侵犯心、脑、肾等重要器官,引起相应症状。部分患儿可伴有咳嗽、流涕、食欲不振、头疼等症状。

4.结局与并发症 为自限性疾病,多数预后良好,不留后遗症。极少数患儿可引起脑膜炎、脑炎、心肌炎、弛缓性麻痹、肺水肿等严重并发症。

手足口病预防措施

1.做好晨间检查,发现疑似病人,及时送诊,积极采取预防措施,防止疾病蔓延扩散。

2.流行季节保持教室良好通风,指导儿童养成正确的洗手习惯,保持良好的环境卫生、食品卫生和个人卫生。

3.加强幼儿的营养,注意休息,避免过度疲劳,降低机体抵抗力。

四、严重急性呼吸综合征

严重急性呼吸综合征(severe acute respiratory syndrome,SARS)是由SARS冠状病毒(SARS-CoV)引起的一种具有明显传染性、可累及多个脏器系统的特殊肺炎。在我国又被称为传染性非典型肺炎。临床上以发热、乏力、头痛、肌肉关节酸痛等全身症状和干咳、胸闷、呼吸困难等呼吸道症状为主要表现,重症病例表现出明显的呼吸困难,并可迅速发展成为急性呼吸窘迫综合征(acute respiratory distress syndrome,ARDS)。

1.病因与发病机制 SARS冠状病毒是一种新的冠状病毒,属于冠状病毒科,主要经呼吸道传播。本病的发病机制尚不十分清楚。发病早期患者有病毒血症,电镜观察发现病毒可直接侵犯肺组织细胞和淋巴细胞,免疫损伤可能在本病的发病中起重要作用。

2.病理变化 双肺明显肿胀,镜下可见弥漫性肺泡损伤、肺水肿及透明膜形成。发病3周后肺泡内及间质纤维化,小血管内可见微血栓形成及肺出血等改变。淋巴组织可发生大片状坏死,淋巴结结构破坏、消失。

3.临床病理联系 由于病毒血症,早期患者有发热(常为首发症状)、头痛、乏力等表现。后期出现咳嗽、胸闷、呼吸困难和全身感染中毒等症状,严重病例可发生ARDS。

4.结局 大多数病例经治疗后痊愈,少数因发生ARDS而死亡。

第九节 性传播疾病

性传播疾病(sexually transmitted disease,STD)是一组以性接触或类似性行为作为主要传播途径的传染病。性传播疾病不仅引起泌尿生殖器官发生病变,还可通过血道播散侵犯全身各重要组织和器官,严重危害患者的心身健康。本节主要介绍我国规定的性病检测病种中的淋病、尖锐湿疣、梅毒和艾滋病。

病例导学

某男，35岁，出差时有不洁性行为，1周后出现尿频、尿急、尿痛等症状，查体尿道口红肿、溢脓。
问题：
1. 该患者可能患有何种疾病？
2. 还应做哪些检查？

一、淋病

淋病（gonorrhea）是由**淋病奈瑟菌**引起的主要累及**泌尿生殖器官**的化脓性炎症，好发年龄 15～30 岁，男女均可发病。淋病传染性强，可引起多种并发症和后遗症。

1. 病因与发病机制　淋病奈瑟菌又称淋球菌，革兰氏阴性，人类是淋球菌唯一的自然宿主，主要由性接触而传播，少数因接触含淋球菌的分泌物或被淋球菌污染的用具如衣被、毛巾、浴盆、坐便器等而感染。淋球菌侵入泌尿生殖道繁殖，男性发生尿道炎，女性引起尿道炎和阴道及子宫颈炎。如治疗不彻底，可扩散至整个泌尿系统和生殖系统。胎儿可经产道感染造成新生儿淋病性急性结膜炎。人类对淋球菌无自然免疫力，均易感，病后免疫力不强，不能防止再感染。

2. 病理变化　淋病的病变特点是**化脓性炎症**。在男性，病变开始于前尿道，进而蔓延至后尿道和尿道旁腺体；在女性，病变常位于尿道、前庭大腺和子宫颈。常有脓性渗出物自尿道口或子宫颈口溢出。

3. 临床病理联系　患者常有尿道口溢脓、红肿以及尿频、尿急、尿痛等尿道刺激症状，女性可有脓性白带；女童淋病见弥漫性阴道炎和外阴炎，还可累及肛门和直肠。新生儿淋菌性眼结膜炎常表现为双侧眼结膜充血水肿、有大量脓性分泌物。

4. 结局与并发症　大多数患者经治疗可获痊愈，少数治疗不彻底转为慢性，引起男女不育。部分男性患者可引起淋菌性前列腺炎、精囊炎和附睾炎；女性患者则导致淋菌性盆腔炎，包括急性输卵管炎、子宫内膜炎等。

图片：淋病

二、尖锐湿疣

尖锐湿疣（condyloma acuminatum）是由**人类乳头状瘤病毒**（HPV）感染引起的性传播疾病，好发于性活跃的中青年，也是全球范围内最常见的性传播疾病之一。

1. 病因与传播途径　病原体是 HPV，属 DNA 病毒，其中 HPV 6、11、16 和 18 型与尖锐湿疣有关。主要通过性接触传染，少数病例由污染物（浴巾、浴盆等）接触传染。潜伏期长短不一，通常为 3 个月。

2. 病理变化与临床病理联系　尖锐湿疣好发部位于外生殖器及肛周皮肤黏膜湿润区，男性多位于阴茎冠状沟、龟头、系带、尿道口等处，同性恋者多见于肛门及直肠内；女性多见于大小阴唇、阴道口、阴蒂、阴道、子宫颈、会阴及肛周等处。少数病例见于身体其他部位，如口腔、腋窝、乳房等。病变初起为小而尖的丘疹，单个或多个，质地柔软，淡红色。随后皮疹逐渐增多增大，形成乳头状、菜花状、鸡冠状或蕈状**疣状物**，粉红色或污灰色，表面常见糜烂、渗液、出血。镜下可见上皮呈**乳头状瘤样增生**，表皮角质层轻度增厚，棘层肥厚，上皮钉突增粗延长，可见核分裂。表皮浅层出现**凹空细胞**为特征性病变。真皮层见毛细血管和淋巴管扩张，大量慢性炎细胞浸润（图 18-17）。临床上，多数患者无明显症状，少数有异物感、灼痛或性交不适等。

图片：尖锐湿疣

图 18-17　尖锐湿疣
左下图显示为挖空细胞，右上图显示为免疫组化 HPV 阳性

笔记

3. 结局 多数在数月内自然消退,如多年不消退,又不治疗,少数病例可恶变。

三、梅毒

梅毒(syphilis)是由梅毒螺旋体引起的一种慢性性传播疾病。早期病变主要累及皮肤和黏膜,晚期则累及全身各器官,特别是心血管和中枢神经系统,其危害仅次于艾滋病。新中国成立后基本消灭了梅毒,但近年来又有上升的趋势。

1. 病因与发病机制 病原体为**梅毒螺旋体**。梅毒病人为唯一的传染源,其传染途径分两种:①后天性梅毒:95%通过**性接触传染**,少数因输血或接触病变部位感染;②先天性梅毒:孕妇血中的梅毒螺旋体经**胎盘**使胎儿感染。梅毒的发病机制尚不完全清楚。梅毒螺旋体的致病性可能与其表面的黏多糖酶有关,还可能与细胞免疫反应以及梅毒螺旋体逃避机体的免疫反应有关。

2. 基本病理变化

(1)闭塞性动脉内膜炎和小动脉周围炎:**闭塞性动脉内膜炎**表现为小动脉内皮细胞及纤维细胞增生,血管壁增厚,管腔狭窄闭塞;小动脉周围炎表现为小动脉周围见单核细胞、淋巴细胞和浆细胞浸润。血管炎病变可见于各期梅毒。

(2)树胶肿:即**梅毒肉芽肿**,又称梅毒瘤,病灶大小不一,从镜下才可见到大小至数厘米不等,因其质韧而有弹性,似树胶,故得名。镜下结构与结核结节非常相似,中央为形似干酪样坏死的坏死物,但坏死不彻底。坏死组织周围肉芽组织中有较多的淋巴细胞和浆细胞,而上皮样细胞和 Langhans 巨细胞较少(图 18-18)。树胶肿后期可被吸收、纤维化,引起组织器官变形,但极少发生钙化。树胶肿发生于第三期梅毒,可见于任何器官,最常见于皮肤、黏膜、肝、骨和睾丸。

图 18-18 肝三期梅毒之树胶肿
图左见大片坏死组织,但坏死不彻底,其中可见血窦轮廓(↑),
坏死组织周围由上皮样细胞,淋巴细胞及浆细胞组成,图右侧
为纤维组织和残存胆管

3. 类型与病变特点

(1)后天性梅毒:后天性梅毒按其病程经过分为一、二、三期,一、二期梅毒称为早期梅毒,有传染性,三期梅毒又称为晚期梅毒,常引起内脏病变。①一期梅毒:梅毒螺旋体入侵机体后,经约 3 周潜伏期,90%以上在外生殖器官。初期表现局部微红、逐渐变为边界清楚的无痛性硬结;继而出现水疱,破溃后形成质硬、底部洁净、边缘隆起的溃疡,称**硬下疳**,常单个,直径约 1cm 大小。镜下可见溃疡底部有闭塞性动脉内膜炎和小血管周围炎。硬下疳出现 1～2 周后,局部淋巴结肿大,约 1 个月左右硬下疳自然消退,局部肿大淋巴结也消退。此期若及时治疗,螺旋体可被彻底杀灭,而不会继续发展为二期梅毒。②二期梅毒:出现梅毒疹。潜伏在体内的螺旋体大量繁殖,由免疫复合物沉积引起全身皮肤、黏膜广泛**梅毒疹和全身淋巴结肿大**,好发于躯干与四肢,常对称分布,呈斑疹和丘疹。镜下可见典型闭塞性动脉内膜炎和小血管周围炎,可找到螺旋体。梅毒疹可自行消退或发展为三期梅毒。③三期梅毒:病变特点是**树胶肿**形成。发生于感染后 4～5 年,多累及皮肤、黏膜,皮肤引起树胶肿可形成溃

图片：梅毒
硬下疳和梅
毒疹

疡，黏膜病变局限在鼻、唇，引起鞍鼻和唇缺损。病变破坏内脏器官，如梅毒性主动脉瘤、主动脉瓣关闭不全、麻痹性痴呆和脊髓痨等。

（2）先天性梅毒：先天性梅毒又称胎传梅毒，即由患病孕妇经胎盘传染给胎儿的梅毒，有早发性和晚发性之分。前者是指胎儿或 2 岁前婴幼儿期发病的先天性梅毒；后者是指 2 岁以后发病的先天性梅毒，大多在 5～7 岁至青春期发病，晚发性先天性梅毒三个特征性病变是间质性角膜炎、神经性耳聋和楔形门齿，另外，患儿还可有智力低下、发育不良，骨膜炎和马鞍鼻。

四、艾滋病

艾滋病即获得性免疫缺陷综合征（acquired immunodeficiency syndrome，AIDS），是由**人免疫缺陷病毒**（human immunodeficiency virus，HIV）引起的一种慢性传染病。AIDS 的传播速度快、病死率极高，是人类主要的致死性传染病之一。

人免疫缺陷病毒发展

艾滋病最早于 20 世纪 80 年代初期在美国被识别，但被当时的里根政府忽视。随后，大量的流行病学数据显示，艾滋病有一定的传染性。巴黎巴斯德研究所病毒学家吕克·蒙塔尼及其研究组于 1983 年首次从一位罹患晚期卡波西肉瘤的艾滋病病人的血液及淋巴结样品中，分离到一种新的逆转录病毒；他们发现这种病毒是一种慢病毒，并将之命名为"免疫缺陷相关病毒"。在大西洋另一边，蒙塔尼的合作者，美国生物医学科学家罗伯特·加罗及属下也从一些细胞株系中分离到新病毒，并将之命名为"ⅢB/H9 型人类 T$_4$ 淋巴细胞白血病病毒"。加罗小组 1984 年在《科学》期刊发表论文，论证了这种新病毒与艾滋病的病原关系。1986 年，该病毒被统一命名为"人类免疫缺陷病毒"（Human Immunodeficiency Virus，HIV）。

1. 病因与发病机制　HIV 属逆转录病毒科中慢病毒亚科的单链 RNA 病毒，HIV 分为Ⅰ型和Ⅱ型。AIDS 患者和无症状病毒感染者是本病的传染源。AIDS 的传播途径主要有：①**性接触传播**：包括异性和同性之间的性接触，最为常见；②**经血液传播**：包括用污染的针头作静脉注射、输血和血液制品、接受器官移植等；③**母婴传播**：感染了 HIV 的母亲通过胎盘、哺乳、黏膜接触等方式将病毒传染给婴儿。HIV 侵入机体后，主要攻击 CD4$^+$T 淋巴细胞，其次，也能感染 B 淋巴细胞、单核 - 巨噬细胞等，导致机体免疫力严重低下，引发**机会性感染和恶性肿瘤**。

2. 病理变化　主要表现为：①免疫损伤变化：严重细胞免疫缺陷，CD4$^+$T 细胞减少，HIV 抗体阳性。②淋巴结变化：早期淋巴滤泡增生，生发中心活跃，有"满天星"现象。晚期胸腺、脾、淋巴结萎缩，结构及淋巴细胞消失，仅残留巨噬细胞和浆细胞，呈现一片荒芜景象。③机会性感染：是指在人体免疫功能严重破坏、免疫缺陷的特定条件下引起的感染。由于严重的免疫缺陷，感染所致的炎症反应往往轻而不典型。如肺部结核菌感染，很少形成典型的肉芽肿性病变，而病灶中的结核杆菌却甚多，并且可为正常情况下对人不致病的鸟型结核杆菌。70%～80% 患者可经历一次或多次卡氏肺孢子菌感染。此外，还有刚地弓形体、白色念珠菌等感染。全身各器官均可被感染，以肺、中枢神经系统最常见。④恶性肿瘤：由于细胞免疫缺陷导致免疫监视功能丧失，易并发恶性肿瘤，如 Kaposi 肉瘤、非霍奇金淋巴瘤。

3. 临床病理联系　按 AIDS 病程可分为三个阶段：

（1）早期或称急性期：感染 HIV 3～6 周后可出现咽痛、发热、肌肉酸痛等一系列非特异性临床表现。病毒在体内复制，但由于患者尚有较好的免疫反应能力，经 2～3 周这种症状可自行缓解。

（2）中期或称慢性期：机体的免疫功能与病毒之间处于相互抗衡的阶段，某些病例此期可长达十数年。此期病毒复制处于低水平，临床可无明显症状或出现全身淋巴结肿大，常伴发热、乏力、皮疹等。

（3）后期或称危险期：机体免疫功能全面崩溃，患者有持续发热、乏力、消瘦、腹泻，并出现神经系统症状，发生明显的机会性感染及恶性肿瘤，血液检查可见淋巴细胞明显减少，CD4$^+$ 细胞减少尤为显著，细胞免疫反应丧失殆尽。对于 AIDS，目前尚无确切有效的疗法，预后极差。因此，预防至关重要。

文档：艾滋
病预防知识

视频：艾滋
病微课

笔记

本章小结

结核病特征性病变是结核结节，干酪样坏死为相对特征。原发性肺结核为初次感染，以原发综合征为病变特点，易经淋巴道和血道播散；继发性肺结核由内源性或外源性再感染而引起，特点是新旧交替、病变复杂、病灶较局限，易经支气管播散。结核病还可发生于肠道回盲部、腹膜、脑膜、泌尿生殖系统、骨关节和淋巴结等组织器官。肠结核可形成与肠管长轴垂直的溃疡。结核性脑膜炎多由血道播散所致，以脑底部最重。

伤寒以形成伤寒小结为特征，病变以回肠末端最重，分为髓样肿胀、坏死、溃疡和愈合四期，其溃疡与肠管长轴平行，可发生肠出血、肠穿孔并发症。急性菌痢为大肠的假膜性炎，易形成表浅的地图状溃疡；流脑是由脑膜炎双球菌引起的脑脊髓膜的化脓性炎症；乙脑病毒引起大脑灰质的变质性炎症，以筛状软化灶为比较特征，同时有神经细胞卫星现象、噬神经细胞现象、淋巴细胞血管套及胶质结节等病毒性脑炎的共性病变。

狂犬病毒从入侵部位沿神经上行引起脑炎，常在神经元形成特征性的 Negri 小体，一旦发病，死亡无人幸免；手足口病由肠道病毒引起，以手掌、足掌皮肤和口腔黏膜出现粒样斑丘疹或水疱为特征，少数可引起脑干脊髓炎或心肌炎而致死。

淋病、尖锐湿疣、梅毒和艾滋病主要通过性传播，艾滋病还可通过血液传播和垂直传播，其病变部位不仅局限于性器官。淋病为主要累及泌尿生殖器官的化脓性炎症；尖锐湿疣由 HPV 引起，病变呈乳头状瘤样增生，以表皮浅层出现凹空细胞为特征；梅毒螺旋体几乎可侵犯人体所有器官，基本病变为闭塞性动脉内膜炎、小动脉周围炎和树胶肿，分为后天性和先天性两种类型。AIDS 潜伏期和病程较长，HIV 主要攻击 CD4$^+$T 淋巴细胞，导致机体免疫力严重低下，引发机会性感染和恶性肿瘤，病死率极高。

（潘献柱）

扫一扫，测一测

思考题

1. 简述肺原发综合征的形态特点及形成机制。
2. 简述继发性肺结核病的分类及各类型的病变特点。
3. 比较肠结核、细菌性痢疾和肠伤寒时肠溃疡的特点。

第十九章　寄 生 虫 病

学习目标

1. 掌握:血吸虫病的病因、基本病理变化和肝、肠的病理变化及后果。
2. 熟悉:阿米巴病和并殖吸虫病的病理变化和临床表现。
3. 了解:阿米巴病和并殖吸虫病的病因、发病机制及结局。
4. 能够识别血吸虫病、阿米巴病和并殖吸虫病的主要临床表现。
5. 能够运用所学知识开展有关寄生虫病的预防宣传工作。

　　寄生虫病(parasitosis)是寄生虫作为病原引起的疾病。寄生虫病的流行需要三个条件:传染源、传播途径以及易感人群。寄生虫病在人群、动物群或人和动物之间传播,受生物因素、自然因素和社会因素的影响。人体寄生虫病有许多种,本章仅介绍血吸虫病、阿米巴病及并殖吸虫病。

第一节　血 吸 虫 病

　　患者,女性,28岁,渔民。近1年来,经常腹痛、腹泻、稀便,有时便中带血。查体:腹部隆起,肝未触及,脾脏增大,腹部移动性浊音(+)。辅助检查:WBC 25×10^9/L,嗜酸性粒细胞占10%,肝功能正常,大便检出血吸虫卵。
　　问题:
　　1. 患者患有何种疾病? 诊断依据是什么?
　　2. 请用该病的病变特点解释其临床表现?

　　血吸虫病(schistosomiasis)是由血吸虫寄生于人体所引起的地方性疾病。寄生于人体的血吸虫主要有6种:即日本血吸虫、埃及血吸虫、曼氏血吸虫、间插血吸虫、湄公血吸虫和马来血吸虫。在我国自然界存在的是日本血吸虫,主要流行于长江流域及其以南地区。通常由皮肤接触含尾蚴的疫水而感染,主要病变是由虫卵引起肠与肝脏的肉芽肿形成。

一、病因与发病机制

　　日本血吸虫的生活史分为虫卵、毛蚴、胞蚴、尾蚴、童虫及成虫等阶段。成虫寄生在宿主的门静脉、肠系膜静脉系统,所产部分虫卵随粪便排出体外。排出的虫卵入水后孵出毛蚴,毛蚴感染中间宿主钉螺,在钉螺体内发育为尾蚴并再次入水。当人畜与疫水接触,尾蚴钻入宿主皮肤或黏膜发育为童虫。童虫进入小静脉或淋巴管,随血流经右心到肺,之后由肺的毛细血管入大循环向全身散布。最终童虫定居在肠系膜静脉并发育为成虫。

日本血吸虫的尾蚴、童虫、成虫和虫卵四个阶段均可对人体造成损害,但主要致病阶段是虫卵。致病的主要原因是血吸虫不同虫期释放的抗原诱发宿主的免疫应答所致。当尾蚴穿过人体皮肤可引起尾蚴性皮炎,重复接触者皮炎逐渐加重。目前认为是尾蚴穿皮过程中其前穿刺腺分泌的蛋白水解酶引发的I型和IV型变态反应造成的。

童虫在体内移行可引起血管炎和血管周围炎。这与童虫的机械作用以及其代谢产物所致的组织变态反应有关。成虫对机体的损害作用较轻,可能是虫体表面含有宿主的抗原而逃过了免疫攻击所致。成虫的代谢产物、虫体分泌物、排泄物以及虫体外皮层更新脱落的表质膜等在机体内可形成免疫复合物,引起III型变态反应,对人体产生损害。虫卵分为未成熟卵和成熟卵两种,成熟虫卵内毛蚴分泌可溶性抗原,形成特征性虫卵结节(血吸虫性肉芽肿),其形成一般认为与IV型变态反应有关。虫卵结节的形成有利于隔离及中和虫卵释放的抗原及毒性物质,起局部免疫屏障作用。另外,不断生成的虫卵结节可破坏宿主正常组织,导致干线型肝硬化及肠壁纤维化等一系列病变。

知识拓展

尾蚴性皮炎

尾蚴性皮炎是由血吸虫尾蚴侵入人体皮肤所引起的疾病。尾蚴性皮炎在不少国家都有流行或病例报道,在我国的稻田区,尾蚴性皮炎又称稻田性皮炎,在国外,人多因游泳而感染,故称游泳者痒。尾蚴侵入皮肤后,局部出现刺痒,继之出现点状红斑和丘疹,反复感染者丘疹数量多且可融合成风疹块,甚至可出现继发感染。病变部位一般出现在与疫水接触过的皮肤,如手、足及上、下肢。尾蚴性皮炎属自限性疾病,若无继发感染,一般几天后可自愈。治疗主要是用鱼黄软膏、复方炉甘石洗剂等止痒,症状严重者可服用抗过敏药。预防感染可涂擦松香软膏、邻苯二甲酸二丁酯软膏等。

二、基本病理变化

1. 尾蚴引起的损害　尾蚴穿过皮肤可引起尾蚴性皮炎,表现为局部出现丘疹和瘙痒,镜下见真皮充血、水肿及嗜酸性粒细胞、中性粒细胞等炎细胞浸润。

2. 童虫引起的损害　童虫在人体内移行时,所经过的器官(特别是肺)发生血管炎和血管周围炎,表现为肺组织充血、水肿、点状出血及白细胞浸润。

3. 成虫引起的损害　成虫借口、腹吸盘吸附于血管壁,造成寄居部位的血管壁损害,引起静脉内膜炎及静脉周围炎。成虫的代谢产物可使机体发生贫血、嗜酸性粒细胞增多、脾大、肠系膜静脉炎等表现。

4. 虫卵引起的损害　虫卵沉积引起的损害是血吸虫病最主要的病变。虫卵主要沉积在乙状结肠和直肠黏膜下层,并可随血流栓塞于肝脏,也可见于回肠末端、阑尾和升结肠等处。成熟虫卵形成的特征性虫卵结节,按其病变发展过程可分为急性虫卵结节和慢性虫卵结节两种。

(1)急性虫卵结节:由成熟虫卵引起的一种急性坏死、渗出性病灶。大体,灰黄色结节,粟粒至绿豆大小。镜下,结节中央有1~2个成熟虫卵,虫卵表面有时可见附有放射状嗜酸性的棒状体(抗原抗体复合物),虫卵周围可见大量嗜酸性粒细胞浸润,伴无结构的颗粒状坏死物质。虫卵结节状似脓肿,故也称为**嗜酸性脓肿**(图 19-1)。

(2)慢性虫卵结节:在急性虫卵结节形成后10d左右,虫卵内毛蚴死亡,坏死物质被吸收,逐渐转变为慢性虫卵结节,即由死亡的虫卵、卵壳、钙化物、上皮样细胞、异物巨细胞和淋巴细胞构成的肉芽肿,因其形态上与结核结节非常相似,故又称**假结核结节**(图 19-2)。最后成纤维细胞增生、并产生胶原纤维,形成纤维性虫卵结节。中央的卵壳碎片及钙化的死卵可长期存留。

图 19-1　急性虫卵结节（嗜酸性脓肿）
脓肿内可见成熟的血吸虫虫卵和大量的嗜酸性粒细胞

图 19-2　慢性虫卵结节
结节中央有多个钙化虫卵，形成假结核结节

三、主要器官的病变及其后果

由于成虫主要寄生在门脉系统，因此，病变主要见于虫卵沉积较多的结肠和肝。

1. 结肠　病变常累及全部结肠，以直肠、乙状结肠和降结肠最为显著。急性期，肠黏膜充血、水肿及灰黄色细颗粒状隆起病灶，继而病灶中央坏死脱落，形成浅表溃疡。慢性期，虫卵反复沉积，肠黏膜反复发生溃疡及肠壁纤维化，最终导致肠壁增厚变硬、肠腔狭窄甚至肠梗阻。因慢性炎症刺激肠黏膜可呈息肉状增生（图 19-3），少数病例可并发管状或绒毛状腺瘤甚至可恶变为腺癌。

图 19-3　慢性血吸虫病的结肠
肠壁增厚变硬、肠腔狭窄，黏膜粗糙，有息肉和溃疡形成

2. 肝脏　虫卵随门静脉血流到达肝脏，引起的病变主要在汇管区。急性期，汇管区内有多数急性虫卵结节形成，肝表面及切面可见多个灰白或灰黄色小结节。慢性期，肝内可见慢性虫卵结节形成和纤维化。大体，肝体积缩小、质地变硬，肝表面不平，可见大小不等隆起区，严重时形成粗大结节。切面上，大量白色的纤维结缔组织沿门静脉分支呈树枝状分布，称为**干线型**或**管道型肝硬化**。镜下，汇管区及其周围纤维组织增生显著，其内可见多量慢性虫卵结节，伴慢性炎性细胞浸润，肝小叶破坏不严重，不形成明显假小叶，与门脉性肝硬化不同。门静脉因受压、炎性管壁增厚甚至血栓形成，门静脉高压较门脉性肝硬化出现早而严重，但肝功能损害一般较轻。

第二节 阿 米 巴 病

阿米巴病（amoebiasis）是由溶组织内阿米巴原虫感染引起的一种寄生虫病。阿米巴原虫主要寄生于人体结肠内，故称肠阿米巴病，因临床上常出现腹痛、腹泻和里急后重等痢疾症状，也常称为阿米巴痢疾。原虫也可侵犯肝、肺和脑等处，引起肠外阿米巴病。

一、肠阿米巴病

1. 病因与发病机制　在人体消化道中寄居的阿米巴原虫有溶组织内阿米巴、迪斯帕内阿米巴、结肠内阿米巴及哈门内阿米巴等，只有溶组织内阿米巴具有致病性。溶组织内阿米巴原虫有滋养体和包囊两种，成熟的四核包囊是传染阶段，滋养体是致病阶段。

溶组织内阿米巴的致病机制目前尚不清楚，可能与接触性溶细胞作用、细胞毒性作用、机械性损伤和吞噬作用以及免疫抑制有关。

2. 病理变化及临床表现　病变主要累及盲肠和升结肠，严重者整个结肠和小肠下段均可受累。基本病变是以组织溶解、液化为主的变质性炎症，分急性和慢性两期。

（1）急性期病变：大体，早期在肠黏膜表面可见多数隆起的灰黄色针头大小的点状坏死或浅溃疡，病变进展时，坏死灶增大，呈圆形纽扣状。其后，滋养体在肠黏膜层内不断繁殖，破坏组织，并突破黏膜肌层进入黏膜下层，黏膜下层部分坏死组织液化脱落后，形成口小底大的烧瓶状溃疡，边缘呈潜行性，对本病具有诊断意义（图19-4）。溃疡间黏膜正常或仅表现轻度卡他性炎症。如病灶继续扩大，邻近溃疡可在黏膜下层形成隧道样互相沟通，其表面黏膜可大块坏死脱落，形成边缘潜行的巨大溃疡。少数溃疡严重者可累及肠壁肌层，甚至浆膜层造成肠出血、肠穿孔，并引起腹膜炎。镜下，病变以组织的坏死、溶解、液化为主要特点，病灶周围充血、出血及少量淋巴细胞、浆细胞和巨噬细胞浸润。溃疡边缘与正常组织交界处和肠壁小静脉内可见阿米巴滋养体。

图 19-4　肠阿米巴病的烧瓶状溃疡
溃疡深达黏膜肌层，口小底大呈烧瓶状，溃疡口周围的黏膜悬覆于溃疡面上

图片：结肠急性阿米巴痢疾的大体

临床上症状从轻度、间歇性到暴发性腹泻不等。典型病例表现为腹痛、腹泻、暗红色果酱样便伴腥臭，里急后重不明显，中毒症状轻微。粪便检查可找到阿米巴滋养体。临床上需与细菌性痢疾相鉴别。

（2）慢性期病变：溃疡和增生反复发生致黏膜息肉形成，使肠黏膜失去正常形态。肠壁因纤维组织增生而增厚、变硬甚至肠腔狭窄。局限性的肉芽组织增生形成包块称阿米巴肿，临床上易误诊为结肠癌。

慢性期患者可持续存在腹痛、腹泻、腹胀，或腹泻与便秘交替出现。粪便内可混有脓血、滋养体，有时有包囊。慢性患者和包囊携带者是阿米巴病的主要传染源。

图片:阿米巴肝脓肿的大体

二、肠外阿米巴病

肠外阿米巴病多发生于肝、肺和脑,以肝最多见,均为肠阿米巴病的并发症,以形成**阿米巴脓肿**为主要病变特征:①阿米巴肝脓肿:多位于肝右叶,脓肿内容物呈棕褐色果酱样,脓肿壁上附有尚未彻底液化坏死的组织,呈破絮状外观。镜下,脓腔内为淡红色无结构坏死物,脓肿壁上有未彻底坏死组织及少量炎细胞。在坏死组织与正常组织交界处可查见阿米巴滋养体。临床主要表现低热、肝大、肝区疼痛及全身消耗症状,咳出褐色脓样痰,可检见阿米巴滋养体。②阿米巴肺脓肿:较少见,多由阿米巴肝脓肿穿破膈肌直接蔓延或经血道蔓延到肺,常在右肺下叶形成单个脓肿,临床表现类似肺结核的症状。③阿米巴脑脓肿:极少见,多为肠、肝、肺病灶内的滋养体随血流进入脑内所致,在大脑引起多发性脓肿病灶。临床表现为发热、头痛、脑组织破坏或受压的相应表现及昏迷等。

知识拓展

阿米巴病的病原治疗

对于急性肠阿米巴病的治疗原则是使用组织内杀阿米巴药,同时加用肠腔内抗阿米巴药。目前治疗肠内、肠外各型阿米巴病的首选药物是甲硝唑(灭滴灵),成人剂量 0.4g,口服,每日 3 次,10d 为一疗程,也可选用替硝唑。病情严重者可用甲硝唑静脉滴注。慢性阿米巴病及无症状的带虫者可选用双碘喹啉,成人剂量 0.6g,每日 3 次,15~20d 为一疗程;或选用喹碘方,成人剂量 0.5~1.0g,每日 3 次,8~10d 为一疗程。

第三节　并殖吸虫病

病例导学

患者,男性,35 岁,反复胸痛、胸闷、咳嗽、咳痰、痰中带血 8 个月。查体:心脏无异常,左肺呼吸音略减弱,左下肺可闻及少量湿啰音。WBC 12.9×10^9/L,嗜酸性粒细胞占 23%,肝功能正常。胸部 X 线片显示:左上肺野见斑块状阴影,左下肺纹理增粗。双侧少量胸腔积液,胸膜增厚。痰中检出并殖吸虫虫卵。

问题:
1. 患者患有何种疾病?
2. 分析患者胸部 X 线片的改变与病理过程的关系。

并殖吸虫病(paragonimiasis)是由并殖吸虫童虫在组织内穿行和成虫寄居所引起的疾病。由于该虫主要寄生在肺,引起肺型并殖吸虫病,简称肺吸虫病。病变以在器官或组织内形成互相沟通的多房性小囊肿为特点。本病是一种人畜共患寄生虫病,感染季节以夏秋季为主。

一、病因与感染途径

在我国致病的主要为卫氏并殖吸虫和斯氏并殖吸虫,其成虫主要寄生在人及其他哺乳动物的肺内。虫卵主要随痰咳出或吞咽后随粪便排出,入水孵化成毛蚴,侵入第一中间宿主淡水螺,经过数代无性繁殖发育成尾蚴,尾蚴再入水侵入第二中间宿主石蟹或蝲蛄体内发育成囊蚴,人食入未熟透的石蟹或蝲蛄,囊蚴在消化道脱囊成为童虫,童虫穿过肠壁进入腹腔,多数沿腹膜及腹腔脏器表面移行,再穿过膈肌侵入肺内发育为成虫,并在此结囊产卵。

二、病理变化与临床表现

并殖吸虫致病作用主要是童虫在组织内穿行和成虫寄居对局部组织造成机械性损伤。此外,虫体代谢产物等抗原物质引起的免疫反应和虫卵诱发的异物肉芽肿的形成也起一定作用。虫体在体内

笔记

移行或寄生时可引起纤维素性或浆液纤维素性腹膜炎或胸膜炎,还可引起组织内窦道以及脓肿、囊肿和纤维瘢痕形成。

并殖吸虫主要侵犯的器官为肺。童虫移行在肺内最初发生窟穴状或隧道状坏死、出血,继而引起大量中性粒细胞和嗜酸性粒细胞浸润,形成脓肿。之后炎细胞死亡、崩解液化,脓肿内容物逐渐变成棕色黏稠液体,从而成为囊肿,囊肿周围纤维组织增生形成囊肿壁。镜下,可见坏死组织、夏科 - 莱登晶体(Charcot-Leyden crystal)以及虫体和大量虫卵,此时,脓肿周围纤维肉芽组织增生形成纤维膜,因囊肿内有虫体存在,故称**虫囊肿**(图 19-5)。虫囊肿常侵犯支气管壁,并与囊肿相通,可形成肺空洞。患者有胸痛、咳嗽、痰中带血或烂桃样血痰。痰中可查见虫体、嗜酸性粒细胞及夏科 - 莱登结晶。囊肿及其周围肺组织可继发细菌感染,有时可并发气胸、脓胸或血胸。最后,虫体死亡或移行至他处,囊肿内容物通过支气管排出或吸收,由肉芽组织填充、纤维化而形成瘢痕。慢性病例常有明显的胸膜增厚和肺纤维化。

图 19-5 肺型并殖吸虫病囊肿
囊肿内见虫体和虫卵(E),囊壁为薄的纤维组织,囊周围
肺组织受压塌陷

图片:肺吸虫病的大体

并殖吸虫也可侵犯脑组织,多见于大脑颞叶及枕叶,虫囊肿周围有出血、脑软化及胶质细胞增生。

此外,虫体可穿行到腹腔内各器官、皮下、肾、眼、脊髓、精囊、腰大肌等处,引起组织损伤和虫囊肿形成。

本章小结

血吸虫病最主要的病变是虫卵沉积而形成的急性和慢性虫卵结节。虫卵主要沉积在乙状结肠、直肠和肝脏。结肠病变最终导致肠壁增厚变硬、肠腔狭窄甚至肠梗阻。肝脏病变形成典型的血吸虫性肝硬化,其特点为纤维组织沿门脉分支呈树枝状分布,不形成明显假小叶。门静脉高压较门脉性肝硬化出现早而严重,但肝功能损害一般较轻。

阿米巴病是由溶组织内阿米巴原虫感染引起,以侵犯大肠为主,引起组织溶解、液化为主的变质性炎症,常在结肠形成口小底大的烧瓶状溃疡。临床上需要与细菌性痢疾相鉴别。肠外阿米巴病可引起阿米巴肝脓肿、肺脓肿和脑脓肿。

并殖吸虫病主要侵犯肺脏,在肺内引起窦道和多房性小囊肿,出现胸痛、咳嗽、痰中带血或烂桃样血痰,痰中可找到虫卵。

病例讨论

患者,女性,32 岁,因右下腹疼痛伴腹泻、大便次数增多 5d 而就诊。查体:右下腹压痛明显。大便呈暗红色果酱样伴腥臭。粪便检查:红细胞(++),白细胞(+),其中查见阿米巴滋养体。肠镜

检查见盲肠、结肠黏膜表面有絮状坏死物附着,并见多个溃疡,溃疡呈烧瓶状,边缘潜行,大小不一。

问题:

患者可能患有何种疾病?诊断依据是什么?应注意与何种疾病鉴别?

（杨　亮）

扫一扫,测一测

思考题

1. 简述血吸虫病重要器官的病理变化及其后果。
2. 简述阿米巴病"烧瓶样溃疡"的形成过程及形态特点。
3. 简述血吸虫病虫卵结节的病理特点。

中英文名词对照索引

Y

Z

参 考 文 献

1. 王斌,陈命家. 病理学与病理生理学. 7 版. 北京：人民卫生出版社,2014.

2. 王建枝,殷莲华. 病理生理学. 8 版. 北京：人民卫生出版社,2015.

3. 王恩华. 病理学. 3 版. 北京：高等教育出版社,2015.

4. 王万铁. 病理生理学. 北京：人民军医出版社,2013.

5. 李玉林. 病理学. 8 版. 北京：人民卫生出版社,2013.

6. 孙保存. 病理学. 2 版. 北京：北京大学医学出版社,2013.

7. 步宏. 病理学与病理生理学. 4 版. 北京：人民卫生出版社,2017.

8. 张贺龙,刘文超. 临床肿瘤学. 西安：第四军医大学出版社,2016.

9. 陈命家,易慧智. 病理学与病理生理学. 北京：人民卫生出版社,2016.

10. 陈杰,周桥. 病理学. 3 版. 北京：人民卫生出版社,2015.

11. 金惠铭. 病理生理学. 8 版. 北京：人民卫生出版社,2014.

12. 易慧智,王占欣. 病理学基础. 郑州：郑州大学出版社,2015.

13. 赵国胜,苑光军. 病理学. 3 版. 北京：人民卫生出版社,2014.

14. 唐忠辉,周洁,杨少芬. 病理学与病理生理学. 2 版. 武汉：华中科技大学出版社,2016.

15. 唐朝枢. 病理生理学. 3 版. 北京：北京大学医学出版社,2013.

16. 赵欣平,苏川. 人体寄生虫学. 8 版. 北京：人民卫生出版社,2013.

17. 葛均波,徐永健. 内科学. 8 版. 北京：人民卫生出版社,2013.

18. Robbins SL, Cotran RS. Endocrine system. Basic Pathology. 8th ed. Philadelphia: Elsevier Saunders. 2010.